中药材

图鉴大全

中药材知识轻松学

梁振钰 编著

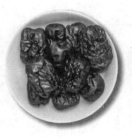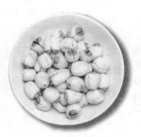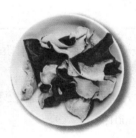

天津出版传媒集团

天津科技翻译出版有限公司

图书在版编目（CIP）数据

中药材图鉴大全：中药材知识轻松学 / 梁振钰编著.
— 天津：天津科技翻译出版有限公司，2020.6
ISBN 978-7-5433-3936-1

Ⅰ．①中… Ⅱ．①梁… Ⅲ．①中药材—图谱 Ⅳ.
① R282-64

中国版本图书馆 CIP 数据核字（2019）第 115366 号

中药材图鉴大全 ： 中药材知识轻松学
ZHONGYAOCAI TUJIAN DAQUAN: ZHONGYAOCAI ZHISHI QINGSONGXUE

梁振钰　编著

出　　　版：天津科技翻译出版有限公司
出 版 人：刘子媛
地　　　址：天津市南开区白堤路 244 号
邮政编码：300192
电　　　话：（022）87894896
传　　　真：（022）87895650
网　　　址：www.tsttpc.com
印　　　厂：深圳市雅佳图印刷有限公司
发　　　行：全国新华书店
版本记录：787mm×1092mm　16 开本　22 印张　280 千字
　　　　　　2020 年 6 月第 1 版　2020 年 6 月第 1 次印刷
　　　　　　定价：58.00 元

前　言

对于很多人而言，提到中药，往往会想到各种各样的草药，还有散发着浓郁特殊气味，甚至让人难以下咽的汤药。本草典籍和文献十分丰富，记录着我国人民发明和发展医药学的智慧、创造和卓越贡献，并较完整地保存和流传下来，成为中华民族优秀文化宝库中的重要内容之一。

中医药历史悠久，源远流长，其价值已为临床实践所证实，并且得到日本、韩国、新加坡等国家的重视。正视现实，展望未来，中医药事业前景广阔，大有作为，必将同西医药并存，并且得到快速健康的发展。自古以来，"医药不分家"，在新时代、新形势下的中医发展，必将带动中药的发展。因此，人们对于中药的认识及重视也将更进一步，也需要更多中药行业方面的领军人才。不仅如此，普通人群通过学习一定的中药学知识，将其运用于日常工作与生活中，也有助于自己及家人的健康。

中药主要由植物药（根、茎、叶、果）、动物药（内脏、皮、骨、器官等）和矿物药组成，因植物药占中药的大多数，所以中药俗称中草药。中药品种繁多，这是中药长期发展而形成的。

在古代经典之中，散记的药物甚少，如《诗经》《山海经》所载药名，仅百余种而已。到了汉代，我国现存的第一部本草专著《神农本草经》，载药已达365种；其后，梁代陶弘景的《本草经集注》收载药物增加到了730种；唐代《新修本草》发展为844种（或为850种）；宋代唐慎微的《证类本草》增至1748种；明代李时珍的《本草纲目》集16世纪以前本草学之大成，收载药物达1892种（实为1897种）；清代赵学敏的《本草纲目拾遗》，在《本草纲目》的基础上新增了大量的民间药物，使本草典籍所载药物达到2600余种。中国是中草药的发源地，目前中国有5000多种药用植物。

为了方便广大读者加深对中药材的了解，提高读者学习中药材的兴趣，本书精选上百种常用中药材，每一种中药材尽可能配以药材来源的高清彩图，详细介绍各药材的来源、形态特征、生长分布、性味归经、功能主治、用法用量及使用注意等。书中所提供的药材的用法用量和偏方用量并非固定量，读者在家自行煎煮时，需根据个人体质的差异来调整，并参考书中对于该药所提出的用药禁忌，切记在使用之前请教专业医师或药师，避免误食或滥用，造成身体不适或病情延误。

本书按照中药材的药用部位及种类予以分类，分为根及根茎类、茎木类、皮类、叶类、花类、果实及种子类、动物类、树脂类、矿物类、全草类，还有藻、菌、地衣类及其他类。文末附有索引，方便读者按药名的笔画进行查询。

本书可供广大中医药爱好者阅读参考，也可作为中医药教学、医药经营药店参考之用。由于编者水平有限，错误之处在所难免，敬请读者批评指正，以便再版时修改。

编者

2020年4月

目　录

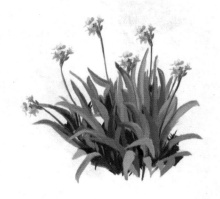

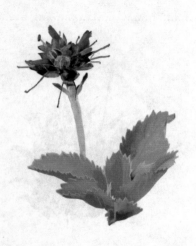

第三章 茎木类

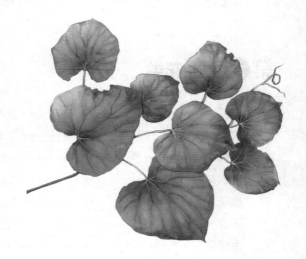

第④章 皮类

第⑤章 叶类

第⑥章 花类

第七章 果实及种子类

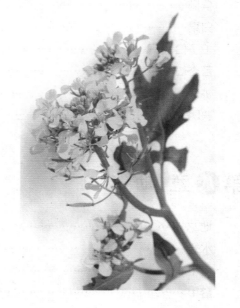

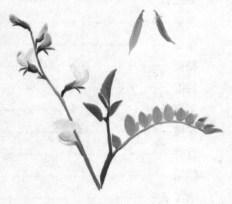

第八章 动物类

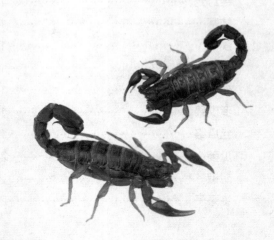

第九章 树脂类

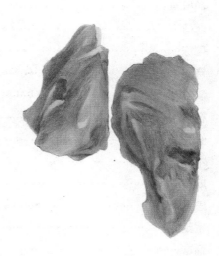

第十章 矿物类

第十一章 全草类

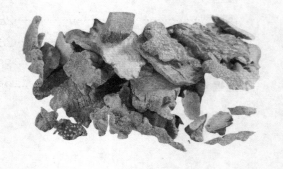

第十二章 藻、菌、地衣类

第十三章 其他类

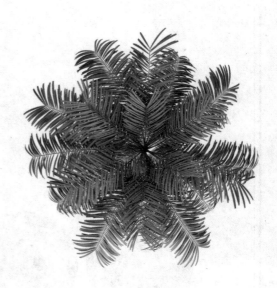

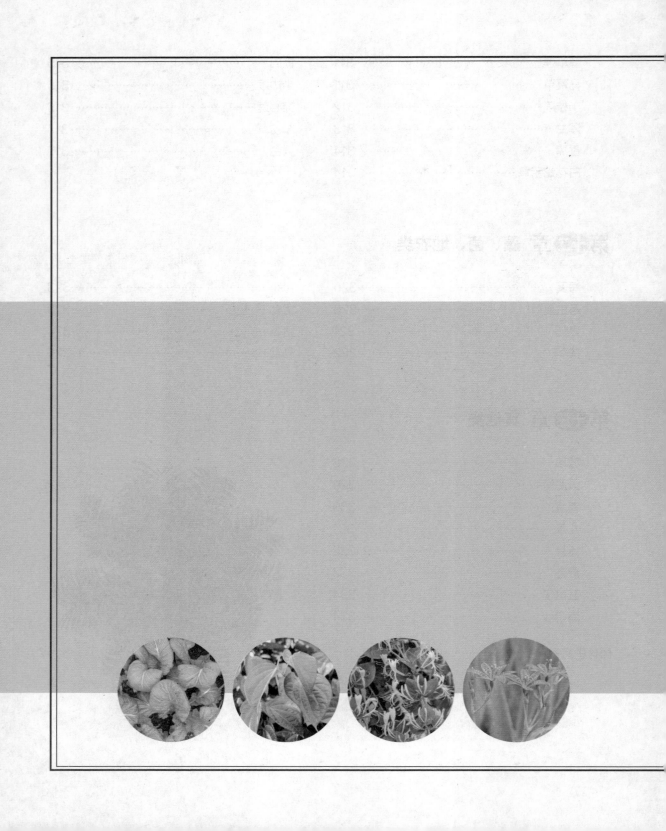

第一章 中药基础入门

生活中，大家应该都会听见身边的人时常讨论起某种药材：你这种情况是上火表现，可以泡点金银花代茶饮，具有很好的降火作用；你这个职业需要长时间用眼，建议你用菊花和枸杞泡水饮用……

是的，中药与大家的生活息息相关，不经意间大家就在接触中药、认识中药。一碗靓汤、一份零食、一个偏方，都有中药的存在。那么，你对中药了解多少？知道每味中药的基础知识吗？

本章将从中药最基础的知识出发，带领大家科学认识中药，了解中药的四气五味以及药性、毒性等。

说明：本书中所涉及的"偏方妙用"请在医师或药师的指导下使用，切勿擅用。

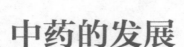

中药的发展

　　中药是中国传统药物的总称，是指以中医药理论为基础，有着独特的理论体系和应用形式，用于预防和治疗疾病的药物。

　　这些药物是我国古代劳动人民在与疾病斗争的长期过程中，通过不断追求和经验积累而发现并认识的。其发展轨迹基本遵循由简单到复杂、由低级到高级的规律，并与社会各个时期的政治、经济、科学、文化密切相关。

原始社会时期	原始人类在觅食的过程中，难免会误食一些有毒植物，以致发生呕吐、腹泻、昏迷甚至死亡等现象。为了避免中毒，人们开始有意识地辨别和选择，积累了一些用药经验，这就是早期草药的发现。到氏族社会后期，随着种植业、饲养业的发展，用药知识不断丰富，逐渐形成了早期的药物疗法。
先秦时期	进入文明时代后，随着社会和文化的演进、生产力的发展，人们的用药知识与经验也愈加丰富，记录和传播这些知识的方式由最初的口口相传发展到文字记载。到春秋战国时期，出现百家争鸣的局面，医药学也由单纯积累经验的阶段发展到了系统的理论总结阶段。成书于春秋的《诗经》是我国现存文献中最早涉及药物的书籍，仅植物药就有50多种。《黄帝内经》的问世奠定了我国医学发展的理论基础，对中药学的发展产生了巨大的影响。
秦汉及魏晋南北朝时期	秦统一六国，也统一了文字。文字的统一对当时文化的繁荣起到了重要的推进作用，也为后来秦汉成为中国医学史上承前启后、继往开来的发展时期奠定了基础。现存最早的本草专著《神农本草经》于东汉集结成书，共收载药物365种，全面、系统、可靠地记载了数百年的临床用药经验。后来，陶弘景在其基础上撰著《本草经集注》，首创按药物自然属性分类法。南北朝刘宋时期，雷敩编著《雷公炮炙论》，标志着本草新分支学科的产生，为后代的中药加工炮制确立了操作规范。

隋唐至五代时期	隋唐时期，我国同海外经济、文化交流日益频繁，中药学得到较大发展。加上朝廷的关心支持，出现了若干大型专著。世界上第一部由政府组织编写刊行的药物性著作《新修本草》出版于公元659年，对后世药物学影响深远。 《食疗本草》是唐代较著名的本草著作，由孟诜编著，是我国第一部专收食品药性的专书。陈藏器的《本草拾遗》首创十剂，标志着中药按功效分类的开端。此外，李珣的《海药本草》对某些药食两用药和外来药都有了专门研究。
宋辽金元时期	宋代活字印刷术出现，官修本草兴起，药物制剂得以规范，用药上也逐渐将重要的配伍禁忌药物具体地加以总结。 《开宝本草》是我国现知最早的版印本草著作，共载新旧药物 983种，对宋以前本草文献加以整理。后宋仁宗下令增修，编成《嘉佑本草》；又令苏颂等校注药种图说，编成《图经本草》，成为后世本草图说的范本。北宋后期，唐慎微的《经史证类备急本草》问世，共收载药物 1746种，是宋代药物学的最高成就。
明清时期	明代最著名的当属李时珍所著的《本草纲目》，全书载药1892种，按照药物自然属性，自立分类系统，集中国16世纪以前药学成就之大成，为自然分类的先驱，也是我国药学史上的重要里程碑。 清代研究本草之风盛行，著作达400多种。赵学敏在《本草纲目》的基础上编撰出《本草纲目拾遗》，大大丰富了药学内容。吴其濬的《植物名实图考》和《植物名实图考长编》为近代药用植物的考证研究提供了很多宝贵资料，是我国药用植物学发展的新起点。
鸦片战争后至当代中国	鸦片战争以后近百年时间，由于西医学的传入，传统中药学的发展遇到了严重的阻力，呈缓慢发展状态。中华人民共和国成立后，政府高度重视中医药事业的继承和发展，并制定了一系列相应的政策和措施，为中药学的发展提供了前所未有的机遇。随着现代自然科学技术和国家经济的发展，中药学也获得迅速发展，先后出版了《中药志》《全国中草药汇编》《中药大辞典》等多部著作。

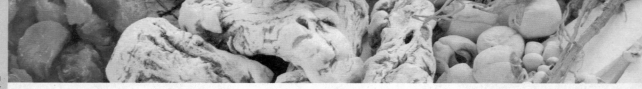

中药的命名

　　我国幅员辽阔，地大物博，受地方用药、民族用药习惯等多种因素的影响，在中药的使用过程中常常出现同名异物或异名同物的现象，造成市场品种的混乱。规范中药名称，有利于确保药物安全疗效，防止中药材、中药饮片以假充真、以劣充优，有助于净化市场。

根据药材产地命名	一般以主产区来命名，多为当地的特产药材。如秦艽、秦椒产于古代秦国，川芎、川牛膝产于四川，杭白芍、杭菊花产于杭州。
根据药材形状命名	以药物或药材的生长形态而命名，是中药命名的一大特点。如人参形如人体，钩藤节上对生弯钩，乌头形似乌鸦之头，木蝴蝶形似白色蝶翅。

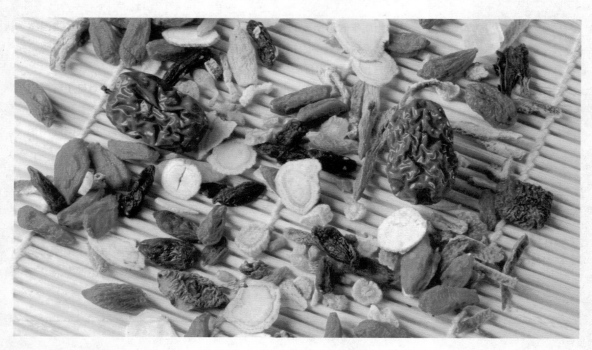

根据药材颜色命名	如白色的白芷、白芍，紫色的紫草、紫丹参，红色的红花、红藤，青色的青黛、青蒿，黄色的黄连、黄柏，皆因其颜色而得名。
根据药材气味命名	如鱼腥草在揉搓后有鱼的腥臭气，败酱草因其败酱气，苦参因其味苦，甘草因其味甜，五味子因其多味，均是以其独特的气味作为命名的依据。
根据药用植物生长特性命名	各种药用植物都有一定的生长特性。如早春开花的迎春花，夏至枯萎的夏枯草，四季常青的四季青，经冬不凋的忍冬藤等，都是以其生长特性而命名的。
根据药用部位命名	以入药部分命名的中药最为广泛，大多数的中药多以其部位作为命名的依据。如葛根、芦根以根入药，枇杷叶、桑叶以叶入药，芫花、金银花以花入药，车前子、芥子以种子入药。
根据功效命名	如益母草因能活血调经、番泻叶因能泻下通便、伸筋草因能舒筋通络而得名。
根据进口药材名译音命名	如诃子原名"诃黎勒"，原产于印度、缅甸，音译而来。胡黄连、胡椒均原产于印度、尼泊尔等国，其胡字是印度番语之意。
根据人名命名	如徐长卿、使君子、杜仲、刘寄奴、何首乌等，都是以最早发现和应用该药的人来命名，带有纪念性质。
根据传说故事命名	如女贞子、相思子、牵牛子等。

中药的性能

中药的性能是指药物的性味和功能，主要包括四气五味、升降浮沉、归经、毒性等方面。

中医学认为，一切疾病的发展变化过程，实际上都是人体阴阳邪正的相互消长，是脏腑经络功能失调后反映出来的阴阳偏胜偏衰的状态。而中药治病的基本作用就在于，利用每种药物不同的偏性，在辨证明确的基础上，恰当地处方用药，恢复和调整脏腑的功能，从而纠正阴阳偏胜偏衰，使机体恢复到正常状态。可见，探讨中药药性理论，对于指导临床实践、发展祖国医学有极其重要的意义。

药物的四气五味

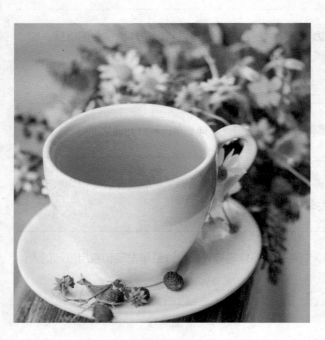

性味，一般指药物的性质和气味，是药物有别于其他物质的最大特性。气和味的不同组合，直接导致药物的作用千差万别。四气指药物的性质，即药物的寒、凉、温、热四种药性。寒凉和温热是两种对立的药性，而寒与凉、热与温之间只是程度的差异。一般来说，寒凉药多具清热、解毒、泻火、凉血、滋阴等作用，如黄连、大青叶；温热药多具温中、散寒、助阳等作用，如人参、鹿茸。此外，还有平性，即寒热偏向不明显、药性平和的药物，常见的有甘草、阿胶等。

五味原指药物的辛、甘、酸、苦、咸五种味道，后扩展为体现药物功能归类的标志。如辛味可发散解表、行气行血；甘味可滋补和中、调和药性、缓急止痛；酸味可收敛固涩；苦味可清泄、燥湿；咸味可泻下、软坚散结。除此之外，还有淡味及涩味：淡味有渗湿、利尿的作用，主治水肿、小便不利等证；涩味与酸味相似，也有收敛固涩的作用。

一般来说，气味相同的药物，其主要作用大致相同，如辛温药大都具有发表散寒的作用，苦寒药物大都具有清热泻火的作用；气味不同的药物，作用也就有所不同，如同是温性药，麻黄辛温发汗，但黄芪甘温补气。

药物的升降浮沉

升降浮沉是针对药物作用趋向而言的。升是上升举陷，趋向于上；降是下降平逆，趋向于下；浮是上行发散，趋向于表；沉是下行泄利，趋向于里。一般而言，升浮药主上升而向外，具有升阳、发表、散寒和催吐等作用，如气温热、味辛甘的药物；沉降药主下行而向内，具有清热、泻下、利水、潜阴、降逆、收敛和止吐等作用，如气寒凉、味苦酸的药物。

此外，由于中药多以复方的形式出现，随着配伍、炮制的不同，其性能也有所转化。如沉降药经酒制或与较多、较强的升浮药同用，能随之而上升；升浮药经盐制或与较多、较强的沉降药同用，可随之而下降。

药物的归经

归经是指药物对于机体某部分的选择性作用，即某药主要对某一经（脏腑及其经络）或某几经发生明显的作用，而对其他经作用较小，甚至没有作用。

归经理论是以脏腑、经络学说为基础，以药物所治疗的具体病证为依据，经过长期临床实践总结出来的用药理论，主要内容可归纳为酸入肝经、苦入心经、甘入脾经、咸入肾经、辛入肺经。

药物的毒性

毒性是指药物对机体的损害性。与副作用不同，毒性对人体的危害较大，甚至可危及生命。《五常政大论》把药物毒性强弱分为大毒、常毒、小毒、无毒四类。

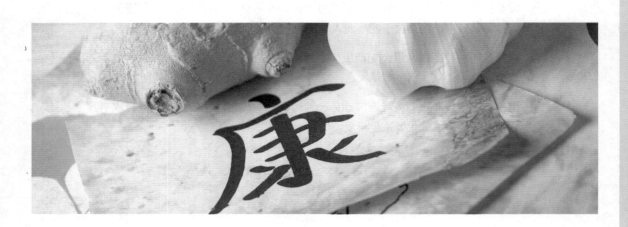

中药的七情配伍

　　疾病的发生往往错综复杂，常表现为虚实并见、寒热错杂、数病相兼，单用一药难以兼顾各方。因此，在使用两味以上药物时，必须有所选择，从而产生了药物配伍关系问题。

　　前人把单味药的应用及药物之间的配伍关系概括为七种情况，称为"七情"。《神农本草经》中亦有记载："药有阴阳配合……有单行者，有相须者，有相使者，有相畏者，有相恶者，有相反者，有相杀者，凡此七情，合和视之。"

1　**单行：** 即应用单味药就能发挥预期治疗效果，不需其他药辅助。如独参汤，用一味人参治疗元气大脱证。

2　**相须：** 即性能相类似的药物合用，可增强原有疗效。如石膏配知母，能明显增强清热泻火的治疗效果。

3　**相使：** 即性能与功效有某种共性的两药同用，一药为主，一药为辅，辅药能增强主药的疗效。如黄芪配茯苓，茯苓可以增强黄芪补气利水的作用。

4　**相畏：** 即一种药物的毒烈之性，能被另一种药物减轻或消除。如生半夏的毒性能被生姜减轻或消除，故云生半夏畏生姜。

5　**相恶：** 即两药合用，一种药物能使另一种药物的原有功效降低，甚至丧失。如人参恶莱菔子，因莱菔子能削弱人参的补气作用。

6　**相反：** 即两种药物合用，能产生或增强毒副反应。如十八反、十九畏中的若干药物。

7　**相杀：** 即一种药物能减轻或消除另一种药物的毒烈之性。如生姜能减轻或消除生半夏的性，故云生姜杀生半夏。

中药的配伍禁忌

　　中药的配伍禁忌，即指在一般情况下不宜相配合使用的药物，包括十八反、十九畏。这其中所提及的药物，部分已被证明可以合用，只是目前还有待进一步深入研究，若无充分根据和应用经验，仍须避免盲目配合应用。

十八反歌诀

本草明言十八反，

半蒌贝蔹及攻乌。

藻戟遂芫俱战草，

诸参辛芍叛藜芦。

歌诀列述了十八味相反药，分别是：乌头反半夏、瓜蒌、贝母、白蔹、白及；甘草反海藻、大戟、甘遂、芫花；藜芦反人参、沙参、丹参、玄参、苦参、细辛、芍药。

十九畏歌诀

硫黄原是火中精，朴硝一见便相争。

水银莫与砒霜见，狼毒最怕密陀僧。

巴豆性烈最为上，偏与牵牛不顺情。

丁香莫与郁金见，牙硝难合京三棱。

川乌草乌不顺犀，人参最怕五灵脂。

官桂善能调冷气，若逢石脂便相欺。

大凡修合看顺逆，炮爁炙煿莫相依。

歌诀列述了十九味相反药，具体是：硫黄畏朴硝，水银畏砒霜，狼毒畏密陀僧，巴豆畏牵牛，丁香畏郁金，牙硝畏三棱，川乌、草乌畏犀角，人参畏五灵脂，官桂畏石脂。

中药的产地与采集

中药来自天然的动、植、矿物，其有效成分含量的高低与产地、采收、贮藏关系密切，直接影响药物的质量和疗效。

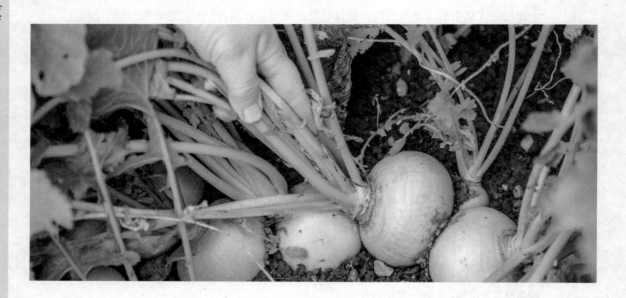

产　地

我国地域辽阔，地形复杂，气候多样。不同地区的地形、土壤、气候等条件，使各种不同药材具有一定的地域性。这种在特定自然条件、生态环境的地域内所产的药材，且有独特的栽培、采收、加工方式，较其他地区同种药材品质佳、疗效好的，被称为"道地药材"。

从形式上看，不少道地药材在药名前多冠以地名，以示其道地产区，如西宁大黄、宁夏枸杞、川贝母、川芎、辽五味、广陈皮、宣木瓜、亳菊花、浙玄参、苏薄荷等。

受道地药材的影响，各地区也逐渐形成道地药材的聚散地，并发展成各地区的药材交易市场，简称药市。药市是我国道地药材交易最集中、成交额最大的地方。

历史上传统的四大药市为河北安国、江西樟树、河南百泉、河南禹县，后来加上安徽亳州、湖南邵东、广州清平、广西玉林、成都荷花池、西安康复路，形成全国十大药市。

采 集

中药质量的好坏主要取决于其中有效物质的含量。而有效物质含量的高低，则与采收季节有密切关系。确定中药的适宜采收期，必须兼顾药材的质量和产量。一般来说，有效成分总含量最高、毒性成分较低时是采集的最佳时期。

通常情况下，不同中药的采集期及方法各不相同。

根及根茎类药材一般在秋、冬两季植物地上部分即将枯萎时及春初发芽前，或刚露苗时采收；茎木类药材一般在秋、冬两季采收；皮类药材一般在春末夏初采收；叶类药材多在植物光合作用旺盛期、开花前或果实未成熟前采收；果实种子类药材一般在果实自然成熟时采收；全草类药材大多在枝叶茂盛、花朵初开时采集，从根以上割取地上部分，少数连根取全株药用；花类药材一般采收未开放的花蕾或刚开放的花朵，花粉入药者则在花朵盛开时采取；动物类药材一般可全年采收，少数须掌握其孵化、发育及活动的季节，病理产物则应在屠宰时采集；矿物类药材大多结合开矿，全年可挖。

需要注意的是，除了确定采集期，采集时还要充分考虑中药资源的保护和可持续发展，合理开采。

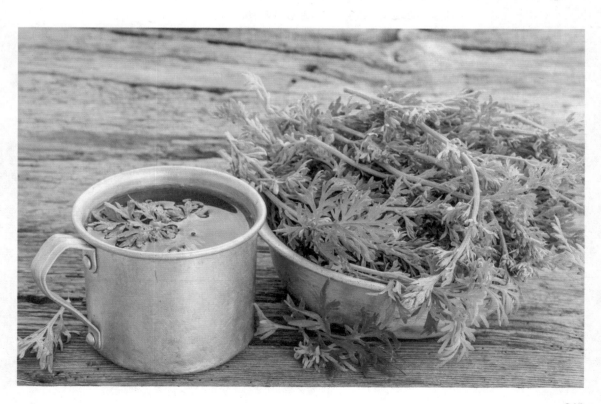

中药品质的简单鉴别

　　我国的常用中药品种繁多、形态各异，不同级别药材的有效含量也不一致，因此，在选购时，快速判定药材品种的真伪及优劣十分重要。传统的鉴别主要借助眼看、手摸、鼻闻、口尝、水试、火烧等方法来进行初步检查，实用简易、快速准确，现在仍被广泛应用。

眼看	看表面：一些药材具有特定的表面特征，或光滑，或粗糙，或长有鳞叶、皮孔、茸毛和突起等，这些特征都是鉴别药材真伪及优劣的重要依据。如海马的形状是"马头蛇尾瓦楞身"，羚羊角长有"通天眼"等。 看颜色：药材颜色的不同或变化与自身品种、质量、加工和储藏方法均有一定关系，通过对药材外表颜色的观察，可以分辨出药材的品种、产地和质量的好坏。如黄连色要黄、丹参色要红、玄参色偏黑等。 看断面：药材的断面是药材内部构造的直接体现。如在防己断面上能看见明显的车轮纹理，而黄芪的折断面纹理呈"菊花心"样，杜仲在折断时更有胶状的细丝相连。这些独有的断面特征是鉴别药材的重要依据。
手摸	不同药材的质感是不一样的，即使是同一种药材，由于加工炮制的方法不同，也会有较大的差异。用手感鉴别，主要体验药材质地轻重、坚实、松软、老嫩、滑涩等。如荆三棱坚实体重，而泡三棱则体轻；盐附子质软，黑附子则质地坚硬。
鼻闻	药材的气味与其所含的成分有关，鼻闻是比较重要的鉴别方法，尤其对于有浓郁气味的药材而言。如鱼腥草有鱼腥气，败酱草有陈腐豆酱味，当归气味芳香，前胡芳香略带油腥气，薄荷则有清凉香气，白鲜皮有羊膻气。

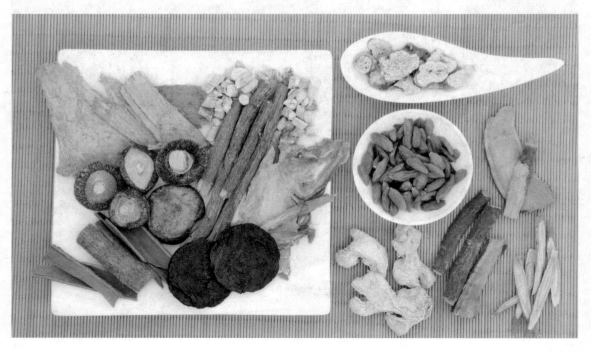

口尝	口尝主要是体会某些中药材或饮片带有的特殊味道和味感。味有辛、甘、酸、苦、咸，味感则有麻、涩、淡、滑、凉、腻等。药材的味感和所含的化学物质有密切关系，在中药材口尝鉴别的实践中，可按药材的品种和质量分类进行判断。
水试	有些药材在水中或遇水时，由于所含成分的特性，能产生特殊的现象。如熊胆的粉末放在水中，会先在水面上旋转，然后成黄线状下沉而不会扩散；胖大海投入热水中，会膨大呈海绵状，可达原体积的6～8倍。
火烧	某些药材用火烧后，能产生特殊的气味、颜色、烟雾、闪光和响声等现象。如用微火灼烧青黛，有紫红色的烟雾产生；取少量海金沙撒于火上，即发生轻微爆鸣及明亮的火焰。这些特殊的现象都与药材内所含的化学成分有密切的关系，是常用的鉴别方法。

常见的变质现象及防治措施

中药在贮藏过程中，由于保管不当，常发生变质现象，如虫蛀、霉变、变色、走油、风化、粘连、融化、酸败等，严重影响药材的质量和疗效。因此，在日常贮藏保管时，应有针对性地进行保养，确保药物的安全有效。下面我们就来逐一介绍中药常出现的变质现象及其防治措施。

虫蛀	指害虫侵入药材内部所引起的破坏性作用。其防治措施可分为物理和化学两类，前者包括曝晒、烘烤、低温冷藏、密封等；后者主要用低剂量的磷化铝熏蒸，或探索试用低毒高效的新杀虫剂。

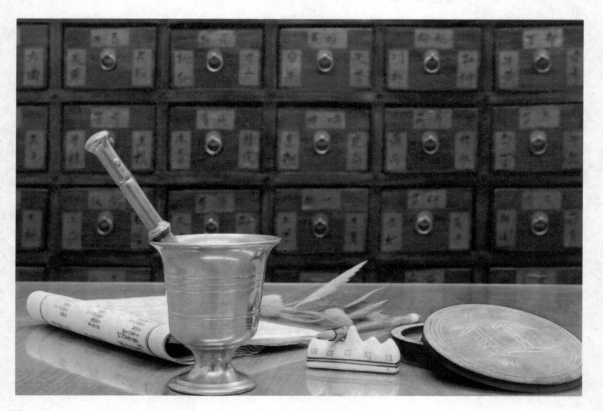

霉变	指药材表面的菌丝分泌酵素，溶蚀药材的内部组织，使之腐坏变质。消灭药材霉变，最重要的是消灭寄附在药材上的真菌，还要严格控制药材含水量，包括密封、利用生石灰吸湿等。
变色	指中药在采收之后的加工、炮制、贮藏过程中，由于加工、炮制、保管养护不当而引起中药自身固有色泽改变的现象。要预防药材变色，烘烤时可选用低温烘烤，晾晒时尽量避免阳光照射。
走油	指某些药材的油质泛出药材表面，或因药材受潮、变色、变质后表面泛出油样物质。高温、贮藏时间过久是走油的最常见原因。要防止走油，必须严格控制贮藏环境，要经常晾晒，避免高温高湿。
风化	指某些含有结晶水的矿物药风化失水，在其表面形成粉状，或全部形成粉状。其药用价值要以风化产物是否失去药性而定，如芒硝。一般来说，易风化的中药应贮存在阴凉、避风、避光的地方。
粘连	指含橡胶、树脂、蜡质等成分的固态中药，在温度升高时，自身变软，黏结成块，由固态变为浓厚黏稠的融流状态。防热、防潮是这类中药贮存的关键，贮存时宜采用小件固封，贮存于阴凉、干燥的环境。

其他常见的变质现象还有挥散、分解、自燃等，需要经常检查，及时采取有效措施来调节温湿度的变化，根据中药的不同性质采用相应的物理、化学方法进行养护。

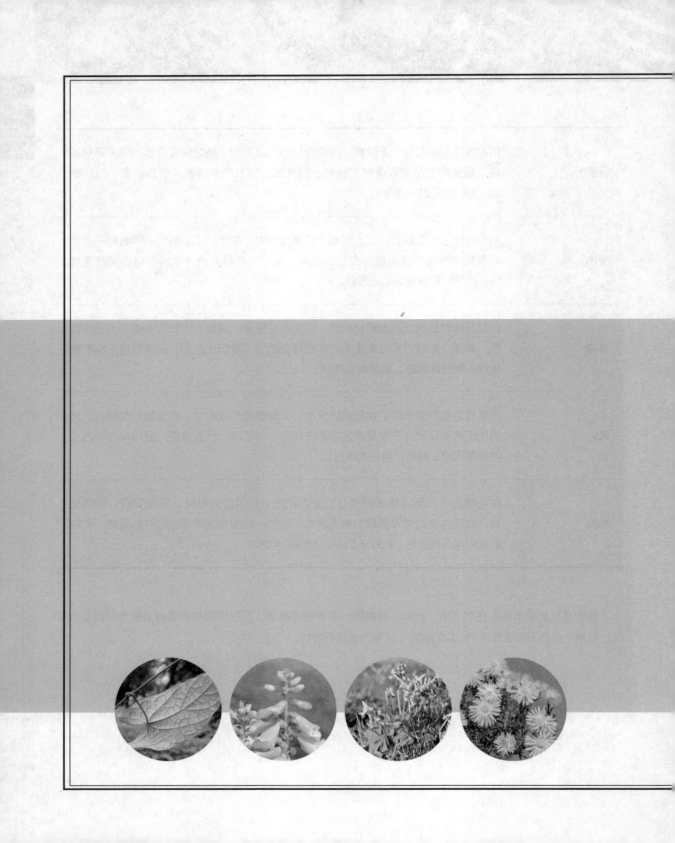

第二章 根及根茎类

　　根类中药是指药用部位以根为主、带有部分根茎的中药材。根无节和节间之分，一般无芽和叶，如人参、白芷。

　　根茎类中药是指以地下茎或带有少许根部的地下茎入药的药材，包括：根状茎，如黄芪；块茎，如天麻；球茎，如荸荠；鳞茎，如川贝母等，为一类地下茎的变态。

　　根及根茎是植物的两种不同器官，具有不同的外形和构造。由于很多中药材同时具有根及根茎两部分，两者又互有联系，因此将根及根茎类中药并入一章叙述。

人参

【别名】黄参、地精、土精等。

【生长分布】主产于吉林、辽宁、黑龙江。

【性味归经】性温，味甘、微苦。归肺、脾经。

【采收加工】多于秋季采挖，洗净，晒干或烘干，或根据需要进行加工。

【性状鉴别】表面灰黄色；具不定根和稀疏的凹窝状茎痕；香气特异。

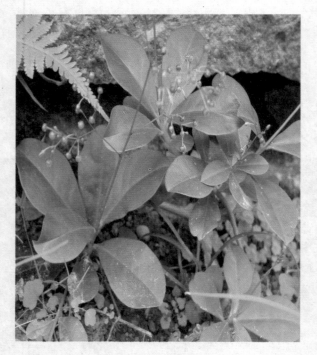

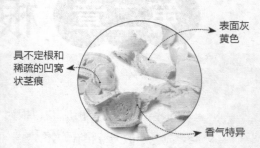

表面灰黄色

具不定根和稀疏的凹窝状茎痕

香气特异

【主要来源】本品为五加科植物人参的根及根茎。

【形态特征】多年生草本；主根肥大，肉质，圆柱状，常分歧；须根长，有多数小疣状物；茎绿色，光滑无毛；叶具长柄，小叶卵形或倒卵形。

【功能主治】人参具有大补元气、复脉固脱、生津养血、安神益智的功效。可主治四肢逆冷、少气懒言、神疲体倦、失眠、健忘等。

【用法用量】煎服，3～19克；野山参研末吞服，每次2克，日服2次。

【使用注意】不宜与藜芦同用。

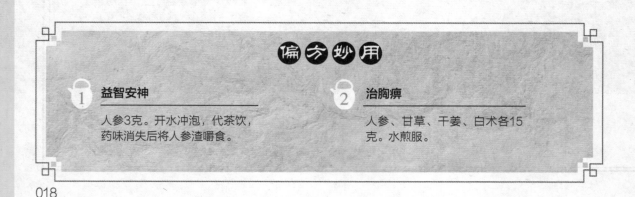

偏方妙用

1 益智安神

人参3克。开水冲泡，代茶饮，药味消失后将人参渣嚼食。

2 治胸痹

人参、甘草、干姜、白术各15克。水煎服。

西洋参

【别名】花旗参、洋参等。

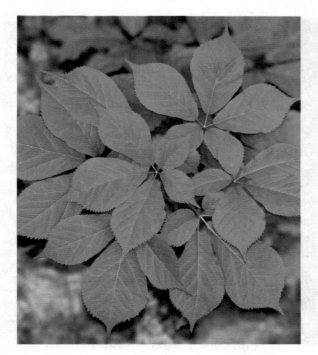

【主要来源】本品为五加科植物西洋参的干燥根。

【形态特征】多年生草本；茎直立，圆柱形，具纵条纹；复叶轮生于茎顶；伞形花序单一，顶生；小花密集成圆球形，花萼绿色，钟状。

【生长分布】 主产于美国、加拿大。我国北京、吉林、辽宁等地亦有栽培。

【性味归经】 性凉，味甘、微苦。归肺、心、肾、脾经。

【采收加工】秋季采挖，挖出根后，去地上部分及泥土，去芦头、侧根及须根，洗净，晒干或低温干燥。

【性状鉴别】表面浅黄褐色或黄白色；茎痕圆形或半圆形；气微而特异。

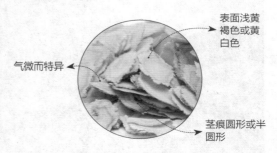

表面浅黄褐色或黄白色

气微而特异

茎痕圆形或半圆形

【功能主治】西洋参具有补气养阴、清热生津的功效。可主治神疲乏力、气短息促、自汗、津伤口渴、身体消瘦、咳声嘶哑等。

【用法用量】 另煎兑服，3～6克。

【使用注意】 不宜与藜芦同用。

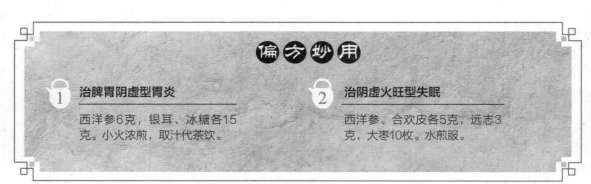

偏方妙用

1 治脾胃阴虚型胃炎

西洋参6克，银耳、冰糖各15克。小火浓煎，取汁代茶饮。

2 治阴虚火旺型失眠

西洋参、合欢皮各5克，远志3克，大枣10枚。水煎服。

党参

【别名】潞党参、台党参等。

【生长分布】 主产于山西、陕西、四川、甘肃等地。

【性味归经】 性平，味甘。归脾、肺经。

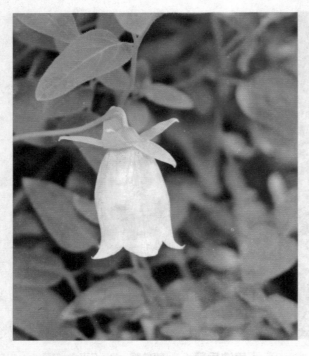

【采收加工】 秋季采挖，除去地上部分及须根，洗净，反复搓揉3～4次，晒干。

【性状鉴别】 呈长圆柱形；纵皱纹；味甜，嚼之无渣。

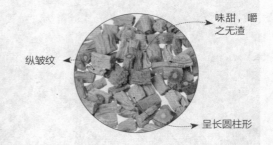

味甜，嚼之无渣

纵皱纹

呈长圆柱形

【功能主治】 党参具有健脾益肺、养血生津的功效。可主治体虚倦怠、咳嗽气促、面色萎黄、乏力、头晕、心悸、大便溏稀等。

【用法用量】 煎服，9～30克。

【使用注意】 不宜与藜芦同用。

【主要来源】 本品为桔梗科植物党参、素花党参或川党参的干燥根。

【形态特征】 草质藤本；茎缠绕多分枝；叶片卵形或披针形，顶端钝或急尖；有花梗，先端急尖；花冠钟状，淡黄绿色，内有紫斑。

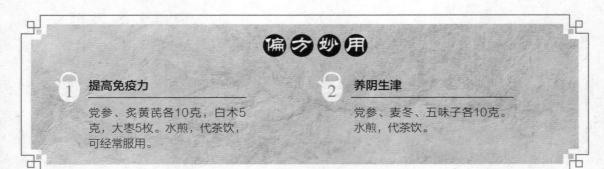

偏方妙用

1 提高免疫力

党参、炙黄芪各10克，白术5克，大枣5枚。水煎，代茶饮，可经常服用。

2 养阴生津

党参、麦冬、五味子各10克。水煎，代茶饮。

三七

【别名】田七、山漆、金不换等。

【生长分布】主产于云南文山、广西靖西及百色等地。

【性味归经】性温，味甘、微苦。归肝、胃经。

【采收加工】秋季开花前采挖，洗净，分开主根、支根及根茎，干燥。

【性状鉴别】呈类圆锥形或圆柱形；周围有瘤状突起；气微，味苦回甜。

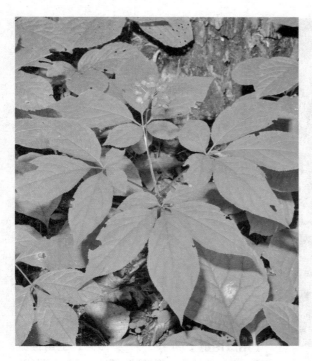

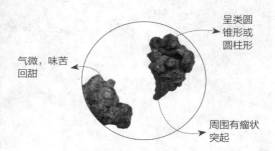

气微，味苦回甜

呈类圆锥形或圆柱形

周围有瘤状突起

【主要来源】本品为五加科植物三七的干燥根。

【形态特征】多年生草本；根茎短；掌状复叶；叶片长椭圆倒卵形或长圆披针形，叶缘有细密锯齿，齿端具小刚毛；伞形花序单独顶生，花小，黄绿色。

【功能主治】三七具有散瘀止血、消肿定痛的功效。可主治跌扑肿痛、胸痹绞痛、闭经、慢性肝炎、冠心病、产后瘀阻腹痛、中风等。

【用法用量】多研末吞服，1~1.5克；煎服，3~10克；外用适量。

【使用注意】孕妇慎用。

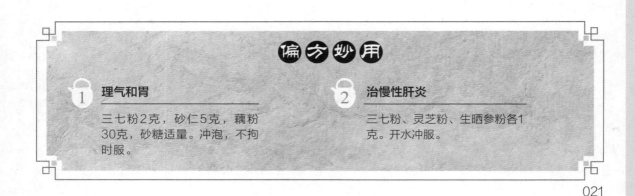

偏方妙用

1 理气和胃

三七粉2克，砂仁5克，藕粉30克，砂糖适量。冲泡，不拘时服。

2 治慢性肝炎

三七粉、灵芝粉、生晒参粉各1克。开水冲服。

甘草

【别名】蜜甘、国老、灵通、甜草等。

【生长分布】 主产于中国北方，以内蒙古、甘肃等地所产者为著。

【性味归经】 性平，味甘。归心、肺、脾、胃经。

【采收加工】 春、秋两季均可采挖，趁鲜切去茎基、幼芽、支根及须根，切段后晒干。

【性状鉴别】 表面红棕色或灰棕色；形成层呈棕色环状；断面中心有髓。

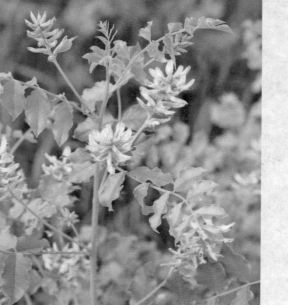

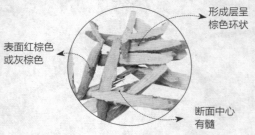

形成层呈棕色环状

表面红棕色或灰棕色

断面中心有髓

【功能主治】 甘草具有补脾益气、祛痰止咳、缓急止痛、调和诸药的功效。可主治脾胃虚弱、倦怠无力、大便溏薄、乏力发热等。

【用法用量】 煎服，1.5～9克。生用性微寒，可清热解毒；蜜炙药性微温，可增强补益心脾之气和润肺止咳。

【主要来源】 本品为豆科植物甘草、胀果甘草或光果甘草的干燥根及根茎。

【形态特征】 茎直立，多分枝；托叶披针形，两面密被白色短茸毛；花萼钟状，基部偏斜并膨大呈囊状；花冠紫色、白色或黄色。

【使用注意】 反京大戟、芫花、甘遂；本品有助湿壅气之弊，湿盛胀满、水肿者不宜使用；大剂量久服可导致水钠潴留，引起水肿。

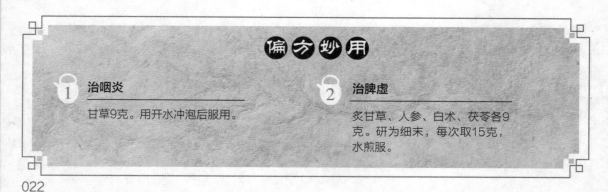

偏方妙用

1 治咽炎

甘草9克。用开水冲泡后服用。

2 治脾虚

炙甘草、人参、白术、茯苓各9克。研为细末，每次取15克，水煎服。

黄精

【别名】老虎姜、鸡头参等。

【生长分布】 主产于河北、内蒙古、云南、贵州等地。

【性味归经】 性平，味甘。归脾、肺、肾经。

【采收加工】 春、秋两季采挖，除去须根，洗净，置沸水中略烫或蒸至透心，干燥。

【性状鉴别】 表面淡黄色至黄棕色；有皱纹及须根痕；结节上侧茎痕呈圆盘状。

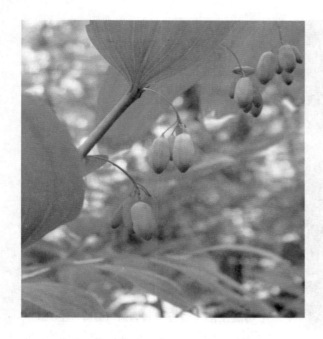

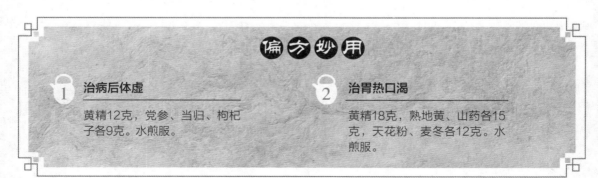

有皱纹及须根痕

表面淡黄色至黄棕色

结节上侧茎痕呈圆盘状

【功能主治】 黄精具有补气养阴、健脾、润肺、益肾的功效。可主治干咳少痰、困倦乏力、早衰、头晕、腰膝酸软、须发早白、口渴、多饮等。

【用法用量】 煎服，9~15克。

【使用注意】 黄精性质滋腻，易助湿邪，腹部胀满、脾虚有湿或体质虚寒腹泻者忌用。

【主要来源】 本品为百合科植物黄精、滇黄精或多花黄精的干燥根茎。

【形态特征】 根茎横走，圆柱状，结节膨大，先端有时突出似鸡头状；叶无柄，线状披针形，先端渐尖并卷曲；花序形似伞状；花梗乳白色至淡黄色。

偏方妙用

1 治病后体虚

黄精12克，党参、当归、枸杞子各9克。水煎服。

2 治胃热口渴

黄精18克，熟地黄、山药各15克，天花粉、麦冬各12克。水煎服。

太子参

【别名】孩儿参、童参等。

【生长分布】 主产于江苏、浙江、山东、安徽等地。

【性味归经】 性平，味甘、微苦。归脾、肺经。

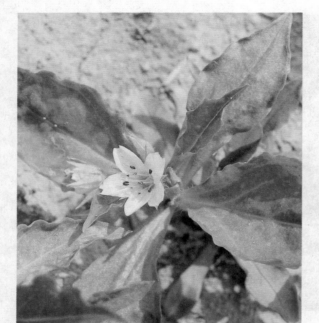

【采收加工】 夏季茎叶大部分枯萎时采挖，洗净，除去须根，置沸水中略烫后晒干。

【性状鉴别】 呈细长纺锤形或细长条形；根头钝圆；根尾细如鼠尾。

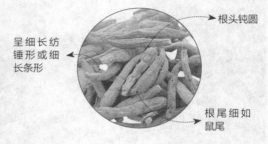

呈细长纺锤形或细长条形 ← → 根头钝圆

→ 根尾细如鼠尾

【功能主治】 太子参具有益气健脾、生津润肺的功效。可主治肺虚咳嗽、脾虚食少、心悸、怔忡，以及小儿病后体弱无力、自汗盗汗等。

【用法用量】 煎服，9~30克。

【使用注意】 表实邪盛者不宜服用。

【主要来源】 本品为石竹科植物孩儿参的干燥块根。

【形态特征】 花直立，有两行短茸毛；茎顶叶较大，常4叶排成"十"字形；花梗被短茸毛，披针形；茎下部的花小，紫色；蒴果近球形。

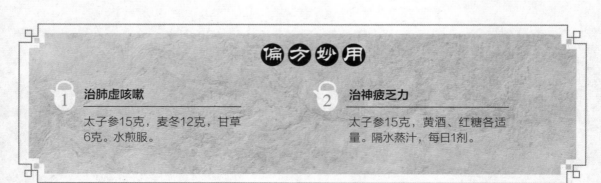

偏方妙用

1 治肺虚咳嗽

太子参15克，麦冬12克，甘草6克。水煎服。

2 治神疲乏力

太子参15克，黄酒、红糖各适量。隔水蒸汁，每日1剂。

白芍

【别名】白芍药等。

【生长分布】 主产于浙江、安徽、四川、贵州、山东等地，均系栽培。

【性味归经】 性微寒，味苦、酸。归肝、脾经。

【采收加工】 夏、秋两季采挖，洗净，除去头尾及细根，置沸水中煮至透心，晒干。

【性状鉴别】 表面类白色或淡棕红色；断面角质样；形成层环明显。

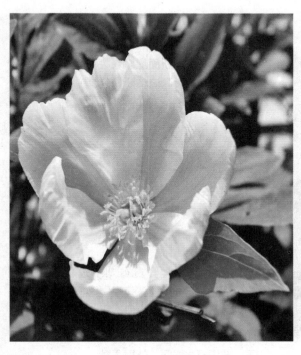

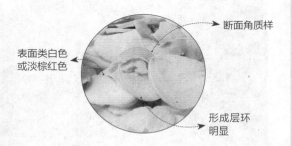

断面角质样

表面类白色或淡棕红色

形成层环明显

【功能主治】 白芍具有养血调经、敛阴止汗、平抑肝阳的功效。可主治血虚所致的面色苍白或萎黄，肝阳上亢所致的眩晕、耳鸣等。

【用法用量】 煎服，5～15克；大剂量15～30克。

【使用注意】 阳衰虚寒之证者忌用；反藜芦。

【主要来源】 本品为毛茛科植物芍药的干燥根。

【形态特征】 根粗壮，常呈圆柱形；茎无毛；叶柄较长；小叶片狭卵形、椭圆形或披针形；花数朵生于茎顶或叶腋，白色、粉红色或红色。

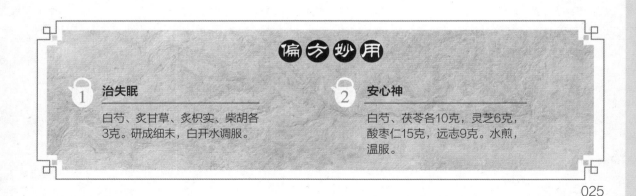

偏方妙用

1 治失眠

白芍、炙甘草、炙枳实、柴胡各3克。研成细末，白开水调服。

2 安心神

白芍、茯苓各10克，灵芝6克，酸枣仁15克，远志9克。水煎，温服。

大黄

【别名】将军、锦纹、火参等。

【生长分布】 主产于青海、甘肃、贵州、云南等地。

【性味归经】 性寒，味苦。归脾、胃、大肠、肝、心包经。

【采收加工】 于秋末茎叶枯萎或次年春季发芽前采挖，除去须根，刮去外皮，切块干燥。

【性状鉴别】 断面显颗粒性；根茎髓部有星点环列或散在；嚼之粘牙，有沙粒感。

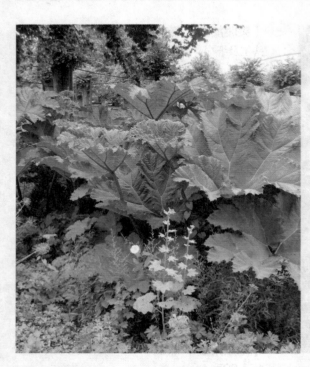

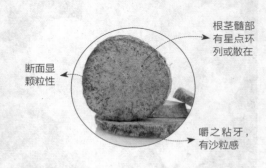

断面显颗粒性

根茎髓部有星点环列或散在

嚼之粘牙，有沙粒感

【功能主治】 大黄具有泻下攻积、凉血解毒、逐瘀通经的功效。可主治实热便秘、湿热泻痢、黄疸、淋病、小便不利、吐血等。

【用法用量】 煎服，5~15克；入汤剂应后下，或用开水泡服；外用适量。

【主要来源】 本品为蓼科植物掌叶大黄、唐古特大黄或药用大黄的干燥根及根茎。

【形态特征】 多年生高大草本；根状茎及根部肥厚，茎上疏被短茸毛；托叶鞘状，膜质；花被黄白色；花梗纤细，中下部有关节。

【使用注意】 本品为峻烈攻下之品，易伤正气，如非实证，不宜妄用；本品苦寒，易伤胃气，脾胃虚弱者慎用；其性沉降，且善活血祛瘀，故妇女怀孕、月经期、哺乳期应忌用。

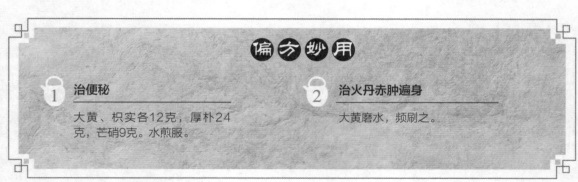

偏方妙用

1 治便秘

大黄、枳实各12克，厚朴24克，芒硝9克。水煎服。

2 治火丹赤肿遍身

大黄磨水，频刷之。

柴胡

【别名】地熏、茹草、柴草等。

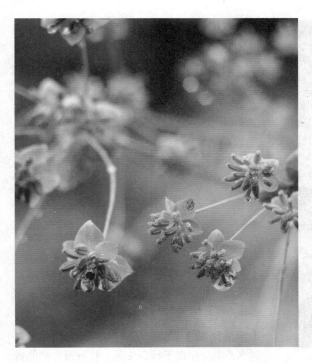

【主要来源】本品为伞形科植物柴胡或狭叶柴胡的干燥根。

【形态特征】主根深长，茎上部多分枝，略呈"之"字弯曲；叶线形或狭线形；复伞形花序多数，集成疏松圆锥花序；花黄色。

【生长分布】主产于河北、辽宁、湖北、四川、安徽等地。

【性味归经】性微寒，味苦。归肝、胆经。

【采收加工】春、秋两季采挖，除去茎叶及泥沙，干燥。

【性状鉴别】根较细，呈圆锥形；靠近根头处多具细密环纹；具败油气。

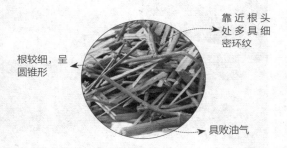

靠近根头处多具细密环纹

根较细，呈圆锥形

具败油气

【功能主治】柴胡具有逐瘀通经、通利关节、利尿通淋的功效。可主治感冒发热、寒热往来，以及肝气不疏、阳气不升引起的胸胁胀痛、子宫脱垂等。

【用法用量】煎服，5～10克。

【使用注意】柴胡性升散，阴虚阳亢、肝风内动、阴虚火旺及气机上逆者忌用或慎用。

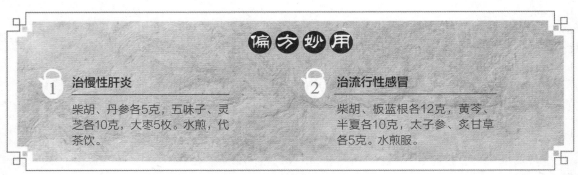

偏方妙用

1 治慢性肝炎

柴胡、丹参各5克，五味子、灵芝各10克，大枣5枚。水煎，代茶饮。

2 治流行性感冒

柴胡、板蓝根各12克，黄芩、半夏各10克，太子参、炙甘草各5克。水煎服。

牛膝

【别名】对节草、怀牛膝等。

【生长分布】 主产于河南武陟、沁阳等地，为享有盛誉的"四大怀药"之一。

【性味归经】 性平，味苦、甘、酸。归肝、肾经。

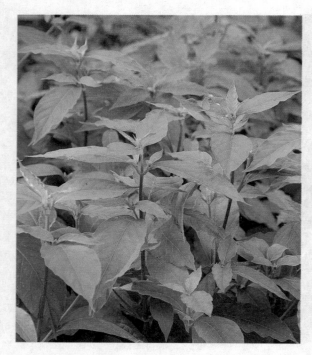

【采收加工】 冬季茎叶枯萎时采挖，除去须根及泥沙，捆成小把，晒干。

【性状鉴别】 表面灰黄色或淡棕色；质硬脆，易折断；断面略呈角质样而油润。

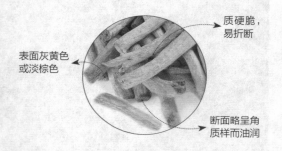

质硬脆，易折断

表面灰黄色或淡棕色

断面略呈角质样而油润

【功能主治】 牛膝具有逐瘀通经、补肝肾、强筋骨、利尿通淋、引血下行的功效。可主治闭经、腰膝酸痛、下肢痿软无力等。

【用法用量】 煎服，6～15克；活血通经、利水通淋、引血下行宜生用，补肝肾、强筋骨宜酒炙用。

【主要来源】 本品为苋科植物牛膝的干燥根。

【形态特征】 茎直立，呈四棱形，茎节略膨大，疏被茸毛；叶片椭圆形或椭圆披针形，两面被茸毛；穗状花序腋生或顶生，花期后反折。

【使用注意】 本品为动血之品，性专下行，孕妇及月经过多者忌用；中气下陷、脾虚泄泻、下元不固、多梦遗精者慎用。

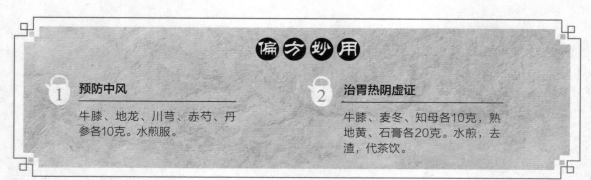

偏方妙用

1 预防中风

牛膝、地龙、川芎、赤芍、丹参各10克。水煎服。

2 治胃热阴虚证

牛膝、麦冬、知母各10克，熟地黄、石膏各20克。水煎，去渣，代茶饮。

川牛膝

【别名】甜牛膝、大牛膝、白牛膝等。

【性味归经】性平，味甘、微苦。归肝、肾经。

【形态特征】茎直立，中部以上近四棱形，多分枝，疏被糙毛；叶片椭圆形至窄椭圆形；花球团数个于枝端排列成穗状。

【性状鉴别】断面浅黄色或棕黄色；维管束排列成数轮同心环；质韧，不易折断。

【功能主治】川牛膝具有解表退热、疏肝解郁、升举阳气的功效。可主治风湿性腰膝疼痛、脚痿筋挛、血淋、妇女闭经、癥瘕等。

【用法用量】煎服，3~9克。

【使用注意】孕妇慎用。

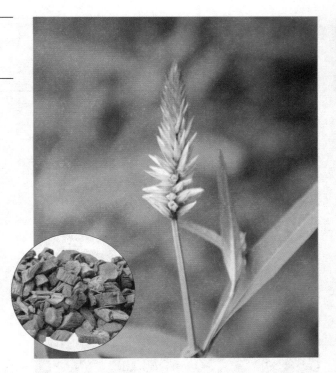

骨碎补

【别名】肉碎补、石岩姜、毛姜等。

【性味归经】性温，味苦。归肝、肾经。

【形态特征】根状茎肉质粗壮，长而横走，密被棕黄色、线状凿形鳞片；叶红棕色或灰褐色，卵形，无柄，边缘羽状深裂。

【性状鉴别】呈圆柱形；表面淡棕色至暗棕色；具突起的圆形叶痕。

【功能主治】骨碎补具有活血续伤、补肾强骨的功效。可主治跌扑损伤、瘀滞肿痛、耳鸣耳聋、牙痛等。

【用法用量】煎服，10~15克；外用研末调敷，亦可浸酒擦患处。

【使用注意】阴虚火旺、血虚风燥者慎用。

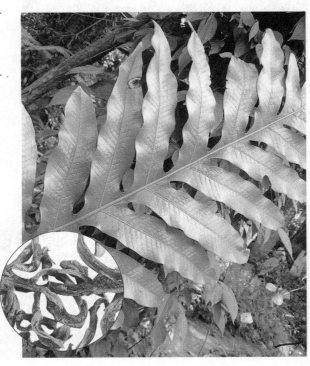

何首乌

【别名】首乌、夜合等。

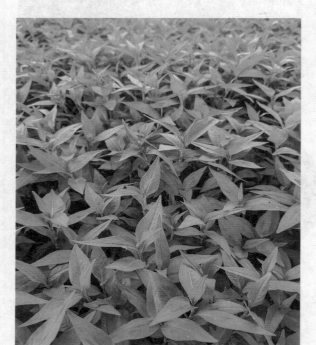

【主要来源】本品为蓼科植物何首乌的干燥块根。

【形态特征】茎多分枝，具纵条纹，中空；叶具长柄，卵状心形，两面较光滑，无毛；托叶鞘状，膜质，常早落；花序圆锥状，顶生或腋生。

【生长分布】主产于河南、湖南、湖北、江苏、浙江等地，野生或栽培。

【性味归经】性微温，味苦、甘、涩。归肝、肾经。

【采收加工】秋、冬两季叶枯萎时采挖，削去两端，洗净，切片晒干，称生首乌；若以黑豆煮汁拌蒸，晒后变为黑色，称制首乌。

【性状鉴别】表面红棕色或红褐色；横断面如同散列的云锦状花纹，并具色彩。

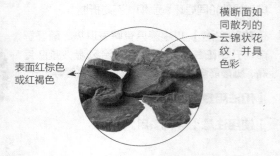

表面红棕色或红褐色

横断面如同散列的云锦状花纹，并具色彩

【功能主治】制首乌具有补肝肾、益精血、强筋骨的功效。可主治肝肾精亏所致的眩晕耳鸣、腰膝酸软、遗精、须发早白等。生首乌则多用于润肠通便。

【用法用量】煎服，10~30克。

【使用注意】大便溏泄及湿痰较重者忌用。

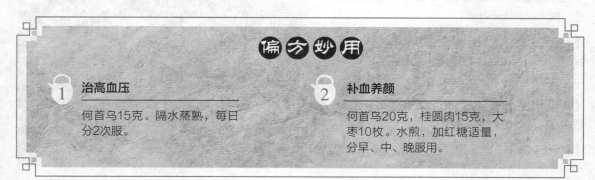

偏方妙用

1 治高血压

何首乌15克。隔水蒸熟，每日分2次服。

2 补血养颜

何首乌20克，桂圆肉15克，大枣10枚。水煎，加红糖适量，分早、中、晚服用。

威灵仙

【别名】灵仙、黑骨头等。

【生长分布】 主产于江苏、浙江等地。

【性味归经】 性温，味辛、咸。归膀胱经。

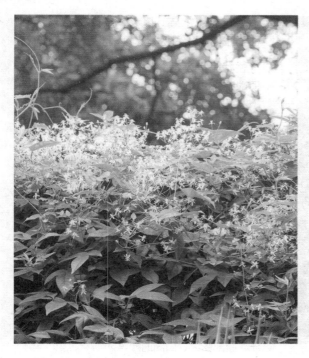

【采收加工】 秋季采挖，除去泥沙，晒干。

【性状鉴别】 表面黑褐色，有细纵纹；下侧着生多数细根；木部略呈方形。

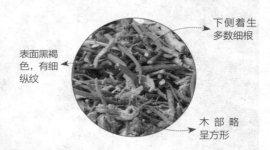

下侧着生多数细根

表面黑褐色，有细纵纹

木部略呈方形

【功能主治】 威灵仙具有祛风除湿、通络止痛、消骨鲠的功效。可主治风湿痹痛、屈伸不利、腰膝冷痛、肢体麻木、破伤风等。

【用法用量】 煎服，6～9克；外用适量。

【使用注意】 气血虚弱者慎用。

【主要来源】 本品为毛茛科植物威灵仙、棉团铁线莲或东北铁线莲的干燥根及根茎。

【形态特征】 根丛生于块状根茎上，茎具明显条纹；叶略带革质，狭卵形或三角状卵形；圆锥花序顶生及腋生；花萼白色或绿白色，外被白色茸毛。

偏方妙用

1 治痔疮肿痛

威灵仙50克。水煎，去渣取汁，先熏后洗。

2 治腰腿疼痛久不愈

威灵仙150克。研为细末，每服3克，食前以温酒送服。

银柴胡

【别名】银胡、山菜根、土参等。

【生长分布】主产于宁夏、甘肃、陕西、内蒙古等地。

【性味归经】性微寒，味甘。归肝、胃经。

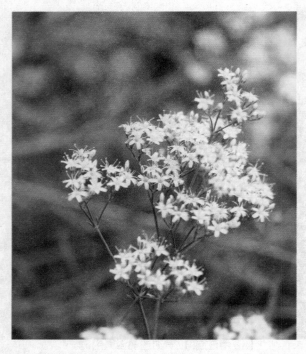

【主要来源】本品为石竹科植物银柴胡的干燥根。

【形态特征】茎直立，节略膨大，密被短茸毛；叶无柄，披针形或线状披针形；花萼绿色，边缘膜质；蒴果近球形，黑褐色。

【采收加工】春、夏两季植株萌发或秋后茎叶枯萎时采挖，除去残茎、须根及泥沙，晒干。

【性状鉴别】顶端具"珍珠盘"（指银柴胡顶端有密集的小疣状突起）；常有"砂眼"（指银柴胡表面不规则的圆形小凹孔）。

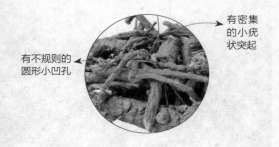

有密集的小疣状突起

有不规则的圆形小凹孔

【功能主治】银柴胡具有清虚热、除疳热的功效。可主治阴虚发热、骨蒸劳热、潮热盗汗、腹部膨大、口渴消瘦等。

【用法用量】煎服，3～9克。

【使用注意】外感风寒、血虚无热者忌用。

偏方妙用

1 治骨蒸劳热

银柴胡5克，胡黄连、秦艽、鳖甲、地骨皮、青蒿、知母各3克，甘草2克。水煎服。

2 治小儿疳积

银柴胡、栀子、黄芩、连翘各等份。水煎服。

京大戟

【别名】龙虎草、将军草。

【性味归经】性寒，味苦、辛，有毒。归肺、肾、大肠经。

【形态特征】茎直立，被白色短茸毛，上部分枝；叶互生，长圆状披针形至披针形，全缘；蒴果三棱状球形，表面有疣状凸起。

【性状鉴别】根长圆锥形或圆柱形，稍弯曲；表面灰棕色或棕褐色；根头膨大，有多数圆形茎痕。

【功能主治】京大戟具有泻下逐饮、消肿散结的功效。可主治水肿胀满、胸腹积水、痰饮积聚、气逆咳喘、二便不利等。

【用法用量】煎服，15～30克；研末入丸、散，每次1克；外用适量，生用。

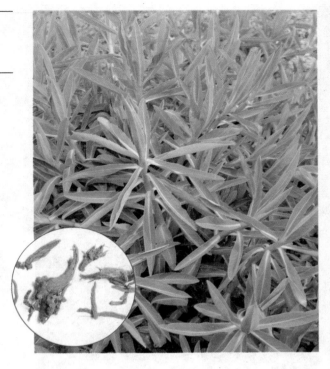

红大戟

【别名】红牙大戟、红牙戟等。

【性味归经】性寒，味苦，有小毒。归肺、脾、肾经。

【形态特征】多年生草本；茎稍呈蔓状，具槽；叶片长椭圆形或条状披针形，叶脉疏被茸毛；顶生聚伞花序；花小，多为淡紫红色。

【性状鉴别】表面红褐色或红棕色；有扭曲的纵皱纹；以水湿润显黏性。

【功能主治】红大戟具有泻水逐饮、解毒散结的功效。可主治水肿胀满、痰饮喘急、痈疮肿毒、二便不利、瘰疬痰核等。

【用法用量】煎服，1.5～3克；外用适量。

【使用注意】体虚者及孕妇忌用。

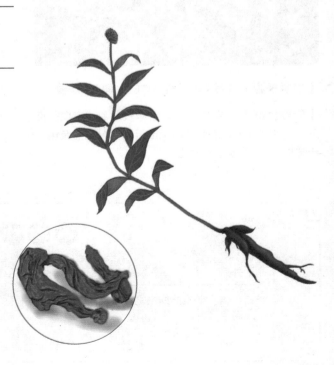

白头翁

【别名】老姑草、野丈人等。

【生长分布】 主产于华东、华北、东北等地。

【性味归经】 性寒，味苦。归胃、大肠经。

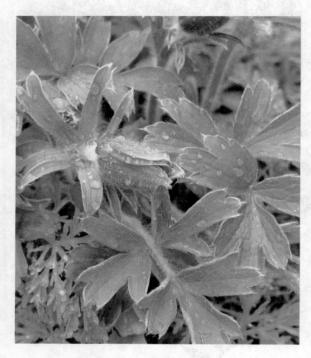

【采收加工】 春、秋两季采挖，除去叶及残留的花茎和须根，保留根头白茸毛，晒干。

【性状鉴别】 表面粗糙，形如枯朽之木柴；表皮脱落处显网状花纹；根头部有白色茸毛。

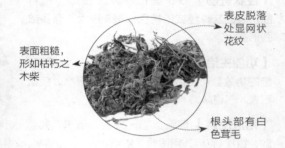

表面粗糙，形如枯朽之木柴

表皮脱落处显网状花纹

根头部有白色茸毛

【功能主治】 白头翁具有清热解毒、凉血止痢的功效。可主治热毒痢疾、疮痈肿毒、鼻出血、血痔、带下等。

【用法用量】 煎服，9~15克，鲜品15~30克；外用适量。

【使用注意】 虚寒泄痢者忌用。

【主要来源】 本品为毛茛科植物白头翁的干燥根。

【形态特征】 多年生草本，全株被茸毛；主根圆锥形；叶片宽卵形，表面有疏毛或近无毛；花蓝紫色，长圆状卵形，背面密被茸毛。

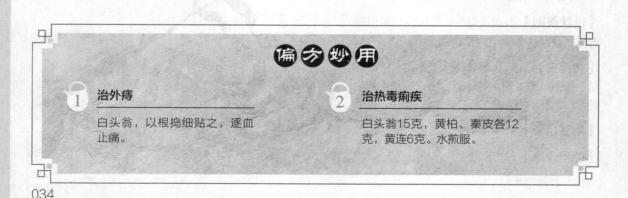

偏方妙用

1 治外痔

白头翁，以根捣细贴之，逐血止痛。

2 治热毒痢疾

白头翁15克，黄柏、秦皮各12克，黄连6克。水煎服。

赤芍

【别名】木芍药、红芍药等。

【生长分布】 主产于四川、甘肃等地。

【性味归经】 性微寒，味苦。归肝、脾经。

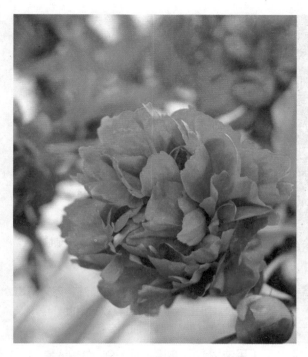

【主要来源】 本品为毛茛科植物赤芍或川赤芍的干燥根。

【形态特征】 根有分枝，圆柱形；小叶顶端渐尖，表面沿叶脉疏被短茸毛，背面无毛；花生于茎顶端及叶腋，紫红色或粉红色。

【采收加工】 春、秋两季采挖，除去根茎、须根及泥沙，晒干，切片。

【性状鉴别】 有横向的皮孔样突起；断面粉白色或粉红色；木部放射状纹理明显。

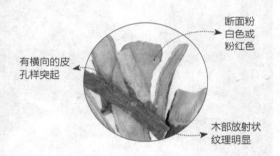

断面粉白色或粉红色

有横向的皮孔样突起

木部放射状纹理明显

【功能主治】 赤芍具有清热凉血、散瘀止痛的功效。可主治疮痈肿毒、闭经及温热病热入营血引起的发热、舌绛、血热妄行等。

【用法用量】 煎服，6~12克。

【使用注意】 血寒闭经者不宜服用；反藜芦。

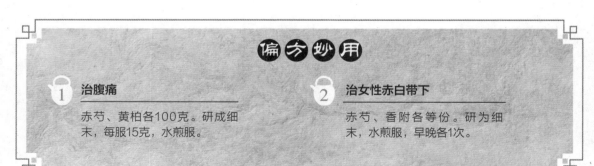

偏方妙用

1 治腹痛

赤芍、黄柏各100克。研成细末，每服15克，水煎服。

2 治女性赤白带下

赤芍、香附各等份。研为细末，水煎服，早晚各1次。

黄连

【别名】川连、王连等。

【生长分布】主产于四川、云南、湖北等地。

【性味归经】性寒，味苦。归心、脾、胃、肝、胆、大肠经。

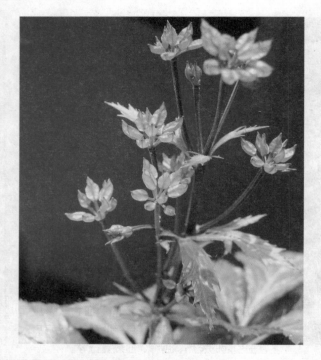

【采收加工】秋季采挖，除去须根及泥沙，干燥。

【性状鉴别】表面呈黄褐色；有不规则结节状隆起；有须根。

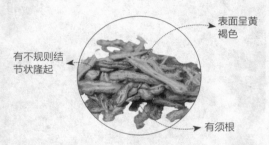

有不规则结节状隆起

表面呈黄褐色

有须根

【功能主治】黄连具有清热燥湿、泻火解毒的功效。可主治湿热内蕴导致的呕吐、泻痢及温病高热、口渴烦躁、血热妄行等。

【主要来源】本品为毛茛科植物黄连、三角叶黄连或云南黄连的干燥根茎。

【形态特征】黄连根茎黄色，常分枝，密生多数须根；三角叶黄连根茎不分枝，节间明显，具横走的匍匐茎；云南黄连根茎较细小，较少分枝。

【用法用量】煎服，2~5克；外用适量。

【使用注意】本品大苦大寒，过服、久服易伤脾胃，脾胃虚寒者忌用；苦燥易伤阴津，阴虚津伤者慎用。

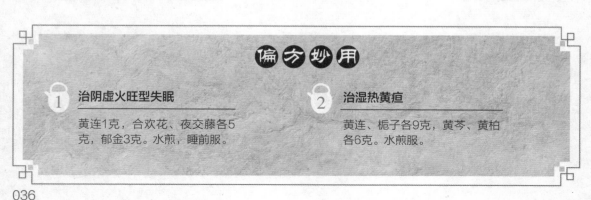

偏方妙用

1 治阴虚火旺型失眠

黄连1克，合欢花、夜交藤各5克，郁金3克。水煎，睡前服。

2 治湿热黄疸

黄连、栀子各9克，黄芩、黄柏各6克。水煎服。

白薇

【别名】春草、白幕等。

【生长分布】 主产于山东、安徽、辽宁和湖北等地。

【性味归经】 性寒，味苦、咸。归胃、肝、肾经。

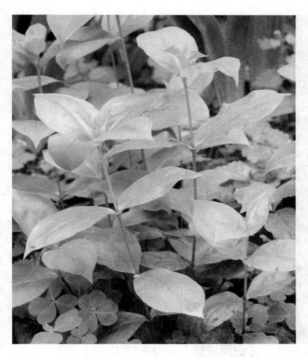

【采收加工】 春、秋两季采挖，除去地上部分，洗净，干燥。

【性状鉴别】 表面棕黄色；下面及两侧簇生多数细长的根，似马尾状。

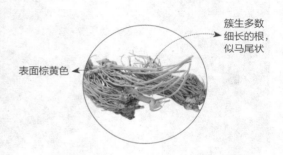

簇生多数
细长的根，
似马尾状

表面棕黄色

【功能主治】 白薇有清热凉血、利尿通淋、解毒疗疮的功效。可主治阴虚发热、骨蒸劳热、产后血虚发热、血淋、毒蛇咬伤等。

【用法用量】 煎服，4.5～9克。

【使用注意】 脾胃虚寒、食少便溏者忌用。

【主要来源】 本品为萝藦科植物白薇或蔓生白薇的干燥根及根茎。

【形态特征】 多年生草本，植物体具白色乳汁；茎直立，圆柱形，密被灰白色短茸毛；叶宽卵形至椭圆形，具短柄；伞状聚伞花序，腋生；花深紫色。

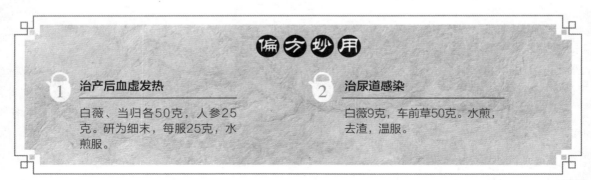

偏方妙用

1 治产后血虚发热

白薇、当归各50克，人参25克。研为细末，每服25克，水煎服。

2 治尿道感染

白薇9克，车前草50克。水煎，去渣，温服。

徐长卿

【别名】逍遥竹、对叶莲等。

【生长分布】主产于江苏、河北、陕西、贵州等地。

【性味归经】性温，味辛。归肝、胃经。

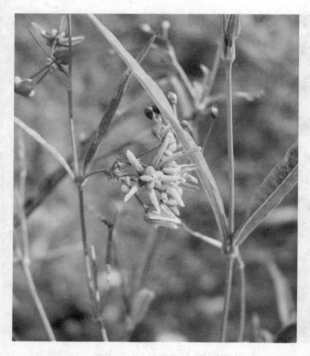

【采收加工】秋季采挖，除去杂质，阴干。

【性状鉴别】根茎有盘节；具丹皮酚特异香气；质脆，易折断。

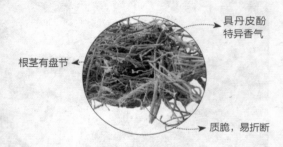

具丹皮酚特异香气

根茎有盘节→

→质脆，易折断

【功能主治】徐长卿有镇痛、止咳、利水消肿、活血解毒的功效。可主治风湿痹痛、胃痛胀满、跌扑损伤、荨麻疹、湿疹等。

【用法用量】煎服，3~12克。

【使用注意】体弱者慎用。

【主要来源】本品为萝藦科植物徐长卿的干燥根及根茎。

【形态特征】多年生直立草本；茎不分枝，无毛或被微毛；叶纸质，披针形至线形，两端急尖，叶缘稍反卷有睫毛；圆锥状聚伞花序近顶腋生；花冠黄绿色。

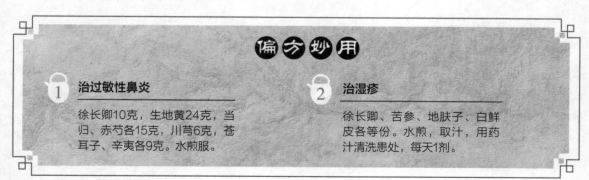

偏方妙用

1 治过敏性鼻炎

徐长卿10克，生地黄24克，当归、赤芍各15克，川芎6克，苍耳子、辛夷各9克。水煎服。

2 治湿疹

徐长卿、苦参、地肤子、白鲜皮各等份。水煎，取汁，用药汁清洗患处，每天1剂。

茜草

【别名】活血草、小血藤等。

【生长分布】主产于安徽、江苏、山东、河南、陕西等地。

【性味归经】性寒，味苦。归肝经。

【采收加工】春、秋两季采挖，除去茎苗、泥土及细须根，洗净，晒干。

【性状鉴别】根呈圆柱形；中部有髓；久嚼刺舌。

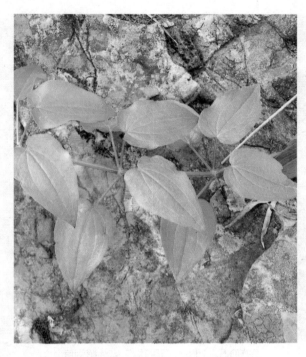

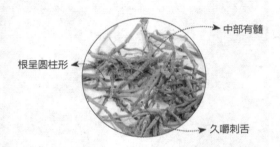

中部有髓

根呈圆柱形

久嚼刺舌

【主要来源】本品为茜草科植物茜草的干燥根及根茎。

【形态特征】多年生攀缘草本；支根数条至数十条，细长；茎方形；叶片先端急尖，基部心形；聚伞花序圆锥状，腋生或顶生；花小，黄白色。

【功能主治】茜草具有凉血化瘀、止血、通经的功效。可主治血瘀闭经、跌扑损伤、风湿痹痛及血热夹瘀的各种出血症。

【用法用量】煎服，10～15克，大剂量可用30克；或入丸、散；止血炒炭用，活血通经生用或酒炒用。

【使用注意】脾胃虚寒及无瘀滞者慎用。

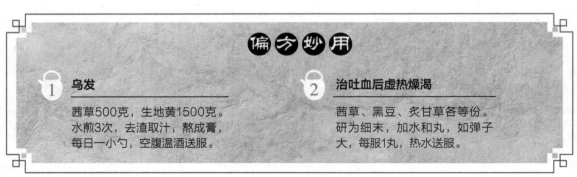

偏方妙用

1 乌发

茜草500克，生地黄1500克。水煎3次，去渣取汁，熬成膏，每日一小勺，空腹温酒送服。

2 治吐血后虚热燥渴

茜草、黑豆、炙甘草各等份。研为细末，加水和丸，如弹子大，每服1丸，热水送服。

附子

【别名】附片等。

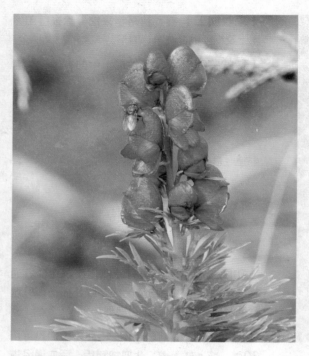

【主要来源】 本品为毛茛科植物乌头的子根的加工品。

【形态特征】 多年生草本，主根（川乌）纺锤形或倒卵形，周围常生有数个肥大的子根（附子）；茎直立，中部以上疏被反曲的短茸毛；顶生总状花序；花萼蓝紫色。

【生长分布】 主产于四川江油。

【性味归经】 性大热，味辛、甘，有毒。归心、肾、脾经。

【采收加工】 6月下旬至8月上旬采挖，除去母根、须根及泥沙，再进行分类、加工。

【性状鉴别】 表面灰褐色或灰黑色；顶端有凹陷的芽痕；嚼之麻辣、刺舌。

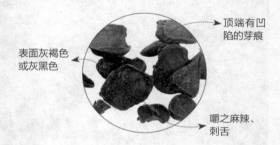

表面灰褐色或灰黑色

顶端有凹陷的芽痕

嚼之麻辣、刺舌

【功能主治】 附子具有回阳救逆、补火助阳、散寒止痛的功效。可主治肢冷脉微、心腹冷痛、吐泻厥逆、宫冷、阴寒水肿等。

【用法用量】 煎服，3~15克；本品有毒，宜先煎0.5~1小时，至口尝无麻辣感为度。

【使用注意】 孕妇及阴虚阳亢者忌用；生品外用，内服须炮制；反半夏、瓜蒌、贝母、白蔹、白及。

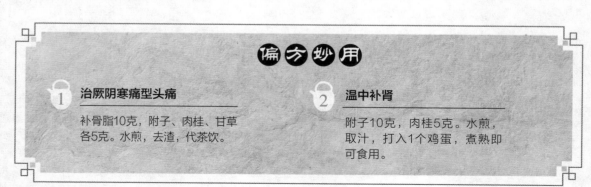

偏方妙用

1 治厥阴寒痛型头痛

补骨脂10克，附子、肉桂、甘草各5克。水煎，去渣，代茶饮。

2 温中补肾

附子10克，肉桂5克。水煎，取汁，打入1个鸡蛋，煮熟即可食用。

黄芪

【别名】绵黄芪、绵芪等。

【生长分布】 主产于内蒙古、山西等地。

【性味归经】 性微温，味甘。归脾、肺经。

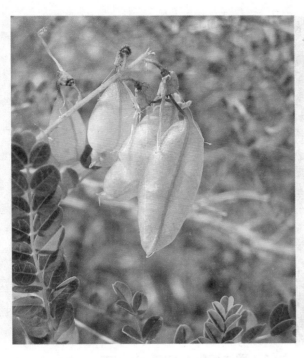

【主要来源】 本品为豆科植物蒙古黄芪或膜荚黄芪的干燥根。

【形态特征】 多年生草本；主根灰白色，肥厚，常分枝；茎直立，有细棱，被白色茸毛；小叶椭圆形或长圆状卵形；总状花序腋生。

【采收加工】 春、秋两季采挖，除去须根及根头，晒干。

【性状鉴别】 表面淡棕黄色或淡棕褐色；断面纤维性强；嚼之微有豆腥味。

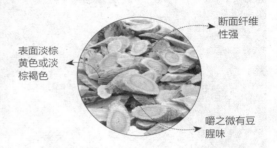

断面纤维性强

表面淡棕黄色或淡棕褐色

嚼之微有豆腥味

【功能主治】 黄芪具有补气固表、利尿、托毒排脓、敛疮生肌的功效。可主治脾胃气虚、气短、反复感冒、水肿、小便不利等。

【用法用量】 煎服，9~30克；蜜炙可增强其补中益气的作用。

【使用注意】 表实邪盛、气滞湿阻、食积停滞、痈疽初起或溃后热毒尚盛等实证者及阴虚阳亢者忌用。

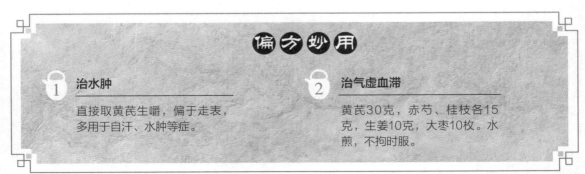

偏方妙用

1 治水肿

直接取黄芪生嚼，偏于走表，多用于自汗、水肿等症。

2 治气虚血滞

黄芪30克，赤芍、桂枝各15克，生姜10克，大枣10枚。水煎，不拘时服。

狗脊

【别名】金毛狗脊、金毛狗、猴毛头等。

【生长分布】 主产于云南、广西、浙江、福建等地。

【性味归经】 性温，味甘、苦。归肝、肾经。

【采收加工】 秋、冬两季采挖，除去泥沙，干燥；或去硬根、叶柄及金黄色茸毛，干燥。

【性状鉴别】 表面深棕色；残留金黄色茸毛；断面有棕黄色隆起的木质环纹；狗脊片以厚薄均匀、坚实无毛、不空心者为佳。

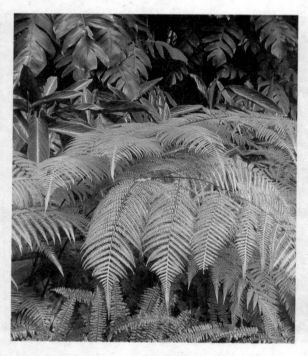

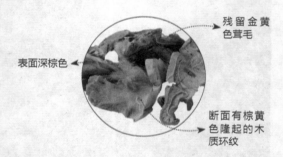

残留金黄色茸毛

表面深棕色

断面有棕黄色隆起的木质环纹

【功能主治】 狗脊具有祛风湿、补肝肾、强腰膝的功效。可主治风湿痹痛、腰膝酸软、下肢无力、尿频、白带过多等。外敷可止血。

【用法用量】 煎服，6～12克。

【使用注意】 肾虚有热、小便不利、短涩黄赤者慎用。

【主要来源】 本品为蚌壳蕨科植物金毛狗的干燥根茎。

【形态特征】 多年生树蕨；叶多数，生成冠状；叶柄粗壮，褐色，基部密被金黄色长茸毛和黄色狭长披针形鳞片；叶片卵圆形。

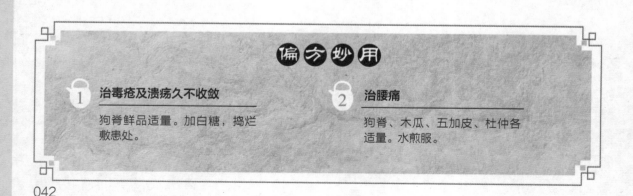

偏方妙用

1 治毒疮及溃疡久不收敛

狗脊鲜品适量。加白糖，捣烂敷患处。

2 治腰痛

狗脊、木瓜、五加皮、杜仲各适量。水煎服。

川乌

【别名】鹅儿花、五毒等。

【生长分布】 主产于四川、云南等地。

【性味归经】 性热，味辛、苦，有大毒。归心、肝、肾、脾经。

【采收加工】 6月下旬至8月上旬采挖，除去子根、须根及泥沙，晒干。

【性状鉴别】 呈不规则圆锥形；有小瘤状侧根及子根脱离后的痕迹；嚼之辛辣、麻舌。

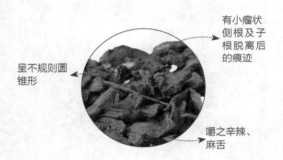

呈不规则圆锥形

有小瘤状侧根及子根脱离后的痕迹

嚼之辛辣、麻舌

【功能主治】 川乌具有温经止痛、祛风湿的功效。可主治风寒湿痹、心腹冷痛、寒疝疼痛、跌扑损伤等。

【用法用量】 煎服，1.5~3克，宜先煎、久煎；外用适量。

【使用注意】 孕妇忌用；不宜与贝母类、半夏、白及、白蔹、天花粉、瓜蒌类同用；内服须炮制；酒浸、酒煎服易致中毒，应慎用。

【主要来源】 本品为毛茛科植物乌头的干燥母根。

【形态特征】 多年生草本；茎直立，下部光滑无毛；叶互生，具叶柄；顶生总状花序；花萼蓝紫色。

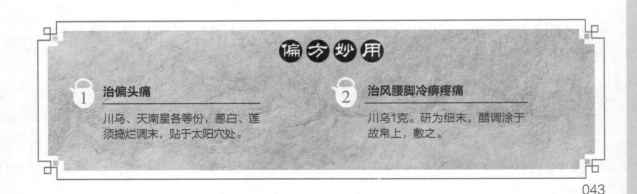

偏方妙用

1 治偏头痛

川乌、天南星各等份，葱白、莲须捣烂调末，贴于太阳穴处。

2 治风腰脚冷痹疼痛

川乌1克。研为细末，醋调涂于故帛上，敷之。

草乌

【别名】草乌头、五毒根等。

【生长分布】 主产于东北、华北各省。

【性味归经】 性热，味辛，有大毒。归心、肝、肾、脾经。

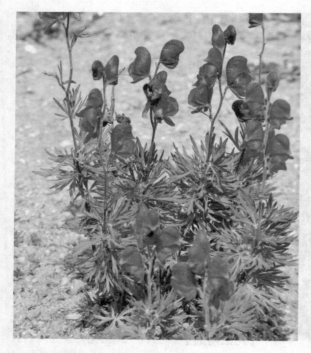

【采收加工】 秋季茎叶枯萎时采挖，除去须根及泥沙，干燥。

【性状鉴别】 根呈长圆锥形，形如乌鸦头；偶具瘤状突起的侧根；嚼之辛辣、麻舌。

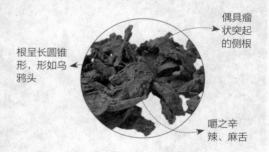

根呈长圆锥形，形如乌鸦头

偶具瘤状突起的侧根

嚼之辛辣、麻舌

【功能主治】 草乌具有祛风除湿、温经止痛的功效。可主治风寒湿痹、中风瘫痪、破伤风、头风、脘腹冷痛、冷痢、疔疮等。

【主要来源】 本品为毛茛科植物北乌头的干燥块根。

【用法用量】 煎服，3~6克；或入丸、散。外用适量，研末调敷；或用醋、酒磨涂。

【形态特征】 多年生草本；茎直立，粗壮；叶片坚纸质，卵圆形，两面均无毛或上面疏被短毛；花萼蓝紫色。

【使用注意】 生品内服宜慎；不宜与贝母、半夏、白及、白蔹、天花粉、瓜蒌类同用。

偏方妙用

1 治腰腿痛

草乌4.5克，威灵仙9克，地龙9克，牛膝12克。水煎服。

2 治疮痈肿毒

草乌、贝母、天花粉、天南星、芙蓉叶各等份。研为细末，醋调，擦拭。

地榆

【别名】山地瓜、黄瓜香等。

【生长分布】主产于安徽、江苏、湖南、河北等地。

【性味归经】性微寒，味苦、酸、涩。归肝、大肠经。

【采收加工】春、秋两季采挖，除去须根，洗净，干燥。

【性状鉴别】表面灰褐色、棕褐色或暗紫色；断面略显粉质；木部形成层环明显。

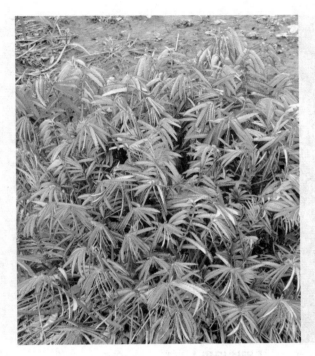

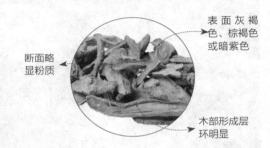

表面灰褐色、棕褐色或暗紫色

断面略显粉质

木部形成层环明显

【主要来源】本品为蔷薇科植物地榆或长叶地榆的干燥根。

【形态特征】茎直立，有棱，无毛或基部有稀疏腺毛；叶片有短柄，卵形或长圆状卵形；有穗状花序；花萼紫红色，椭圆形至宽卵形。

【功能主治】地榆具有凉血止血、解毒敛疮的功效。可主治鼻出血、尿血、便血、痔血、血痢、崩漏、赤白带下、湿疹、水火烫伤等。

【用法用量】煎服，10～15克；或入丸、散。外用研末调敷。止血多炒炭用，解毒敛疮多生用。

【使用注意】虚寒性便血、下痢、崩漏及出血有瘀者慎用；对于大面积烧伤患者，不宜使用地榆制剂外涂，以防其所含鞣质被大量吸收而引起中毒性肝炎。

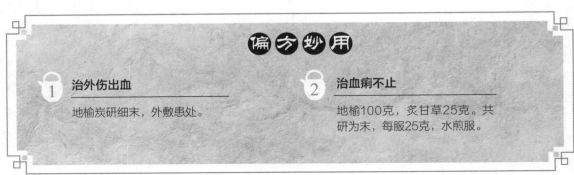

偏方妙用

1 治外伤出血

地榆炭研细末，外敷患处。

2 治血痢不止

地榆100克，炙甘草25克。共研为末，每服25克，水煎服。

前胡

【别名】官前胡、山独活等。

【生长分布】 主产于浙江、河南、湖南、四川等地。

【性味归经】 性微寒，味苦、辛。归肺经。

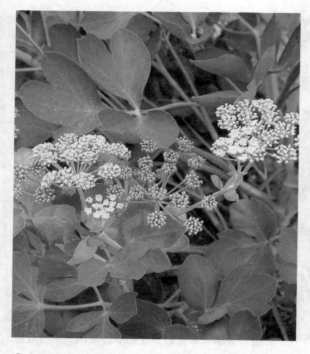

【主要来源】 本品为伞形科植物白花前胡的干燥根。

【形态特征】 茎呈圆柱形，有纵直沟纹；叶边缘有粗锯齿；复伞形花序顶生，全体散生白色短茸毛；花瓣广卵形至近圆形，白色。

【采收加工】 秋、冬两季或早春茎叶枯萎或未抽花茎时采挖，除去须根及泥土，晒干。

【性状鉴别】 表面灰黄色或黑褐色；根头部较长；断面形成层环明显；散生棕色油点。

断面形成层环明显

表面灰黄色或黑褐色

根头部较长

散生棕色油点

【功能主治】 前胡具有散风清热、降气化痰的功效。可主治外感风热、咳喘痰多、痰黄黏稠、呕逆食少、胸膈满闷等。

【用法用量】 煎服，6~10克。

【使用注意】 凡气虚血少、阴虚火热之咳嗽者慎用。

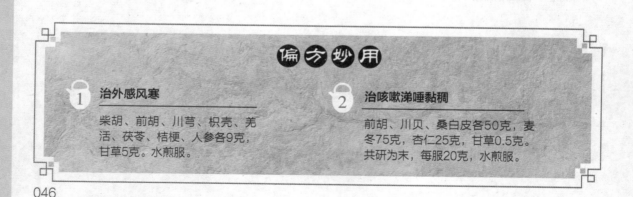

偏方妙用

1 治外感风寒

柴胡、前胡、川芎、枳壳、羌活、茯苓、桔梗、人参各9克，甘草5克。水煎服。

2 治咳嗽涕唾黏稠

前胡、川贝、桑白皮各50克，麦冬75克，杏仁25克，甘草0.5克。共研为末，每服20克，水煎服。

川木香

【别名】槽子木香、铁杆木香等。

【生长分布】主产于四川、西藏等地。

【性味归经】性温，味辛、苦。归大肠、肝、脾、胃经。

【采收加工】秋季采挖，除去须根、泥沙及根头上的胶状物，切段，晒干。

【性状鉴别】根头偶有黑色发黏的胶状物（"油头"）；断面有深黄色稀疏油点及裂隙。

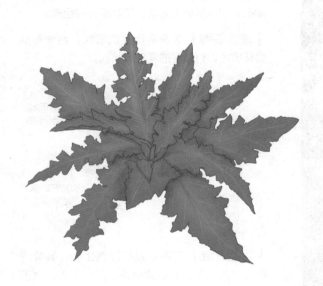

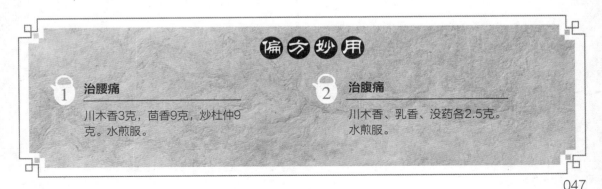

断面有深黄色稀疏油点及裂隙

根头偶有黑色发黏的胶状物

【功能主治】川木香具有行气止痛的功效。可主治脘腹胀痛、肠鸣腹泻、里急后重、两胁不舒、肝胆疼痛等。

【用法用量】煎服，3~9克。

【使用注意】脏腑燥热、气虚、阴虚者忌用；味芳香，不宜久煎。

【主要来源】本品为菊科植物川木香或灰毛川木香的干燥根。

【形态特征】茎极短，被白色茸毛；叶片两面同色，边缘具不规则齿裂；头状花序数个集生于枝顶；花全为管状花，紫色。

偏方妙用

1 治腰痛

川木香3克，茴香9克，炒杜仲9克。水煎服。

2 治腹痛

川木香、乳香、没药各2.5克。水煎服。

广木香

【别名】云木香、蜜香等。

【生长分布】 主产于云南、四川。

【性味归经】 性温，味辛、苦。归脾、胃、大肠、胆、三焦经。

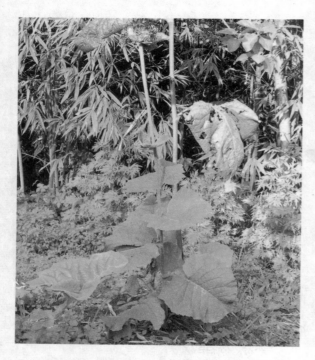

【采收加工】 秋、冬两季采挖，除去泥沙及须根，切段或纵剖为块，干燥后撞去粗皮。

【性状鉴别】 表面有明显的皱纹；断面形成层环棕色；有散在的褐色点状油室。

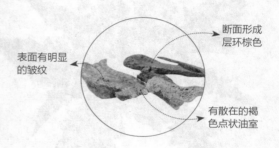

断面形成层环棕色

表面有明显的皱纹

有散在的褐色点状油室

【功能主治】 广木香具有行气止痛、健脾消食的功效。可主治胸脘胀痛、泻痢后重、食积不消、不思饮食等。

【用法用量】 煎服，1.5～6克。生用行气力强，煨用行气力缓而实肠止泻。

【使用注意】 阴虚津液不足者慎用。

【主要来源】 本品为菊科植物木香的干燥根。

【形态特征】 主根粗大；茎被稀疏短茸毛；叶片三角状卵形或长三角形，边缘不规则倾波状或浅裂并具稀疏的刺，两面有短毛；花冠暗紫色。

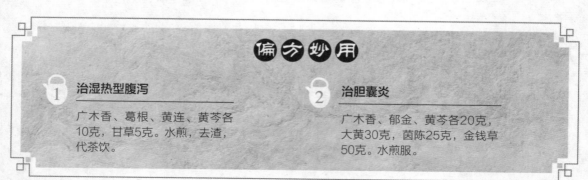

偏方妙用

1 治湿热型腹泻

广木香、葛根、黄连、黄芩各10克，甘草5克。水煎，去渣，代茶饮。

2 治胆囊炎

广木香、郁金、黄芩各20克，大黄30克，茵陈25克，金钱草50克。水煎服。

防风

【别名】百枝、茴草等。

【生长分布】 主产于东北及内蒙古东部。

【性味归经】 性微温，味辛、甘。归膀胱、肝、脾经。

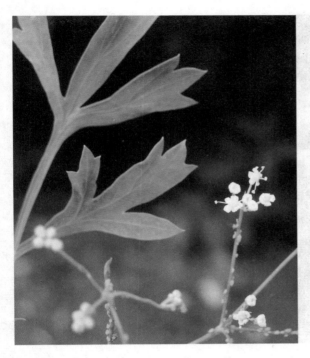

【采收加工】 春、秋两季采挖未抽花茎植株的根，除去须根及泥沙，晒干。

【性状鉴别】 根头常有剥落的栓皮；有明显密集的环纹；断面散生黄棕色油点。

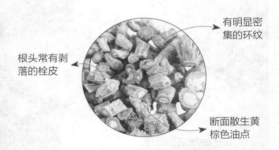

有明显密集的环纹

根头常有剥落的栓皮

断面散生黄棕色油点

【功能主治】 防风具有解表祛风、胜湿止痛、止痉的功效。可主治外感风寒、头痛、目眩、风寒湿痹、骨节酸痛等。

【用法用量】 煎服，4.5~9克。

【使用注意】 本品药性偏温，阴血亏虚、热病动风者不宜使用。

【主要来源】 本品为伞形科植物防风的干燥根。

【形态特征】 根粗壮，有分枝，根茎处密被纤维状叶残基；茎单生，两歧分枝，有细棱；叶片卵形或长圆形；有聚伞状圆锥花序。

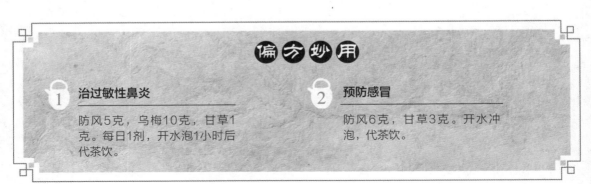

偏方妙用

1 治过敏性鼻炎

防风5克，乌梅10克，甘草1克。每日1剂，开水泡1小时后代茶饮。

2 预防感冒

防风6克，甘草3克。开水冲泡，代茶饮。

桔梗

【别名】铃铛花、僧帽花等。

【生长分布】 全国大部分地区均有生产，以东北、华北产量较大，华东地区质量较好。

【性味归经】 性平，味苦、辛。归肺、胃经。

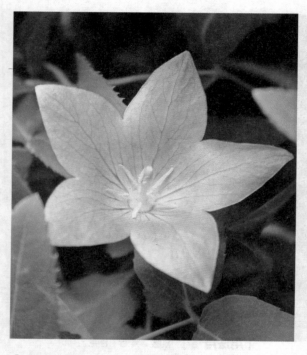

【采收加工】 春、秋两季采挖，除去须根、泥土，趁鲜刮去外皮，晒干。

【性状鉴别】 顶端有较短根茎；断面可见放射状裂隙；味微甜后苦。

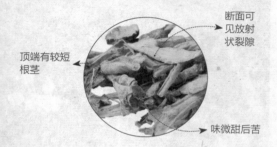

顶端有较短根茎

断面可见放射状裂隙

味微甜后苦

【功能主治】 桔梗具有宣肺、利咽、祛痰、排脓的功效。可主治咳嗽痰多、咽喉肿痛、痢疾腹痛、小便癃闭等。

【用法用量】 煎服，3~10克；或入丸、散。

【使用注意】 本品性升散，凡气机上逆、呕吐、呛咳、眩晕、阴虚火旺咯血者不宜使用；胃、十二指肠溃疡者慎用；用量过大易致恶心呕吐。

【主要来源】 本品为桔梗科植物桔梗的干燥根。

【形态特征】 多年生草本，有白色乳汁；叶片卵形至披针形，顶端尖，边缘有尖锯齿；花萼钟状，蓝色或蓝紫色。

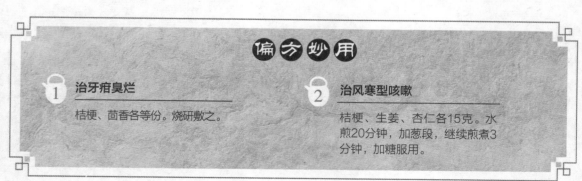

偏方妙用

1 治牙疳臭烂

桔梗、茴香各等份。烧研敷之。

2 治风寒型咳嗽

桔梗、生姜、杏仁各15克。水煎20分钟，加葱段，继续煎煮3分钟，加糖服用。

苍术

【别名】赤术、仙术、青术等。

【生长分布】 茅苍术主产于江苏、湖北、河南等地，北苍术主产于内蒙古、山西、辽宁等地。

【性味归经】 性温，味辛、苦。归脾、胃、肝经。

【采收加工】 春、秋两季挖取根茎，除去茎、叶、细根、泥土，晒干，摘去须根。

【性状鉴别】 呈不规则连珠状或结节状圆柱形；断面散有多数橙黄色或棕红色油室。

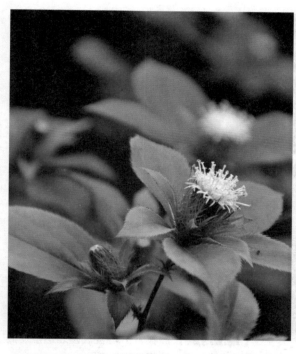

呈不规则连珠状或结节状圆柱形

断面散有多数橙黄色或棕红色油室

【功能主治】 苍术具有燥湿健脾、祛风散寒、明目的功效。可主治风湿痹痛、肌肤麻木不仁、风寒感冒、肢体疼痛、湿温发热等。

【用法用量】 煎服，5~10克。

【使用注意】 阴虚内热、气虚多汗者忌用。

【主要来源】 本品为菊科植物茅苍术或北苍术的干燥根茎。

【形态特征】 根茎呈结节状，粗大不整齐；茎直立，下部木质化；叶革质；花多数，为管状花，有多数羽状长冠毛，花冠白色。

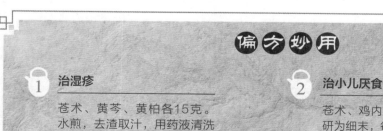

偏方妙用

1 治湿疹

苍术、黄芩、黄柏各15克。水煎，去渣取汁，用药液清洗患处。

2 治小儿厌食

苍术、鸡内金、陈皮各等份。研为细末，每服1克，加适量砂糖调服。

升麻

【别名】龙眼根、周麻等。

【生长分布】主产于辽宁、吉林、黑龙江等地。

【性味归经】性微寒，味辛、微甘。归肺、脾、胃、大肠经。

【采收加工】秋季采挖，除去泥沙，晒至须根干时，燎去或除去须根，晒干。

【性状鉴别】有数个圆形空洞状的茎基痕；洞内壁显网状沟纹；断面有裂隙。

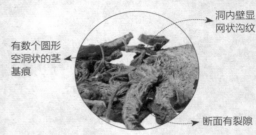

有数个圆形空洞状的茎基痕←

→洞内壁显网状沟纹

→断面有裂隙

【功能主治】升麻具有解表透疹、清热解毒、升举阳气的功效。可主治风热头痛、口疮、麻疹不透、阳毒发斑、子宫脱垂等。

【用法用量】煎服，3~9克；发表透疹、清热解毒宜生用，升阳举陷宜炙用。

【使用注意】麻疹已透、阴虚火旺以及阴虚阳亢者忌用。

【主要来源】本品为毛茛科植物大三叶升麻、兴安升麻或升麻的干燥根茎。

【形态特征】根茎有多数内陷的圆洞状老茎残迹；顶生小叶菱形，边缘有锯齿；圆锥花序，花序轴和花梗密被灰色或锈色的腺毛及短毛。

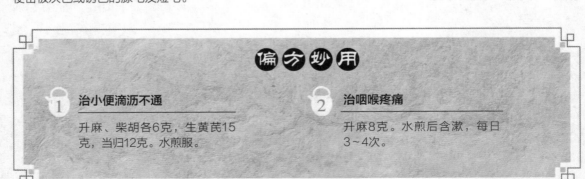

偏方妙用

1 治小便滴沥不通

升麻、柴胡各6克，生黄芪15克，当归12克。水煎服。

2 治咽喉疼痛

升麻8克。水煎后含漱，每日3~4次。

防己

【别名】汉防己、倒地拱等。

【生长分布】主产于浙江、安徽、湖北、湖南等地。

【性味归经】性寒，味苦。归膀胱、肺经。

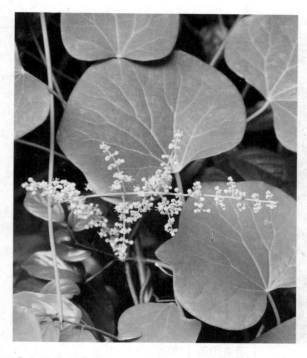

【主要来源】本品为防己科植物粉防己的干燥根。

【形态特征】茎柔韧，有时稍扭曲，具细条纹；叶质薄较柔，外形近圆形，两面均被短茸毛；花瓣略呈半圆形，边缘微向内弯，具爪。

【采收加工】秋季采挖，洗净，除去粗皮，切段，粗根纵切两半，晒干。

【性状鉴别】常弯曲如结节状；断面平坦，灰白色；有排列稀疏的放射状纹理。

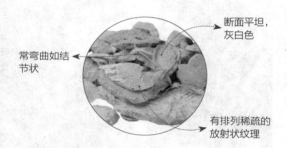

常弯曲如结节状

断面平坦，灰白色

有排列稀疏的放射状纹理

【功能主治】防己具有利水消肿、祛风湿、止痛的功效。可主治水肿膨胀、小便不利、湿热脚气、风湿痹痛、湿疹疮毒等。

【用法用量】煎服，4.5～9克。

【使用注意】本品大苦大寒，易伤胃气，胃纳不佳及阴虚体弱者慎用。

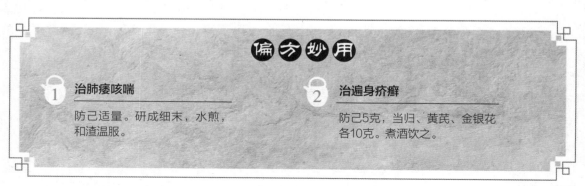

偏方妙用

1 治肺痿咳喘

防己适量。研成细末，水煎，和渣温服。

2 治遍身疥癣

防己5克，当归、黄芪、金银花各10克。煮酒饮之。

北沙参

【别名】辽沙参、银条参、莱阳参等。

【生长分布】 主产于山东、辽宁等地。

【性味归经】 性微寒，味甘、微苦。归肺、胃经。

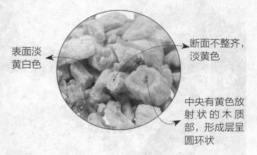

【采收加工】 夏、秋两季采挖，除去须根，洗净，置沸水中烫后，除去外皮，干燥。

【性状鉴别】 表面淡黄白色；断面不整齐，淡黄色；中央有黄色放射状的木质部，形成层呈圆环状。

表面淡黄白色 ←

→ 断面不整齐，淡黄色

→ 中央有黄色放射状的木质部，形成层呈圆环状

【主要来源】 本品为伞形科植物珊瑚菜的干燥根。

【形态特征】 主根细长，少分枝；茎下部埋沙内，直立；叶片革质，两面疏生细茸毛，边缘有锯齿；复伞形花序顶生。

【功能主治】 北沙参具有养阴清肺、益胃生津的功效。可主治肺热燥咳、虚劳久咳、阴伤咽干、口渴等。

【用法用量】 煎服，4.5～9克。

【使用注意】 不宜与藜芦同用。

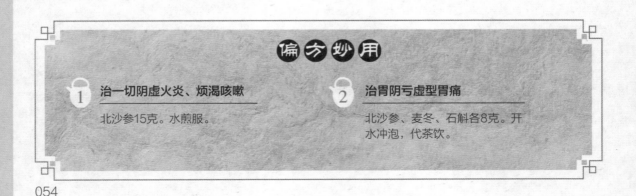

偏方妙用

1 治一切阴虚火炎、烦渴咳嗽

北沙参15克。水煎服。

2 治胃阴亏虚型胃痛

北沙参、麦冬、石斛各8克。开水冲泡，代茶饮。

南沙参

【别名】白沙参、泡沙参等。

【生长分布】 主产于安徽、江苏、浙江等地。

【性味归经】 性微寒，味甘。归肺、胃经。

【采收加工】 春、秋两季采挖，除去须根，趁鲜刮去粗皮，洗净，干燥。

【性状鉴别】 表面淡黄色；顶端常有粗细不一的茎芦；断面呈散乱层片状。

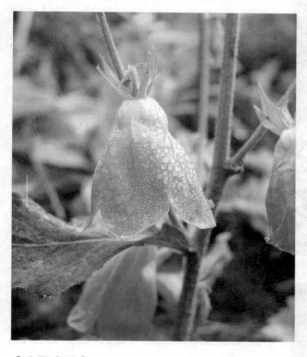

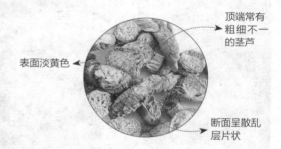

顶端常有粗细不一的茎芦

表面淡黄色

断面呈散乱层片状

【主要来源】 本品为桔梗科植物轮叶沙参或沙参的干燥根。

【形态特征】 有白色乳汁；主根粗壮，黄褐色；叶片卵形，边缘有锯齿，两面疏毛；花下垂，花冠蓝色或蓝紫色，口部缢缩成坛状。

【功能主治】 南沙参具有养阴清肺、益胃生津、化痰、补气的功效。可主治阴虚发热、肺燥干咳、痰中带血、津伤口渴等。

【用法用量】 煎服，9~15克。

【使用注意】 不宜与藜芦同用。

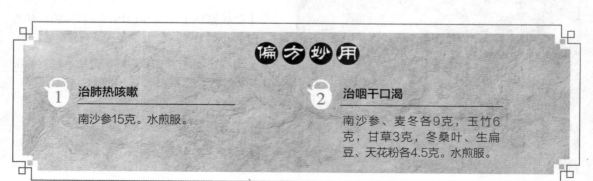

偏方妙用

1 治肺热咳嗽

南沙参15克。水煎服。

2 治咽干口渴

南沙参、麦冬各9克，玉竹6克，甘草3克，冬桑叶、生扁豆、天花粉各4.5克。水煎服。

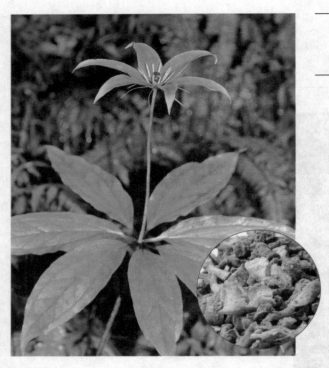

重楼

【别名】蚤休、七叶一枝花、草河车等。

【性味归经】性微寒，味苦，有小毒。归肝经。

【形态特征】根状茎棕褐色，横走而肥厚；叶片厚纸质，通常7片，轮生于茎顶，壮如伞，其上生花1朵，故称"七叶一枝花"。

【性状鉴别】呈结节状扁圆柱形；外皮脱落处呈白色；密具层状突起的粗环纹。

【功能主治】重楼具有清热解毒、消肿止痛、凉肝定惊的功效。可主治疗疮痈肿、咽喉肿痛、毒蛇咬伤、跌扑损伤、惊风抽搐等。

【用法用量】煎服，3~9克。

【使用注意】无实火热毒者、孕妇忌用。

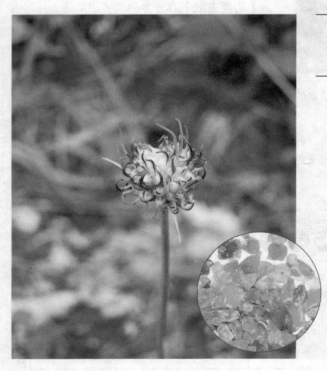

薤白

【别名】野蒜、小蒜等。

【性味归经】性温，味辛、苦。归肺、胃、大肠经。

【形态特征】鳞茎近球形，外被白色膜质鳞皮；叶片线形，先端渐尖；花茎由叶丛中抽出，近球形，淡紫粉红色或淡紫色。

【性状鉴别】表面黄白色或淡黄棕色；有类白色膜质鳞片包被，揉之易脱；有蒜臭味。

【功能主治】薤白具有通阳散结、行气导滞的功效。可主治胸痹、心痛彻背、胸脘痞闷、咳喘痰多、里急后重、白带异常等。

【用法用量】煎服，5~9克。

【使用注意】气虚者慎用。

射干

【别名】夜干、乌扇等。

【生长分布】主产于湖北、河南、江苏、安徽等地。

【性味归经】性寒，味苦。归肺经。

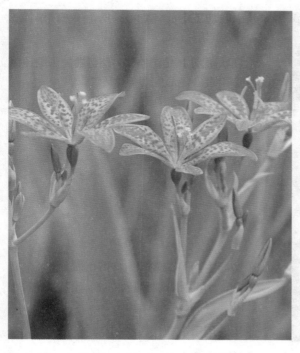

【采收加工】春初刚发芽或秋末茎叶枯萎时采挖，除去须根和泥沙，干燥。

【性状鉴别】表面黄褐色、棕褐色或黑褐色；有较密的环纹；断面黄色，显颗粒性。

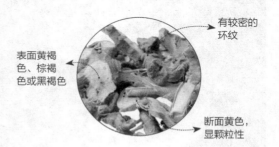

有较密的环纹

表面黄褐色、棕褐色或黑褐色

断面黄色，显颗粒性

【功能主治】射干具有清热解毒、消痰、利咽的功效。可主治喉痹咽痛、咳逆上气、痰涎壅盛、瘰疬结核、闭经、疮痈肿毒等。

【用法用量】煎服，3～9克。

【主要来源】本品为鸢尾科植物射干的干燥根茎。

【形态特征】根状茎横走，略呈结节状，外皮显黄色，生多数须根；茎直立；下部生叶2列，嵌叠状排列，宽剑形，扁平，绿色，常带白粉。

【使用注意】本品苦寒，脾虚便溏者不宜使用；孕妇忌用或慎用。

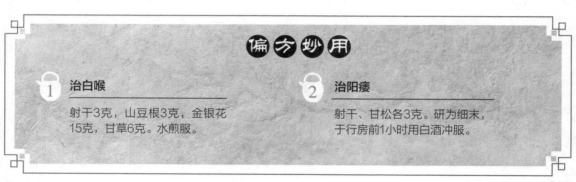

偏方妙用

1 治白喉

射干3克，山豆根3克，金银花15克，甘草6克。水煎服。

2 治阳痿

射干、甘松各3克。研为细末，于行房前1小时用白酒冲服。

乌药

【别名】旁其、矮樟等。

【生长分布】 主产于浙江、安徽、湖南、广西等地。

【性味归经】 性温，味辛。归肺、脾、肾、膀胱经。

【采收加工】 全年均可采挖，除去细根，洗净，趁鲜切片，晒干。

【性状鉴别】 呈纺锤状，略弯曲；表面黄棕色或黄褐色；断面可见年轮环纹。

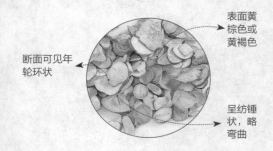

表面黄棕色或黄褐色

断面可见年轮环状

呈纺锤状，略弯曲

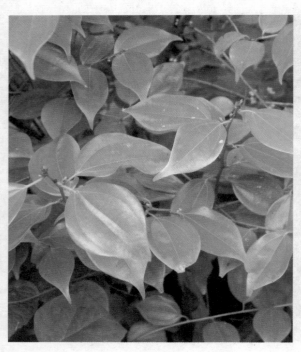

【主要来源】 本品为樟科植物乌药的干燥块根。

【形态特征】 常绿灌木或小乔木；叶片革质或近革质，卵形、宽椭圆形至近圆形；伞形花序腋生；每花序一般有7朵花，并有一苞片。

【功能主治】 乌药具有行气止痛、温肾散寒的功效。可主治胸腹胁肋闷痛、腹脘胀痛、寒疝腹痛、痛经、尿频、遗尿等。

【用法用量】 煎服，3~9克。

【使用注意】 气虚、内热者忌用。

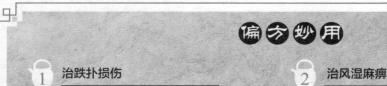

偏方妙用

1 治跌扑损伤

乌药3克，威灵仙5克。水煎服，每日1剂。

2 治风湿麻痹

乌药8克，沉香6克，人参、甘草各3克。共研为末，姜盐汤送服。

知母

【别名】毛知母、知母肉、光知母等。

【生长分布】 主产于河北、山西、山东等地。

【性味归经】 性寒，味苦、甘。归肺、胃、肾经。

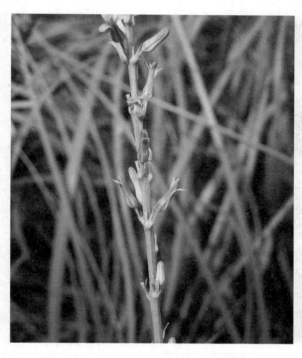

【主要来源】 本品为百合科植物知母的干燥根茎。

【形态特征】 根茎为残存的叶鞘所覆盖，下部生有多数肉质须根；叶无明显的中脉；花粉红色、淡紫色至白色；花被片6枚，线形。

【采收加工】 春、秋两季采挖，除去须根及泥沙，晒干；或鲜时剥取外皮，晒干。

【性状鉴别】 呈长条状，略扁；具紧密排列的环状节；嚼之带黏性。

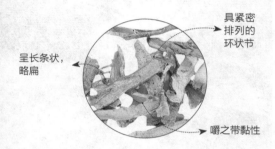

具紧密排列的环状节

呈长条状，略扁

嚼之带黏性

【功能主治】 知母具有清热泻火、滋阴润燥的功效。可主治外感热病、高热烦渴、肺热燥咳、骨蒸潮热、内热消渴、肠燥便秘等。

【用法用量】 煎服，6~12克。

【使用注意】 本品性寒质润，有滑肠作用，故脾虚便溏者不宜使用。

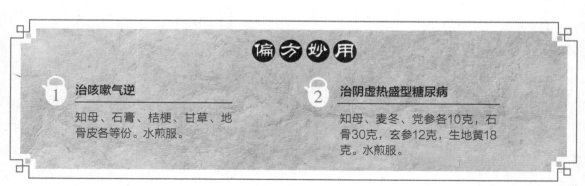

偏方妙用

1 治咳嗽气逆

知母、石膏、桔梗、甘草、地骨皮各等份。水煎服。

2 治阴虚热盛型糖尿病

知母、麦冬、党参各10克，石骨30克，玄参12克，生地黄18克。水煎服。

白术

【别名】于术、冬术、山精等。

【生长分布】 主产于浙江、湖北、湖南等地，以浙江于潜产者最佳。

【性味归经】 性温，味苦、甘。归脾、胃经。

【采收加工】 霜降前后，挖取2~3年生的根茎，除去茎叶及细根，烘干或晒干。

【性状鉴别】 呈不规则肥厚团块；有不规则瘤状突起；断面有分散的棕黄色点状油室。

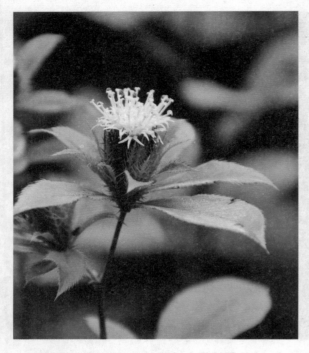

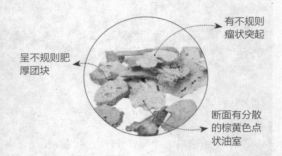

有不规则瘤状突起

呈不规则肥厚团块

断面有分散的棕黄色点状油室

【功能主治】 白术具有健脾益气、燥湿利水、止汗、安胎的功效。可主治体倦乏力、泄泻、水肿、感冒、恶风、胎动不安等。

【用法用量】 煎服，6~12克；炒用可增强补气健脾止泻作用。

【使用注意】 白术性偏温燥，热病伤津及阴虚燥渴者不宜使用。

【主要来源】 本品为菊科植物白术的干燥根茎。

【形态特征】 多年生草本；根茎粗大，略呈拳状；茎直立，具不明显纵槽；单叶互生；头状花序顶生。

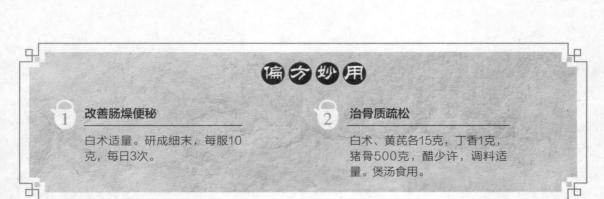

偏方妙用

1 改善肠燥便秘

白术适量。研成细末，每服10克，每日3次。

2 治骨质疏松

白术、黄芪各15克，丁香1克，猪骨500克，醋少许，调料适量。煲汤食用。

百部

【别名】百条根、闹虱药等。

【生长分布】 主产于安徽、江苏、湖北、浙江、四川等地。

【性味归经】 性微温，味甘、苦。归肺经。

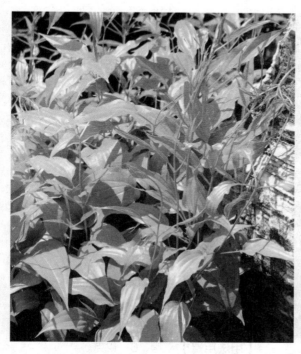

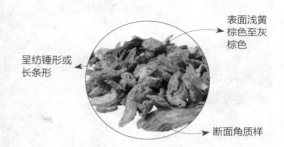

表面浅黄棕色至灰棕色

呈纺锤形或长条形

断面角质样

【采收加工】 春、秋两季采挖，除去须根及杂质，洗净，置沸水中略烫或蒸至无白心，取出，晒干。

【性状鉴别】 呈纺锤形或长条形；表面浅黄棕色至灰棕色；断面角质样。

【主要来源】 本品为百部科植物直立百部、蔓生百部或对叶百部的干燥块根。

【形态特征】 多年生草本；根肉质；茎缠绕；叶广卵形，先端锐尖；花单生或2～3朵成总状花序，黄绿色带紫色条纹。

【功能主治】 百部具有润肺止咳、杀虫灭虱、下气的功效。可主治一般咳嗽、久咳不已、百日咳及肺痨咳嗽、蛲虫病、体虱等。

【用法用量】 煎服，5～15克；外用适量；久咳虚嗽宜蜜炙用。

【使用注意】 脾胃有热者慎用；热嗽、水亏火炎者忌用。

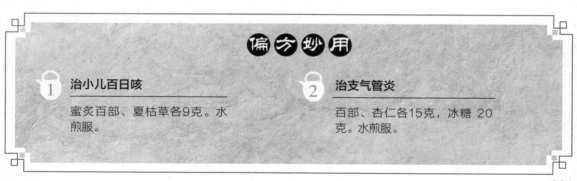

偏方妙用

1 治小儿百日咳

蜜炙百部、夏枯草各9克。水煎服。

2 治支气管炎

百部、杏仁各15克，冰糖 20克。水煎服。

玉竹

【别名】萎蕤、地节、葳参等。

【生长分布】主产于湖南、河南、江苏等地。

【性味归经】性微寒，味甘。归肺、胃经。

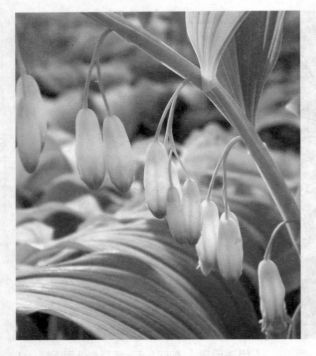

【采收加工】秋季采挖，除去须根，洗净，晒至柔软后，反复揉搓，晾晒至无硬心，晒干。

【性状鉴别】半透明；有白色圆点状的须根痕；断面角质样或显颗粒性；嚼之发黏。

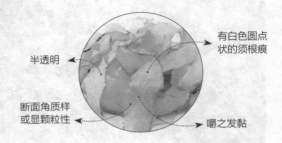

半透明

有白色圆点状的须根痕

断面角质样或显颗粒性

嚼之发黏

【功能主治】玉竹具有养阴润燥、生津止渴的功效。可主治烦热多汗、咯血、声音嘶哑、口干舌燥、消渴、惊悸、食欲不振等。

【用法用量】煎服，6~12克。

【主要来源】本品为百合科植物玉竹的干燥根茎。

【形态特征】多年生草本；根状茎有结节，肉质，淡黄白色；叶椭圆形至卵状长圆形，叶背有白粉，平滑或脉上有乳突；花腋生，花被筒状，白色。

【使用注意】胃有痰湿、气滞者忌用；虚寒证及大便稀薄者亦忌用；高血压者慎用。

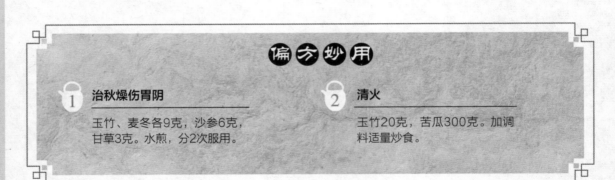

偏方妙用

1 治秋燥伤胃阴

玉竹、麦冬各9克，沙参6克，甘草3克。水煎，分2次服用。

2 清火

玉竹20克，苦瓜300克。加调料适量炒食。

百合

【别名】山丹、倒仙等。

【生长分布】全国各地均有生产，以湖南、浙江产者为多。

【性味归经】性微寒，味甘、微苦。归肺、心经。

【采收加工】秋季采挖，洗净，剥取鳞叶，置沸水中略烫，干燥。

【性状鉴别】呈长椭圆形；表面黄白色至淡棕黄色；顶端稍尖，边缘薄，略向内弯曲。

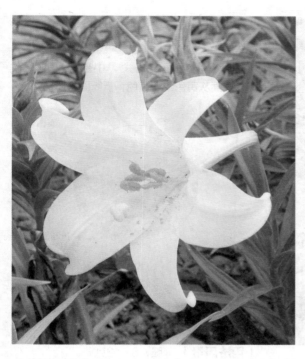

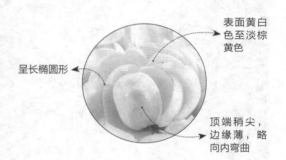

呈长椭圆形

表面黄白色至淡棕黄色

顶端稍尖，边缘薄，略向内弯曲

【功能主治】百合具有养阴润肺、清心安神的功效。可主治干咳、痰少黏白或无痰、神经衰弱、癔症、大便干结、热病后体虚等。

【用法用量】煎服，6~12克；蜜炙可增加润肺作用。

【使用注意】风寒咳嗽、虚寒出血、脾胃不佳者忌用。

【主要来源】本品为百合科植物卷丹、百合或细叶百合的干燥肉质鳞叶。

【形态特征】鳞茎球形，淡白色，前端鳞叶常开放如荷花状；茎光滑无毛，常有紫色条纹；叶倒披针形至倒卵形；花一至数朵生于茎端。

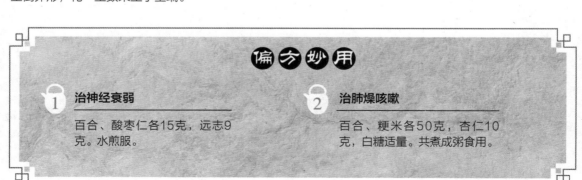

偏方妙用

1 治神经衰弱

百合、酸枣仁各15克，远志9克。水煎服。

2 治肺燥咳嗽

百合、粳米各50克，杏仁10克，白糖适量。共煮成粥食用。

麦冬

【别名】麦门冬、沿阶草等。

【生长分布】 主产于四川、浙江等地。

【性味归经】 性寒，味甘、微苦。归胃、肺、心经。

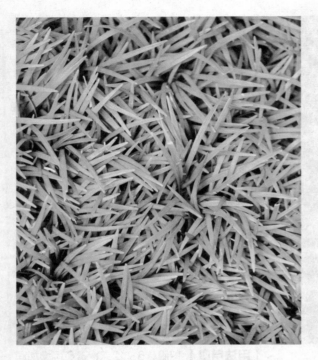

【采收加工】 夏季采挖，反复暴晒、堆置，至七八成干，除去须根，干燥。

【性状鉴别】 两端略尖，中部充实或略收缩；表面灰黄色或淡黄色；折断面角质样。

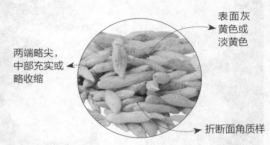

两端略尖，中部充实或略收缩

表面灰黄色或淡黄色

折断面角质样

【功能主治】 麦冬具有养阴生津、润肺清心的功效。可主治舌干口渴、胃痛、食欲不振、干咳痰少、心烦、失眠多梦等。

【用法用量】 煎服，6～12克。

【主要来源】 本品为百合科植物麦冬的干燥块根。

【形态特征】 地下具细长匍匐枝，节上被膜质苞片，须根常有部分膨大成肉质的块根；叶窄线形，先端钝或锐尖；花淡紫色，形小，略下垂。

【使用注意】 凡脾胃虚寒泄泻、胃有痰饮湿浊及暴感风寒咳嗽者均忌用。

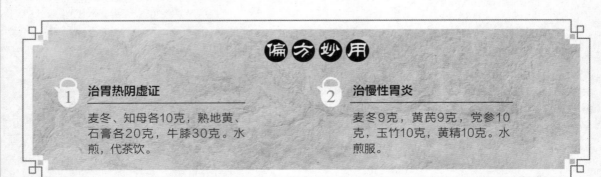

偏方妙用

1 治胃热阴虚证

麦冬、知母各10克；熟地黄、石膏各20克，牛膝30克。水煎，代茶饮。

2 治慢性胃炎

麦冬9克，黄芪9克，党参10克，玉竹10克，黄精10克。水煎服。

天冬

【别名】天门冬、丝冬、天冬草等。

【生长分布】 主产于贵州、四川、广西等地。

【性味归经】 性寒，味甘、微苦。归肺、肾经。

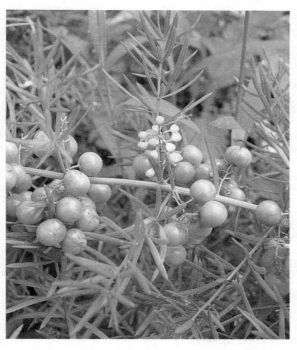

【主要来源】 本品为百合科植物天门冬的干燥块根。

【形态特征】 块根肉质，长椭圆形或纺锤形；茎细，有纵槽纹；叶线形，稍弯曲，先端锐尖；花簇生叶腋，黄白色或白色，下垂。

【采收加工】 秋、冬两季采挖，洗净，除去茎基和须根，置沸水中煮或蒸至透心，趁热除去外皮，洗净，干燥。

【性状鉴别】 呈长纺锤形；呈油润半透明状；中间有不透明白心。

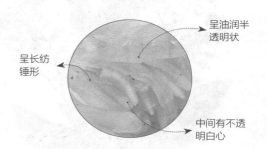

呈油润半透明状

呈长纺锤形

中间有不透明白心

【功能主治】 天冬具有养阴润燥、清肺生津的功效。可主治阴虚肺热所致的燥咳或劳嗽咯血，肾阴不足、阴虚火旺所致的潮热盗汗、肠燥便秘等。

【用法用量】 煎服，6～12克。

【使用注意】 本品甘寒滋腻之性较强，脾虚泄泻、痰湿内盛者忌用。

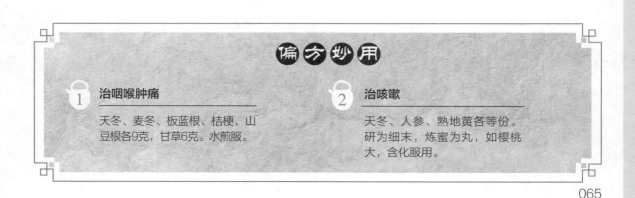

偏方妙用

1 治咽喉肿痛

天冬、麦冬、板蓝根、桔梗、山豆根各9克，甘草6克。水煎服。

2 治咳嗽

天冬、人参、熟地黄各等份。研为细末，炼蜜为丸，如樱桃大，含化服用。

紫草

【别名】大紫草、山紫草等。

【生长分布】主产于辽宁、湖南、河北、新疆等地。

【性味归经】性寒,味甘、咸。归心、肝经。

【采收加工】春、秋两季采挖,除去泥沙,干燥。

【性状鉴别】表面紫红色或紫褐色;呈条形片状;常10余层重叠,易剥落。

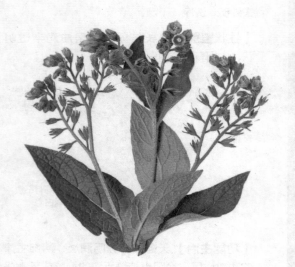

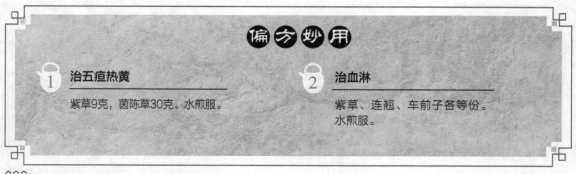

呈条形片状

表面紫红色或紫褐色

常10余层重叠,易剥落

【功能主治】紫草具有清热凉血、活血解毒、透疹消斑的功效。可主治血热毒盛、斑疹紫黑、麻疹不透、湿疹、水火烫伤、尿血、血淋、血痢等。

【用法用量】煎服,5~10克;外用适量,熬膏或用植物油浸泡涂搽。

【使用注意】紫草性寒而滑利,脾虚便溏者忌用。

【主要来源】本品为紫草科植物新疆紫草、紫草或内蒙紫草的干燥根。

【形态特征】多年生草本,全株被粗硬毛;根头部常与支根扭在一起,外皮暗紫红色;蝎尾状聚伞花序密集茎顶,具硬毛;花冠紫色或淡紫色,筒状。

偏方妙用

1 治五疸热黄

紫草9克,茵陈草30克。水煎服。

2 治血淋

紫草、连翘、车前子各等份。水煎服。

土茯苓

【别名】白余粮、冷饭团等。

【生长分布】 长江流域及南部各省均有分布。

【性味归经】 性平，味甘、淡。归肝、胃经。

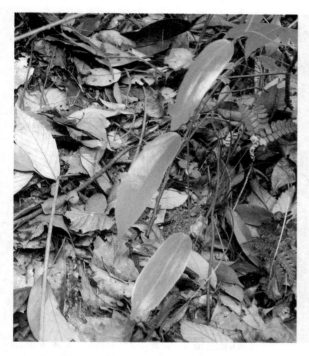

【主要来源】 本品为百合科植物光叶菝葜的干燥根茎。

【形态特征】 攀缘状灌木，具圆柱状或弯曲的根状茎；地上茎无刺；叶革质；伞形花序单生于叶腋；浆果球形，成熟时红至黑色，外被白粉。

【采收加工】 夏、秋两季采挖，除去残茎和须根，洗净，晒干；或趁鲜切成薄片，干燥。

【性状鉴别】 切面类白色至淡红棕色；折断时有粉尘飞扬；以水湿润后有黏滑感。

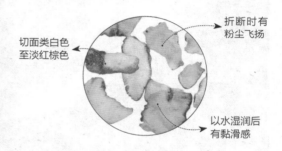

折断时有粉尘飞扬

切面类白色至淡红棕色

以水湿润后有黏滑感

【功能主治】 土茯苓具有解毒、除湿、通利关节的功效。可主治梅毒、淋浊、脚气、疔疮及汞中毒所致的肢体拘挛、筋骨疼痛等。

【用法用量】 煎服，15~60克；外用适量。

【使用注意】 肝肾阴虚者慎用。

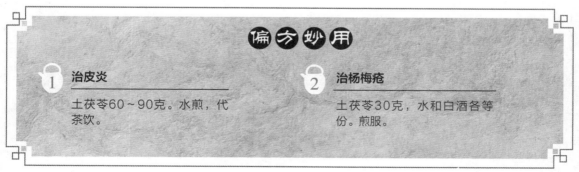

偏方妙用

1 治皮炎

土茯苓60~90克。水煎，代茶饮。

2 治杨梅疮

土茯苓30克，水和白酒各等份。煎服。

两面针

【别名】入地金牛、上山虎等。

【生长分布】主产于广东、广西、云南、海南、湖南等地。

【性味归经】性平，味苦、辛，有小毒。归肝、胃经。

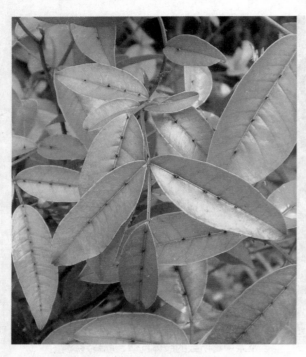

【采收加工】全年均可采挖，洗净，切片或段，晒干。

【性状鉴别】表面淡棕黄色或淡黄色；断面较光滑；皮部淡棕色，木部淡黄色。

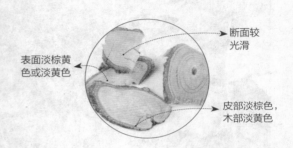

断面较光滑

表面淡棕黄色或淡黄色

皮部淡棕色，木部淡黄色

【主要来源】本品为芸香科植物两面针的干燥根。

【形态特征】为常绿木质藤本；茎、枝、叶轴背面和小叶两面中脉上都有钩状皮刺；根黄色，味辛辣；羽状复叶互生，卵形至卵状长圆形；伞房状圆锥花序腋生；种子近球形，黑色光亮。

【功能主治】两面针具有行气止痛、活血化瘀、祛风活络的功效。可主治风湿骨痛、喉痹、瘰疬、胃痛、牙痛、跌扑损伤及汤火烫伤。

【用法用量】煎服，5~10克；研末或泡酒饮。外用：煎水洗；捣敷；酒磨涂或研末撒。

【使用注意】本品有小毒，不能服用过量；忌与酸味食物同用；孕妇禁用。

偏方妙用

1　治烫伤

两面针干根1根。研成粉撒于患处，在撒粉前先用两面针煎水外洗。

2　治毒攻手足、疼痛顽麻

两面针根1000克（细锉），加水1000毫升，煮沸5~7次，去渣、避风淋蘸。

雷公藤

【别名】黄藤根、黄药、水莽草等。

【生长分布】 主产于浙江、江西、安徽、湖南等地。

【性味归经】 性凉，味苦、辛，有大毒。归心、肝经。

【采收加工】 夏、秋两季采挖，除去泥沙，剥去皮部，晒干。

【性状鉴别】 圆形薄片；表面土黄色至黄棕色；密布针眼状孔洞，有木质射线。

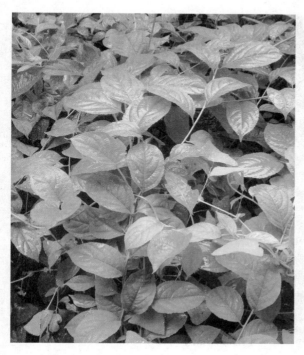

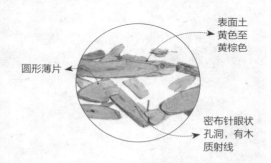

表面土黄色至黄棕色

圆形薄片

密布针眼状孔洞，有木质射线

【功能主治】 雷公藤具有祛风除湿、活血通络的功效。可主治类风湿关节炎、风湿性关节炎等。

【主要来源】 本品为卫矛科植物雷公藤干的根、叶及花。

【形态特征】 攀缘藤本；单叶互生，卵形；花小，白色，为圆锥花序。

【用法用量】 煎服，4.5～9克；杀虫及清热解毒宜生用，止血宜炒炭用；外用适量。

【使用注意】 本品有大毒；内服宜慎。

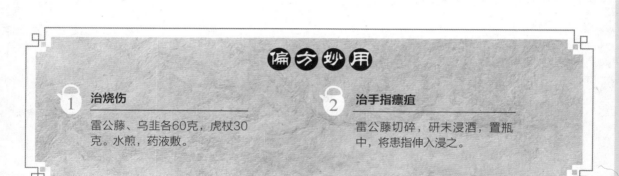

偏方妙用

1 治烧伤

雷公藤、乌韭各60克，虎杖30克。水煎，药液敷。

2 治手指瘭疽

雷公藤切碎，研末浸酒，置瓶中，将患指伸入浸之。

白前

【别名】嗽药、石蓝等。

【生长分布】 主产于江苏、浙江等地。

【性味归经】 性微温，味辛、苦。归肺经。

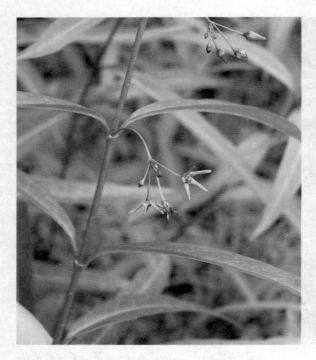

【采收加工】 秋季采挖，洗净，晒干。

【性状鉴别】 表面灰绿色或灰黄色；断面中空；节上簇生纤细弯曲的根。

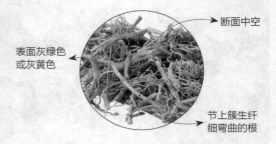

断面中空

表面灰绿色
或灰黄色

节上簇生纤
细弯曲的根

【功能主治】 白前具有降气、消痰、止咳的功效。可主治咳嗽痰多、气喘、痰湿、寒痰阻肺、久咳、肺气阴两虚等。

【用法用量】 煎服，3～10克。

【使用注意】 咳嗽、气虚者忌用。

【主要来源】 本品为萝藦科植物柳叶白前或芫花叶白前的干燥根及根茎。

【形态特征】 多年生草本；根茎匍匐；茎直立，幼枝被棕色茸毛；叶几无柄，呈椭圆形，先端圆或锐尖；聚伞花序腋生；花萼黄绿色。

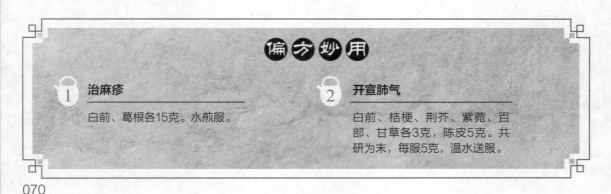

偏方妙用

1 治麻疹

白前、葛根各15克。水煎服。

2 开宣肺气

白前、桔梗、荆芥、紫菀、百部、甘草各3克，陈皮5克。共研为末，每服5克，温水送服。

藁本

【别名】鬼卿、蔚香等。

【性味归经】性温，味辛。归膀胱经。

【形态特征】多年生草本；根茎呈不规则的团块，有多数须根；茎直立，中空，表面有纵棱；复伞形花序顶生；花小，白色。

【性状鉴别】呈不规则结节状圆柱形；表面棕褐色或暗棕色；有多数点状突起的根痕。

【功能主治】藁本具有祛风散寒、除湿止痛的功效。可主治风寒感冒、风寒湿痹、肢节疼痛等。

【用法用量】煎服，3~9克。

【使用注意】凡阴血亏虚、肝阳上亢、火热内盛之头痛者忌用。

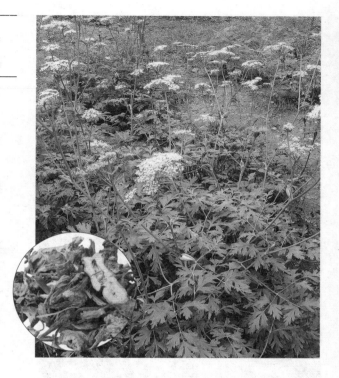

龙胆

【别名】胆草、地胆草等。

【性味归经】性寒，味苦。归肝、胆经。

【形态特征】多年生草本，全株通常绿色稍带紫色；根茎短，茎直立；中部叶较大，卵形或卵状披针形；花丛生于茎端或叶腋。

【性状鉴别】呈不规则块状；上端有茎痕或残留茎基；周围和下端着生多数细长的根。

【功能主治】龙胆具有清热燥湿、泻肝胆火的功效。可主治肝胆湿热引起的湿热黄疸、阴肿阴痒、带下、目赤、耳聋、胁痛、口苦等。

【用法用量】煎服，3~6克。

【使用注意】脾胃寒者忌用；阴虚津伤者慎用。

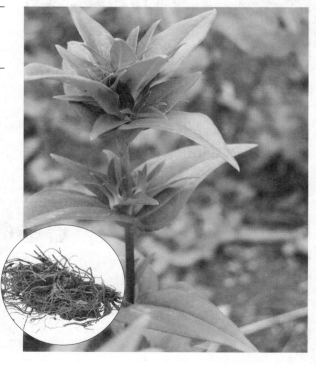

川贝母

【别名】川贝、贝母等。

【生长分布】 主产于四川、云南、甘肃等地。

【性味归经】 性微寒，味苦、甘。归肺、心经。

【采收加工】 夏、秋两季或积雪融化后采挖，除去须根、粗皮及泥沙，晒干。

【性状鉴别】 呈类扁球形或类圆锥形；表面类白色；外层鳞叶两瓣。

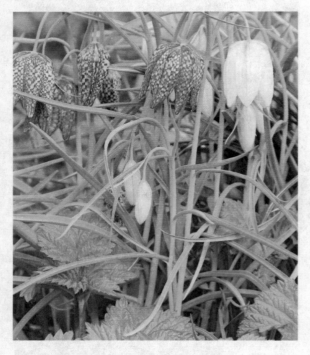

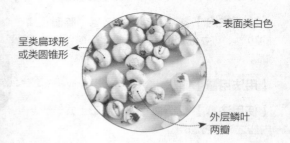

呈类扁球形或类圆锥形　　表面类白色

外层鳞叶两瓣

【功能主治】 川贝母具有清热化痰、润肺止咳、散结消肿的功效。可主治虚劳咳嗽、吐痰咯血、心胸郁结、肺痈、瘿瘤、瘰疬、喉痹、乳痈等。

【用法用量】 煎服，3~10克。

【使用注意】 不宜与乌头类药材同用；脾胃虚寒及有湿痰者不宜使用。

【主要来源】 本品为百合科植物川贝母、暗紫贝母、甘肃贝母或梭砂贝母的干燥鳞茎。

【形态特征】 多年生草本；茎直立，具细小灰色斑点；叶线形，先端稍卷曲；花单生茎顶，通常有小方格，少数仅有斑点或条纹。

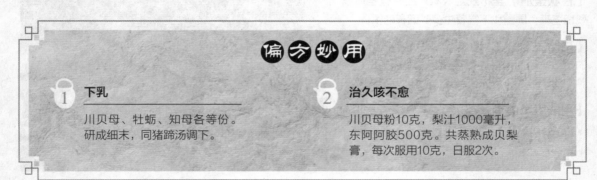

偏方妙用

1 下乳

川贝母、牡蛎、知母各等份。研成细末，同猪蹄汤调下。

2 治久咳不愈

川贝母粉10克，梨汁1000毫升，东阿阿胶500克。共蒸熟成贝梨膏，每次服用10克，日服2次。

浙贝母

【别名】大贝母、象贝母等。

【生长分布】 主产于浙江鄞县。此外，江苏、安徽、湖南、江西等地亦产。

【性味归经】 性微寒，味苦。归肺、心经。

【采收加工】 夏初植株枯萎时采挖，洗净，除去外皮，拌以煅过的贝壳粉，吸去浆汁，烘干或晒干。

【性状鉴别】 外表面类白色至淡黄色；断面不齐，白色至黄白色；断面富粉性。

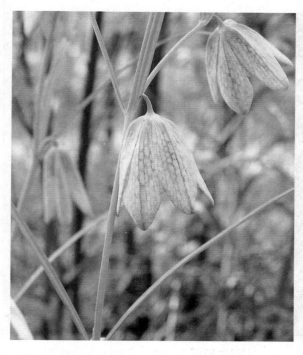

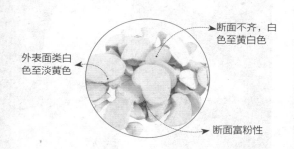

断面不齐，白色至黄白色

外表面类白色至淡黄色

断面富粉性

【功能主治】 浙贝母具有清热化痰止咳、解毒散结消痈的功效。可主治风热咳嗽、痰热咳嗽、瘰疬、瘿瘤、乳痈疮毒等。

【用法用量】 煎服，3～10克。

【使用注意】 不宜与乌头类药材同用；脾胃虚寒及有湿痰者不宜使用。

【主要来源】 本品为百合科植物浙贝母的干燥鳞茎。

【形态特征】 多年生草本；鳞茎半球形，有2～3片肉质的鳞片；茎单一，直立，圆柱形；叶无柄，先端卷须状；花单生于茎顶或叶腋；花钟形，俯垂。

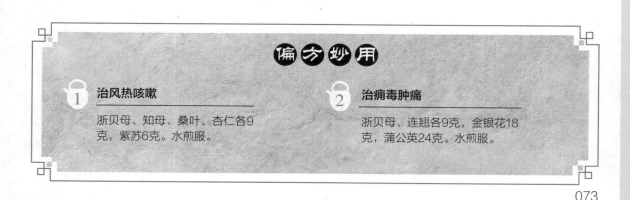

偏方妙用

1 治风热咳嗽

浙贝母、知母、桑叶、杏仁各9克，紫苏6克。水煎服。

2 治痈毒肿痛

浙贝母、连翘各9克，金银花18克，蒲公英24克。水煎服。

仙茅

【别名】地棕、独茅根、山党参等。

【生长分布】 主产于西南及长江以南各省，以四川尤甚。

【性味归经】 性热，味辛，有毒。归肾、肝、脾经。

【采收加工】 春初发芽前及秋末地上部分枯萎时采挖，除去须根，晒干。

【性状鉴别】 呈圆柱形；表面黑褐色或棕褐色；断面不平坦，略呈角质状。

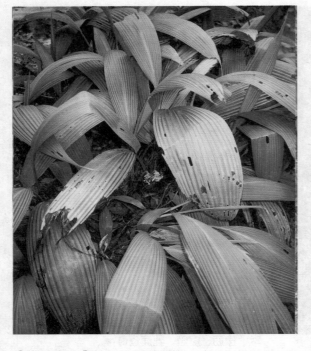

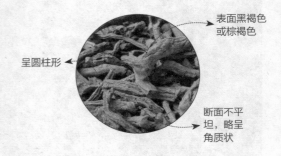

表面黑褐色或棕褐色

呈圆柱形

断面不平坦，略呈角质状

【主要来源】 本品为石蒜科植物仙茅的干燥根茎。

【形态特征】 多年生草本；地上茎不明显；叶狭披针形，绿白色，两面疏生长茸毛，后渐光滑；花腋生；花梗藏在叶鞘内。

【功能主治】 仙茅具有温肾壮阳、祛寒除湿的功效。可主治阳痿精冷、小便失禁、崩漏、心腹冷痛、腰脚冷痹、瘰疬、腰膝风冷等。

【用法用量】 煎服，5～15克；或酒浸服；亦入丸、散。

【使用注意】 阴虚火旺者忌用；仙茅燥烈有毒，不宜久服。

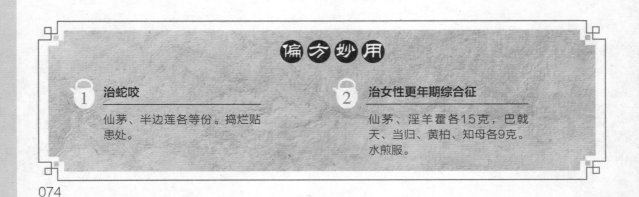

偏方妙用

1 治蛇咬

仙茅、半边莲各等份。捣烂贴患处。

2 治女性更年期综合征

仙茅、淫羊藿各15克，巴戟天、当归、黄柏、知母各9克。水煎服。

延胡索

【别名】元胡、玄胡索等。

【生长分布】 主产于浙江、江苏、湖北、湖南等地。

【性味归经】 性温，味苦、辛。归肝、脾经。

【采收加工】 夏初茎叶枯萎时采挖，除去须根，置沸水中煮至恰无白心时取出，晒干。

【性状鉴别】 表面有不规则网状细皱纹；顶端凹陷；断面金黄色或黄棕色。

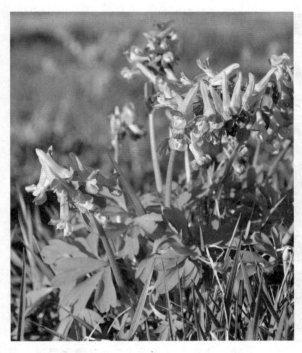

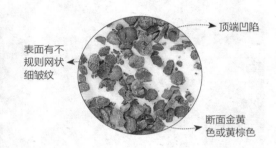

顶端凹陷

表面有不规则网状细皱纹

断面金黄色或黄棕色

【主要来源】 本品为罂粟科植物延胡索的干燥块茎。

【形态特征】 多年生草本；茎细软，易折断；叶片轮廓宽三角形；总状花序顶生，疏生3~10朵花；花瓣4，紫色或紫红色。

【功能主治】 延胡索具有理气止痛、活血散瘀的功效。可主治胸痹心痛、腰痛、疝气痛、筋骨痛、痛经、产后瘀痛、跌扑损伤等。

【用法用量】 煎服，3~10克；研粉吞服，每次1~3克。

【使用注意】 体虚者慎用；孕妇忌用。

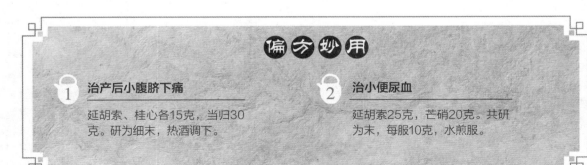

偏方妙用

1 治产后小腹脐下痛

延胡索、桂心各15克，当归30克。研为细末，热酒调下。

2 治小便尿血

延胡索25克，芒硝20克。共研为末，每服10克，水煎服。

板蓝根

【别名】大青根、靛青根等。

【生长分布】主产于河北、江苏、安徽等地。

【性味归经】性寒，味苦。归心、胃经。

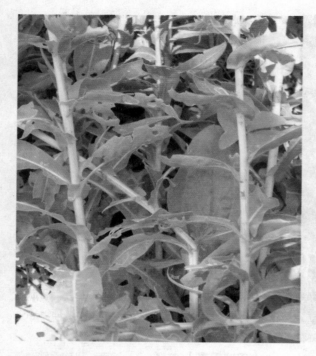

【采收加工】秋季采挖，除去泥沙，晒干。

【性状鉴别】表面淡灰黄色；有纵皱纹及支根痕；根头略膨大；有密集的疣状突起。

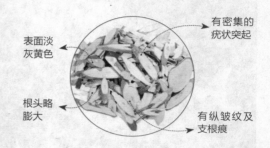

表面淡灰黄色

有密集的疣状突起

根头略膨大

有纵皱纹及支根痕

【功能主治】板蓝根具有清热解毒、凉血利咽的功效。可主治咽喉肿痛、口眼干燥、腮部肿胀、急性扁桃体炎、腮腺炎等。

【用法用量】煎服，9~15克。

【使用注意】体虚而无实火热毒者忌用；脾胃虚寒者慎用。

【主要来源】本品为十字花科植物菘蓝的干燥根。

【形态特征】二年生草本，无毛或稍有茸毛；茎直立，稍带粉霜；根肥厚，土黄色，具短横纹及少数须根；叶片长圆形至宽倒披针形。

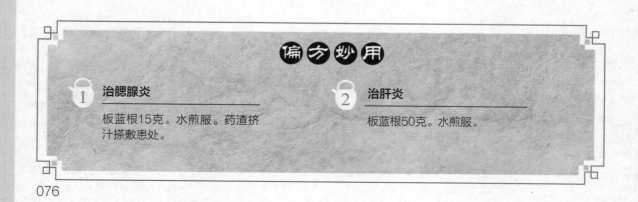

偏方妙用

1 治腮腺炎

板蓝根15克。水煎服。药渣挤汁搽敷患处。

2 治肝炎

板蓝根50克。水煎服。

苦参

【别名】苦骨、好汉枝等。

【生长分布】 主产于山西、河北等地。

【性味归经】 性寒，味苦。归心、肝、胃、大肠、膀胱经。

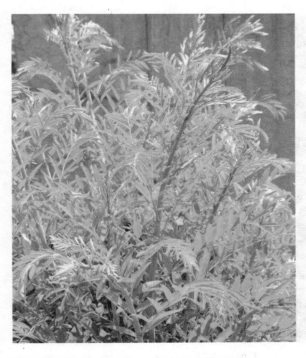

【采收加工】 春、秋两季采挖，除去根头及须根、泥土，干燥；或趁鲜切片，干燥。

【性状鉴别】 表面灰棕色或棕黄色；栓皮破裂向外卷曲；切面有环状年轮；气刺鼻。

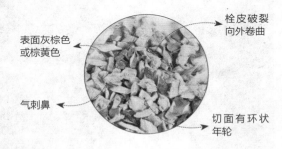

表面灰棕色或棕黄色

栓皮破裂向外卷曲

气刺鼻

切面有环状年轮

【主要来源】 本品为豆科植物苦参的干燥根。

【形态特征】 落叶半灌木；茎枝具不规则的纵沟，幼时被黄色细毛；叶片披针形至线状披针形，托叶线形；总状花序顶生；花淡黄白色。

【功能主治】 苦参具有清热燥湿、杀虫、利尿的功效。可主治热痢、便血、黄疸尿闭、赤白带下、阴肿阴痒、湿疹、皮肤瘙痒等。

【用法用量】 煎服，5~10克；外用适量。

【使用注意】 脾胃虚寒者忌用；反藜芦。

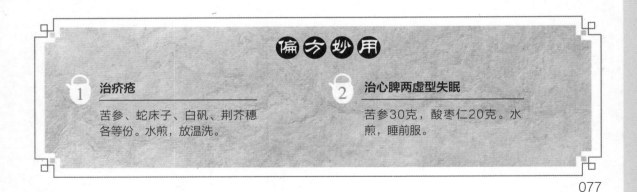

偏方妙用

1 治疥疮

苦参、蛇床子、白矾、荆芥穗各等份。水煎，放温洗。

2 治心脾两虚型失眠

苦参30克，酸枣仁20克。水煎，睡前服。

独活

【别名】独滑、大活等。

【生长分布】 主产于四川、湖北等地。

【性味归经】 性微温，味辛、苦。归肾、膀胱经。

【采收加工】 春初或秋末采挖，除去须根及泥沙，烘至半干，堆置2～3天，发软后再烘至全干。

【性状鉴别】 根头部膨大；有突起的横长皮孔；形成层环棕色。

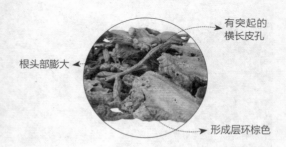

有突起的横长皮孔

根头部膨大

形成层环棕色

【功能主治】 独活具有祛风除湿、通痹止痛的功效。可主治风寒湿痹、腰膝疼痛、手足疼痛、少阴头痛、齿痛、皮肤瘙痒等。

【用法用量】 煎服，3～9克；外用适量。

【使用注意】 阴虚血燥者慎用。

【主要来源】 本品为伞形科植物重齿毛当归的干燥根。

【形态特征】 多年生高大草本；茎圆柱形，粗壮，上部有短糙毛；叶片宽卵形，边缘有不整齐的尖锯齿；复伞形花序顶生或侧生；花白色，花瓣倒卵形。

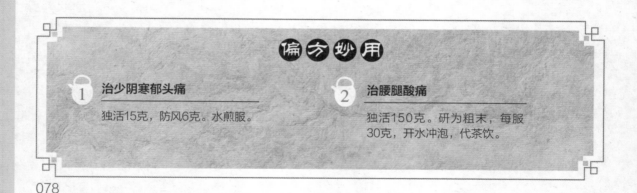

偏方妙用

1 治少阴寒郁头痛

独活15克，防风6克。水煎服。

2 治腰腿酸痛

独活150克。研为粗末，每服30克，开水冲泡，代茶饮。

玄参

【别名】元参、黑参等。

【生长分布】 主产于我国长江流域及陕西、福建等地。

【性味归经】 性微寒，味甘、苦、咸。归肺、胃、肾经。

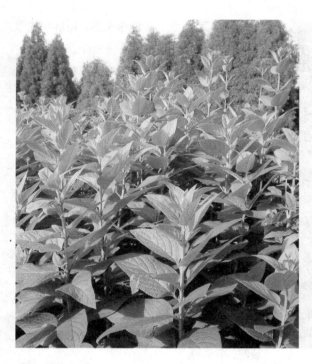

【主要来源】 本品为玄参科植物玄参的干燥根。

【形态特征】 多年生草本；根肥大，近圆柱形；茎直立，四棱形，有沟纹；叶片先端尖，边缘具细锯齿；聚伞花序紧缩成穗状。

【采收加工】 冬季茎叶枯萎时采挖，除去杂质，晒或烘至半干，堆放3～6天，反复数次，"发汗"至内部变黑色，再干燥。

【性状鉴别】 呈类圆柱形；表面灰褐色；有横裂纹及须根痕；有焦糖气。

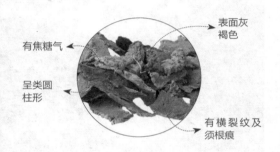

表面灰褐色

有焦糖气

呈类圆柱形

有横裂纹及须根痕

【功能主治】 玄参具有清热凉血、泻火解毒、滋阴的功效。可主治口燥咽干、大便燥结、消渴、目赤、骨蒸劳嗽、温毒发斑等。

【用法用量】 煎服，10～15克。

【使用注意】 脾胃虚寒、食少便溏者不宜服用；反藜芦。

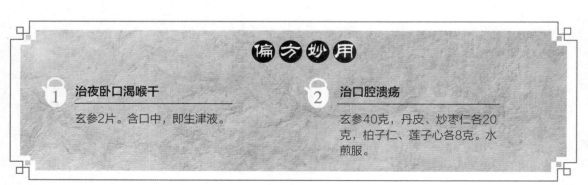

偏方妙用

1 治夜卧口渴喉干

玄参2片。含口中，即生津液。

2 治口腔溃疡

玄参40克，丹皮、炒枣仁各20克，柏子仁、莲子心各8克。水煎服。

葛根

【别名】甘葛、葛藤、葛条根等。

【生长分布】 主产于广东、广西、四川、云南等地。

【性味归经】 性凉，味甘、辛。归脾、胃、肺经。

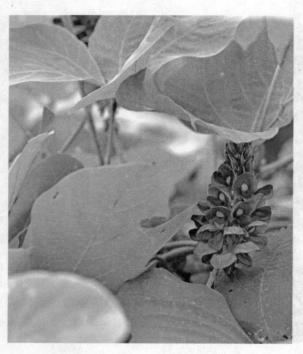

【采收加工】 秋、冬两季采挖，趁鲜切成厚片或小块，干燥。

【性状鉴别】 表面黄白色或淡棕色；纤维性强；有纵皱纹。

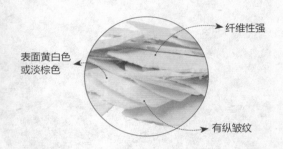

纤维性强

表面黄白色或淡棕色

有纵皱纹

【功能主治】 葛根具有解肌退热、透疹、生津止渴、升阳止泻的功效。可主治外感发热头痛及高血压颈项强痛，中气下陷导致的腹痛、腹泻、麻疹等。

【用法用量】 煎服，9~15克；解肌退热、透疹、生津宜生用，升阳止泻宜煨用。

【使用注意】 脾胃虚寒者慎用。

【主要来源】 本品为豆科植物野葛或甘葛藤的干燥根。

【形态特征】 多年生藤本；全株被黄褐色粗毛；叶具长柄，叶片菱状圆形，两面均被白色伏生短茸毛；总状花序腋生；花密生，蝶形花蓝紫色或紫色。

偏方妙用

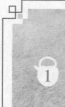

1 治气喘汗出

葛根15克，炙甘草6克，黄芩、黄连各9克。水煎服。

2 治外感风热

葛根、柴胡、黄芩、赤芍、贝母各6克，甘草、丹皮各3克，知母5克，生地黄9克。水煎服。

续断

【别名】川断、山萝卜等。

【**性味归经**】性微温，味苦、辛。归肝、肾经。

【**形态特征**】多年生草本；茎圆柱形，稍肉质，密被白色茸毛；叶椭圆形，先端渐尖；头状花序球形；花冠浅黄色或白色。

【**性状鉴别**】表面灰褐色或黄褐色；有明显扭曲的纵皱纹及沟纹；易折断。

【**功能主治**】续断具有补肝肾、强筋骨、止血安胎的功效。可主治阳痿不举、遗精遗尿、崩漏下血、跌扑损伤等。

【**用法用量**】煎服，9~15克。

【**使用注意**】风湿热痹者忌用。

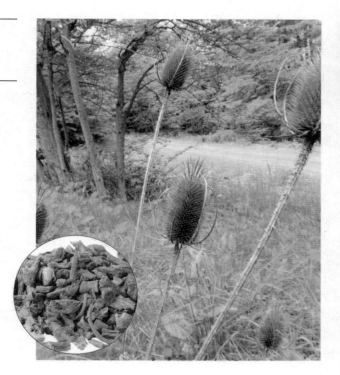

漏芦

【别名】狼头花、野兰等。

【**性味归经**】性寒，味苦、咸。归胃经。

【**形态特征**】多年生草本；全体密被白色绵毛；根肉质，根端具数芽；茎单一，直立；叶片边缘通常有不规则的浅裂。

【**性状鉴别**】表面深棕色或黑褐色；具纵形沟纹；木部中央因朽蚀而成星状裂隙。

【**功能主治**】漏芦具有清热解毒、消痈散结、通经下乳、舒筋通脉的功效。可主治乳痈肿痛、乳络塞滞、乳汁不下、湿痹拘挛等。

【**用法用量**】煎服，5~9克；外用适量。

【**使用注意**】气虚者及孕妇忌用。

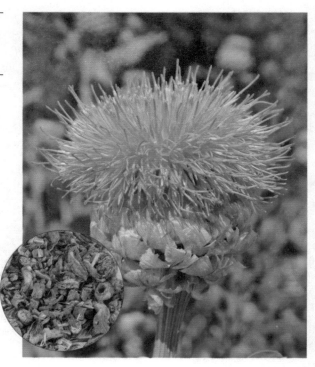

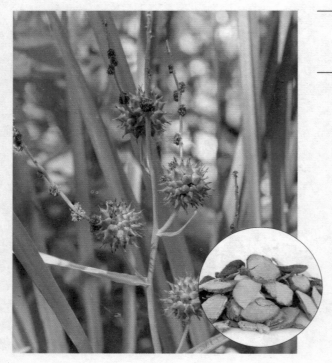

三棱

【别名】荆三棱、黑三棱等。

【性味归经】性平，味辛、苦。归肝、脾经。

【形态特征】多年生草本；根茎横走，下生粗而短的块茎；茎直立，圆柱形，光滑；花茎由叶丛抽出，单一，有时分枝。

【性状鉴别】扁卵圆形；表面有刀削痕迹；质坚实；嚼之微有麻辣感。

【功能主治】三棱具有破血行气、消积止痛的功效。可主治闭经、痛经、心腹瘀痛、食积脘腹胀痛、跌扑损伤、瘀肿疼痛等。

【用法用量】煎服，3~10克；醋制后可加强祛瘀止痛作用。

【使用注意】孕妇及月经过多者忌用。

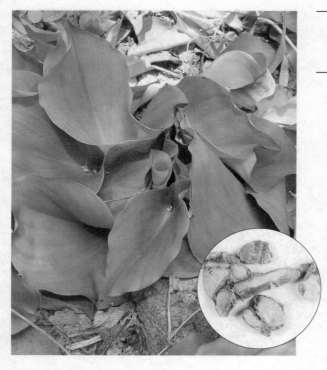

山柰

【别名】三柰、沙姜等。

【性味归经】性温，味辛。归胃经。

【形态特征】多年生草本；根茎块状，绿白色，芳香；叶片近圆形或宽卵形，先端急尖或近钝形；穗状花序自叶鞘中抽出。

【性状鉴别】外皮浅褐色或黄褐色；皱缩；断面粉性；质脆，易折断。

【功能主治】山柰具有行气温中、消食、止痛的功效。可主治心腹冷痛、肠鸣腹泻、不思饮食、停食不化、食积、胸隔胀满等。

【用法用量】煎服，6~9克。

【使用注意】阴虚血亏、胃有郁火者不宜使用。

白芷

【别名】芳香、香白芷等。

【生长分布】河南、河北、福建、四川等地均有栽培。

【性味归经】性温，味辛。归肺、胃、大肠经。

【采收加工】夏、秋两季间叶黄时挖取根部，除去地上部分及须根，洗净泥土，晒干。

【性状鉴别】表面灰棕色或黄棕色；根头部钝四棱形或近圆形；有皮孔样的横向突起。

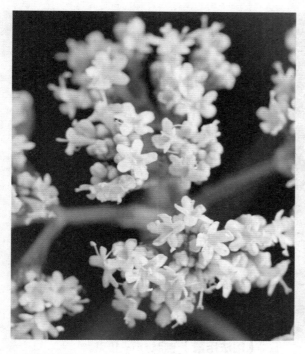

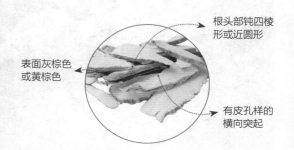

根头部钝四棱形或近圆形

表面灰棕色或黄棕色

有皮孔样的横向突起

【功能主治】白芷具有解表散寒、祛风止痛、通鼻窍、燥湿止带、消肿排脓的功效。可主治头痛、牙痛、肠风痔漏、赤白带下、瘙痒等。

【用法用量】煎服，3～9克；外用适量。

【使用注意】本品辛香温燥，阴虚血热者忌用。

【主要来源】本品为伞形科植物白芷或杭白芷的干燥根。

【形态特征】多年生草本；茎粗大，中空，通常呈紫红色；叶先端锐尖，边缘有尖锐的重锯齿，两面均无毛；复伞形花序顶生或腋生。

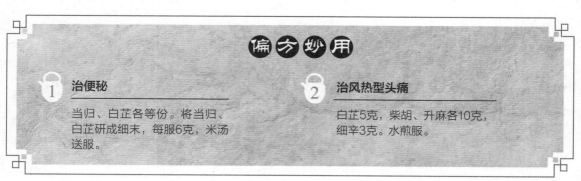

偏方妙用

1 治便秘

当归、白芷各等份。将当归、白芷研成细末，每服6克，米汤送服。

2 治风热型头痛

白芷5克，柴胡、升麻各10克，细辛3克。水煎服。

当归

【别名】秦归、岷当归等。

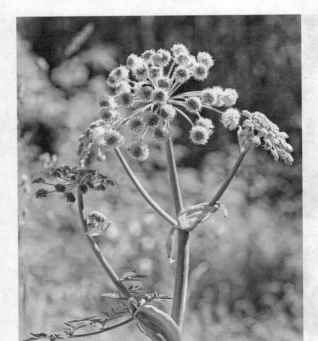

【主要来源】本品为伞形科植物当归的干燥根。

【形态特征】多年生草本；茎带紫色，有明显的纵直槽纹；叶片卵形，裂片边缘有缺刻；复伞形花序顶生，小伞梗密被细茸毛。

【生长分布】主产于甘肃岷县，四川、云南等地也有栽培。

【性味归经】性温，味甘、辛。归肝、心、脾经。

【采收加工】秋末采挖，除去茎叶、须根及泥沙，放置，待水分稍稍蒸发后根变软时，捆成小把，上棚，以烟火慢慢熏干。

【性状鉴别】表面浅棕色至棕褐色；根头上端圆钝；主根表面凹凸不平；有浓郁香气。

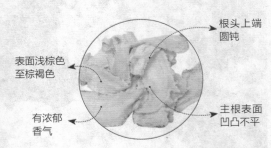

根头上端圆钝

表面浅棕色至棕褐色

有浓郁香气

主根表面凹凸不平

【功能主治】当归具有补血调经、活血止痛、润肠通便的功效。可主治面色萎黄、头昏头晕、失眠、月经失调、产后腹痛、闭经等。

【用法用量】煎服，5~15克。

【使用注意】湿盛中满、大便泄泻者忌用。

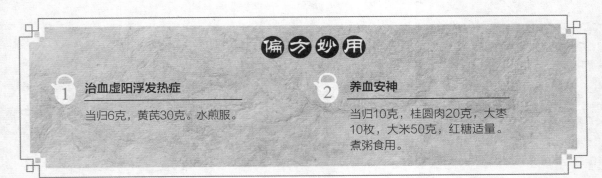

偏方妙用

1 治血虚阳浮发热症

当归6克，黄芪30克。水煎服。

2 养血安神

当归10克，桂圆肉20克，大枣10枚，大米50克，红糖适量。煮粥食用。

丹参

【别名】赤参、紫丹参等。

【生长分布】 主产于四川、安徽、江苏、河南、山西等地。

【性味归经】 性微寒，味苦。归心、肝经。

【采收加工】 春、秋两季采挖，除去茎叶、泥沙、须根，洗净，干燥。

【性状鉴别】 根数条，长圆柱形；老根外皮疏松，常呈鳞片状剥落；断面有裂隙。

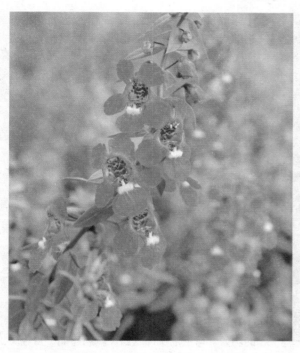

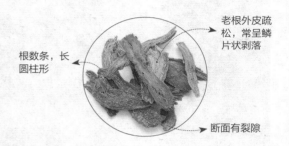

老根外皮疏松，常呈鳞片状剥落

根数条，长圆柱形

断面有裂隙

【功能主治】 丹参具有活血调经、祛瘀止痛、凉血消痈、除烦安神的功效。可主治月经失调、闭经、痛经、胸腹刺痛、风湿痹痛等。

【用法用量】 煎服，9~15克；活血化瘀宜酒炙用。

【使用注意】 反藜芦；孕妇慎用。

【主要来源】 本品为唇形科植物丹参的干燥根及根茎。

【形态特征】 多年生草本；全株密被茸毛；根圆柱形，砖红色；茎四棱形；叶先端尖，边缘具圆锯齿；花萼钟状；花冠蓝紫色。

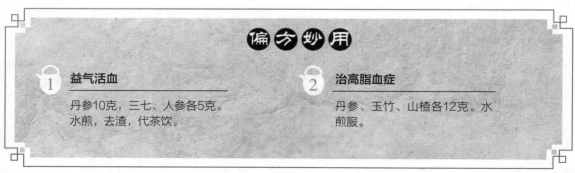

偏方妙用

1 益气活血

丹参10克，三七、人参各5克。水煎，去渣，代茶饮。

2 治高脂血症

丹参、玉竹、山楂各12克。水煎服。

川芎

【别名】京芎、贯芎等。

【生长分布】 主产于四川、贵州、云南。

【性味归经】 性温,味辛。归肝、胆、心包经。

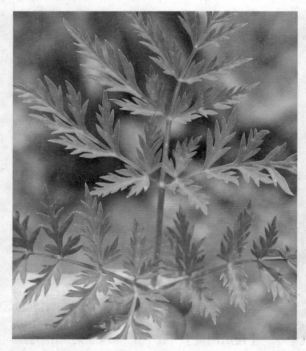

【采收加工】 夏季当茎上的节盘显著突出并略带紫色时采挖,除去泥沙,晒后烘干,再去须根。

【性状鉴别】 呈不规则结节状拳形团块;表面有多数平行隆起的轮节;气浓香。

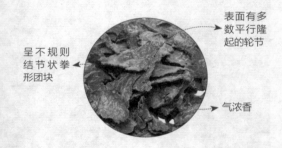

表面有多数平行隆起的轮节

呈不规则结节状拳形团块

气浓香

【主要来源】 本品为伞形科植物川芎的干燥根茎。

【形态特征】 多年生草本;全株有浓烈香气;根茎粗,节显著膨大,节间短;茎直立,中空;叶片轮廓卵状三角形;复伞形花序顶生或侧生;花瓣白色。

【功能主治】 川芎具有活血行气、祛风止痛的功效。可主治头痛眩晕、胸胁疼痛、月经失调、闭经、产后瘀滞疼痛、风寒湿痹等。

【用法用量】 煎服,3~9克。

【使用注意】 阴虚火旺、多汗、热盛及无瘀之出血症者和孕妇慎用。

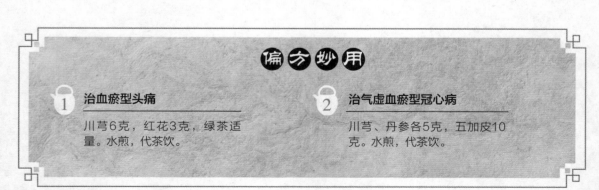

偏方妙用

1 治血瘀型头痛

川芎6克,红花3克,绿茶适量。水煎,代茶饮。

2 治气虚血瘀型冠心病

川芎、丹参各5克,五加皮10克。水煎,代茶饮。

黄芩

【别名】子芩、条芩、枯芩等。

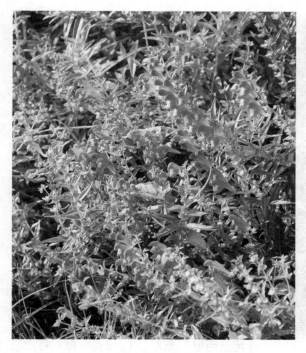

【主要来源】本品为唇形科植物黄芩的干燥根。

【形态特征】多年生草本；全株稍有毛；根茎横生或斜生；茎四棱形；叶近无柄，边缘有不明显的圆齿；总状花序顶生；花冠蓝紫色或紫红色。

【生长分布】主产于河北、山西、内蒙古、河南、陕西等地。

【性味归经】性寒，味苦。归肺、胆、脾、大肠、小肠经。

【采收加工】春、秋两季采挖，除去须根及泥沙，晒至半干后撞去粗皮，晒干。

【性状鉴别】表面深黄色或棕黄色；有粗糙的栓皮；断面黄色。

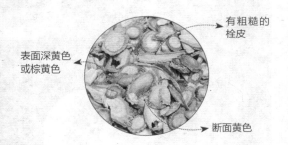

有粗糙的栓皮

表面深黄色或棕黄色

断面黄色

【功能主治】黄芩具有清热燥湿、泻火解毒、止血、安胎的功效。可主治胸闷呕恶、黄疸、高热烦渴、痈肿疮毒、胎动不安等。

【用法用量】煎服，3～10克；清热多生用，安胎多炒用，清上焦热可酒炙用，止血可炒炭用。

【使用注意】本品苦寒伤胃，脾胃虚寒者不宜使用。

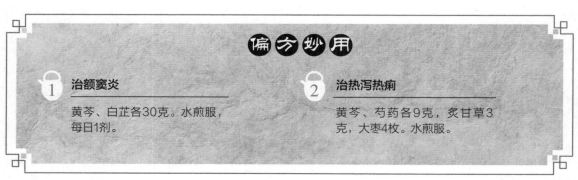

偏方妙用

1 治额窦炎

黄芩、白芷各30克。水煎服，每日1剂。

2 治热泻热痢

黄芩、芍药各9克，炙甘草3克，大枣4枚。水煎服。

细辛

【别名】少辛、独叶草等。

【生长分布】 主产于吉林、辽宁、陕西、四川等地。

【性味归经】 性温，味辛，有小毒。归肺、肾、心经。

【采收加工】 夏季果熟期或秋季采挖，除净地上部分和泥沙，阴干。

【性状鉴别】 多数十棵扎成一把，常卷缩成团；表面灰黄色；质脆，易折断。

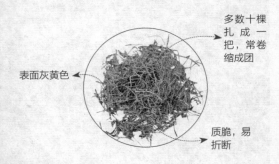

多数十棵扎成一把，常卷缩成团

表面灰黄色

质脆，易折断

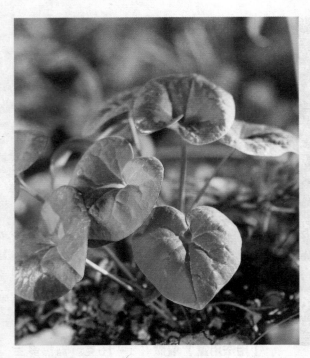

【主要来源】 本品为马兜铃科植物北细辛、汉城细辛或华细辛的根及根茎。

【形态特征】 多年生草本；根茎细长，节间密；叶肾状心形，先端渐尖，上面散生短毛；花单生于叶腋，花被钟形或壶形，暗紫色，花被质厚。

【功能主治】 细辛具有解表散寒、祛风止痛、通窍、温肺化饮的功效。可主治风寒表证、头痛、风湿痹痛、痰饮咳喘、鼻塞、口疮等。

【用法用量】 煎服，1～3克；散剂每次服0.5～1克。

【使用注意】 阴虚阳亢头痛、肺燥伤阴干咳者忌用；不宜与藜芦同用。

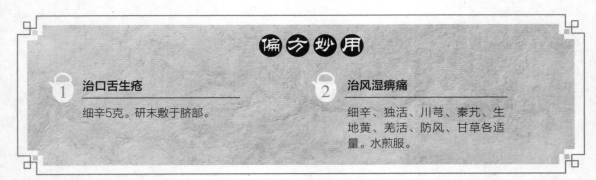

偏方妙用

1 治口舌生疮

细辛5克。研末敷于脐部。

2 治风湿痹痛

细辛、独活、川芎、秦艽、生地黄、羌活、防风、甘草各适量。水煎服。

干姜

【别名】白姜、均姜等。

【生长分布】 主产于四川、广东、广西、湖南、湖北等地。

【性味归经】 性热，味辛。归脾、胃、肾、心、肺经。

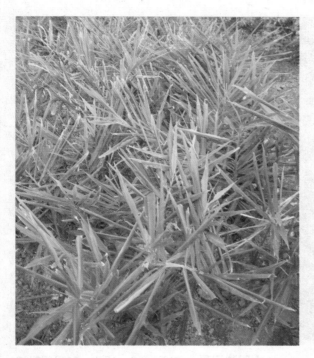

【采收加工】 冬季采挖，除去须根和泥沙，晒干或低温烘干。

【性状鉴别】 扁平块状；表面灰黄色或浅灰棕色；断面粉性或颗粒性；气特异。

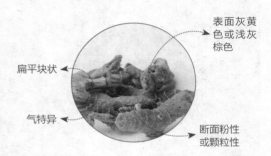

表面灰黄色或浅灰棕色

扁平块状

气特异

断面粉性或颗粒性

【功能主治】 干姜具有温中散寒、回阳通脉、温肺化饮的功效。可主治腹痛、呕吐、泄泻、寒饮喘咳、心肾阳虚等。

【用法用量】 煎服，3~10克。

【使用注意】 本品辛热燥烈，阴虚内热、血热妄行者忌用。

【主要来源】 本品为姜科植物姜的干燥根茎。

【形态特征】 多年生草本；根茎肥大，有浓厚辛辣气味；叶无柄，披针形至线状披针形；花葶自根茎生出，苞片卵圆形，淡绿色；花萼管状。

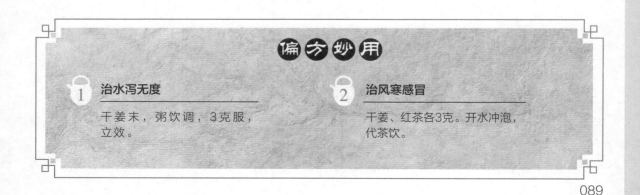

偏方妙用

1 治水泻无度

干姜末，粥饮调，3克服，立效。

2 治风寒感冒

干姜、红茶各3克。开水冲泡，代茶饮。

生地黄

【别名】地髓、干生地等。

【生长分布】 主产于河南、河北、内蒙古及东北等地。

【性味归经】 性寒，味甘。归心、肝、肾经。

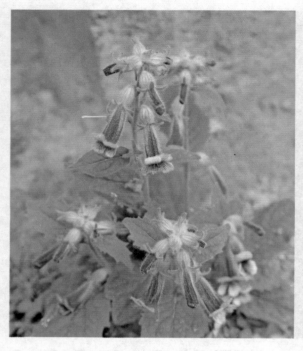

【采收加工】 秋季采挖，去除芦头、须根及泥沙，缓缓烘焙至内部变黑，约八成干，捏成团块。

【性状鉴别】 呈不规则团块状或长圆形；表面棕黑色或棕灰色；具黏性。

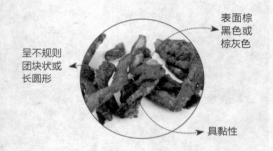

表面棕黑色或棕灰色

呈不规则团块状或长圆形

具黏性

【主要来源】 本品为玄参科植物地黄的干燥根。

【形态特征】 多年生草本；全株密被灰白色长茸毛及腺毛；根肉质肥大；叶先端钝圆，边缘有不规则锯齿，叶面多皱缩；花排列成稀疏总状花序。

【功能主治】 生地黄具有清热凉血、养阴生津的功效。可主治阴虚内热、骨蒸劳热、舌绛烦渴、斑疹吐衄、月经失调、胎动不安等。

【用法用量】 煎服，10～15克；鲜品用量加倍，或以鲜品捣汁入药。

【使用注意】 脾虚湿滞、腹满便溏者不宜使用。

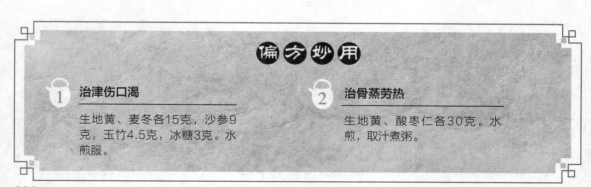

偏方妙用

1 治津伤口渴

生地黄、麦冬各15克，沙参9克，玉竹4.5克，冰糖3克。水煎服。

2 治骨蒸劳热

生地黄、酸枣仁各30克。水煎，取汁煮粥。

熟地黄

【别名】熟地、地黄等。

【生长分布】 以河南温县、博爱、孟县等地产量大，质量佳。

【性味归经】 性微温，味甘。归肝、肾经。

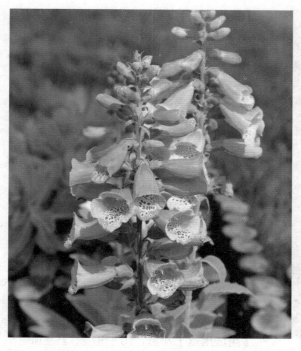

【主要来源】 本品为玄参科植物地黄经蒸熟晒干的块根。

【形态特征】 多年生草本；全株密被灰白色长茸毛及腺毛；根肉质肥大；叶先端钝圆，边缘有不规则锯齿，叶面多皱缩；花排列成稀疏总状花序。

【采收加工】 通常以酒、砂仁、陈皮为辅料，反复蒸晒至内外色黑油润、质地柔腻。

【性状鉴别】 呈不规则块片或碎块；表面乌黑色；黏性大；质柔软而带韧性。

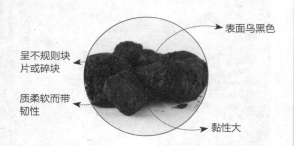

呈不规则块片或碎块

表面乌黑色

质柔软而带韧性

黏性大

【功能主治】 熟地黄具有补血养阴、益精填髓的功效。可主治血虚萎黄、眩晕、心悸、失眠、月经失调、肝肾阴虚、腰膝酸软等。

【用法用量】 煎服，10～30克。

【使用注意】 脾胃虚弱、气滞痰多、腹满便溏者忌用。

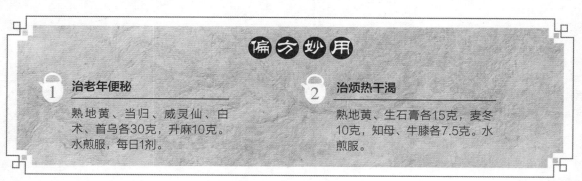

偏方妙用

① 治老年便秘

熟地黄、当归、威灵仙、白术、首乌各30克，升麻10克。水煎服，每日1剂。

② 治烦热干渴

熟地黄、生石膏各15克，麦冬10克，知母、牛膝各7.5克。水煎服。

白茅根

【别名】茹根、地节根等。

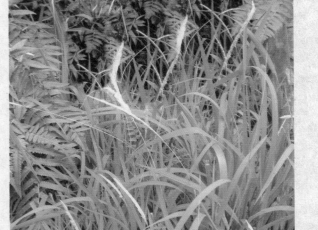

【生长分布】全国各地均有生产，但华北地区较多。

【性味归经】性寒，味甘。归肺、胃、膀胱经。

【采收加工】春、秋两季采挖，除去须根及膜质叶鞘，洗净，晒干。

【性状鉴别】表面黄白色或淡黄色；节明显，稍突起；味微甜。

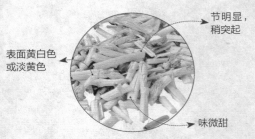

节明显，稍突起

表面黄白色或淡黄色

味微甜

【主要来源】本品为禾本科植物白茅的干燥根茎。

【形态特征】多年生直立草本；根茎葡匐，外覆鳞片；秆丛生，直立；叶线形或披针状线形，顶端渐尖或急尖；圆锥花序紧缩呈穗状，顶生。

【功能主治】白茅根具有凉血止血、清热利尿、清肺胃热的功效。可主治水肿、热淋、黄疸、胃热呕吐、肺热咳喘、血热出血等。

【用法用量】煎服，15～30克；鲜品加倍，以鲜品为佳，可捣汁服；多生用，止血亦可炒炭用。

【使用注意】脾胃虚寒、尿多不渴者忌用。

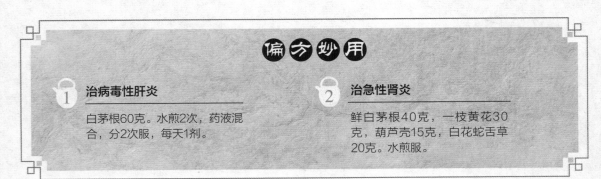

偏方妙用

1 治病毒性肝炎

白茅根60克。水煎2次，药液混合，分2次服，每天1剂。

2 治急性肾炎

鲜白茅根40克，一枝黄花30克，葫芦壳15克，白花蛇舌草20克。水煎服。

天南星

【别名】南星、山苞米等。

【性味归经】性温，味苦、辛，有毒。归肺、肝、脾经。

【形态特征】多年生草本；叶无柄，先端长渐尖，成线形长尾；肉穗花序由叶柄鞘部抽出，具褐色斑纹。

【性状鉴别】断面粉性；质坚硬；嚼之有麻辣感。

【功能主治】天南星具有燥湿化痰、祛风解痉、散结消肿的功效。可主治湿痰阻肺、眩晕、中风、癫痫、痈疽肿痛、蛇虫咬伤等。

【用法用量】煎服，3~10克；外用适量。

【使用注意】阴虚燥痰者及孕妇忌用。

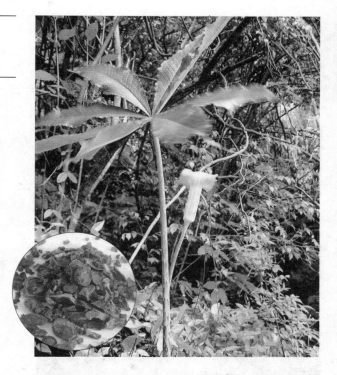

石菖蒲

【别名】山菖蒲、香菖蒲等。

【性味归经】性温，味辛、苦。归心、胃经。

【形态特征】多年生草本；全株具香气，根茎横卧；叶片深绿色或油绿色，先端渐尖；肉穗花序自佛焰苞中部旁侧裸露而出，无梗。

【性状鉴别】表面棕褐色或灰棕色；有疏密不均的环节；气芳香。

【功能主治】石菖蒲具有开窍醒神、化湿和胃、宁神益智的功效。可主治痰蒙清窍、神志昏迷、湿阻中焦、耳鸣耳聋、风湿痹痛等。

【用法用量】煎服，3~9克，鲜品加倍。

【使用注意】阴虚血热者忌用。

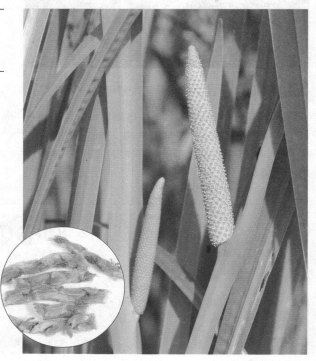

千年健

【别名】一包针、千年见等。

【生长分布】 主产于云南、广西等地。

【性味归经】 性温，味苦、辛。归肝、肾经。

【采收加工】 春、秋两季采挖，除去外皮，洗净泥土，晒干。

【性状鉴别】 呈圆柱形，稍弯曲；有圆形根痕；断面可见深褐色具光泽的油点。

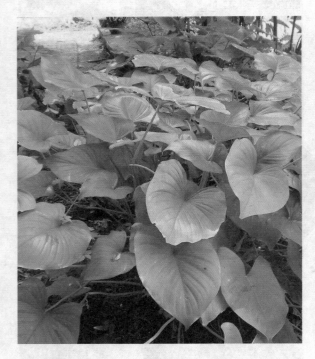

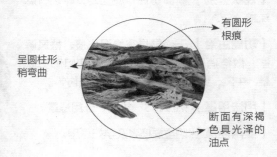

呈圆柱形，稍弯曲

有圆形根痕

断面有深褐色具光泽的油点

【功能主治】 千年健具有祛风湿、强筋骨的功效。可主治风寒湿痹、腰膝冷痛、下肢拘挛麻木等。

【用法用量】 煎服，4.5~9克；或酒浸服。

【使用注意】 阴虚内热者慎用。

【主要来源】 本品为天南星科植物千年健的干燥根茎。

【形态特征】 多年生草本；根茎匍匐；叶具肉质长柄，光滑无毛；花序生于鳞叶之腋，佛焰苞长圆形或椭圆形，开花前卷成纺锤形，先端尖；肉穗花序具短柄或无柄。

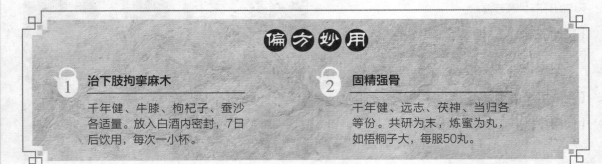

偏方妙用

1 治下肢拘挛麻木

千年健、牛膝、枸杞子、蚕沙各适量。放入白酒内密封，7日后饮用，每次一小杯。

2 固精强骨

千年健、远志、茯神、当归各等份。共研为末，炼蜜为丸，如梧桐子大，每服50丸。

莪术

【别名】山姜黄、广术、蓬术等。

【性味归经】性温，味辛、苦。归肝、脾经。

【形态特征】多年生草本；根茎淡黄色或白色；叶片长圆状椭圆形或长圆状披针形，先端渐尖；穗状花序从根茎上抽出。

【性状鉴别】断面常附有灰棕色粉末；气微香；质坚实。

【功能主治】莪术具有破血行气、消积止痛的功效。可主治癥瘕积聚、闭经、胸痹心痛、胁下痞块、食积脘腹胀痛等。

【用法用量】煎服，3~15克；醋制后可加强祛瘀止痛作用；外用适量。

【使用注意】孕妇及月经过多者忌用。

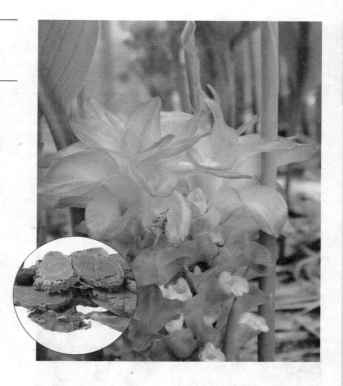

甘松

【别名】甘松香、香松等。

【性味归经】性温，味辛、甘。归脾、胃经。

【形态特征】多年生矮小草本，有强烈松节油样香气；茎上端略被短毛；根茎短，基部宿存细线状棕色叶基纤维。

【性状鉴别】上端有茎及叶残基；表面棕褐色，皱缩；质松脆，易折断。

【功能主治】甘松具有行气止痛、开郁醒脾的功效。可主治脘腹闷胀、脾胃不和、不思饮食、呕吐、牙痛、脚气等。

【用法用量】煎服，3~6克；外用研末调敷，或煎汤熏洗。

【使用注意】气虚血热者慎用。

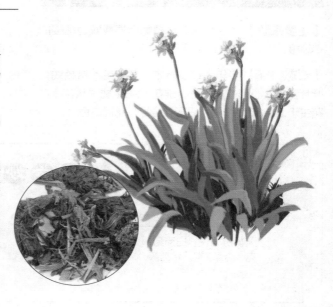

天花粉

【别名】栝楼根、花粉等。

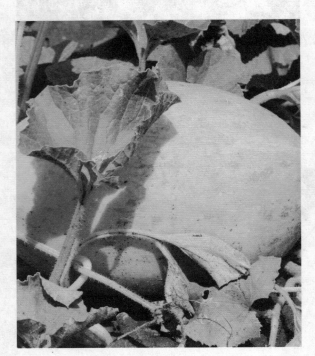

【生长分布】 全国各地均有生产，以河南安阳一带产者质量较好。

【性味归经】 性微寒，味甘、微苦。归肺、胃经。

【采收加工】 秋、冬两季采挖，洗去泥土，刮去粗皮，切成段、块片或纵剖成瓣，晒干。

【性状鉴别】 表面黄白色或淡棕黄色；有略凹陷的横长皮孔；断面富粉性。

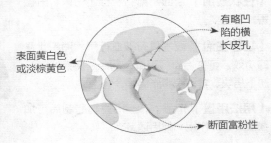

表面黄白色或淡棕黄色

有略凹陷的横长皮孔

断面富粉性

【功能主治】 天花粉具有清热泻火、生津止渴、消肿排脓的功效。可主治热病烦渴、肺热燥咳、内热消渴、疮疡肿毒等。

【用法用量】 煎服，10～15克。

【使用注意】 孕妇慎用；不宜与乌头类药材同用。

【主要来源】 本品为葫芦科植物栝楼或双边栝楼的干燥根。

【形态特征】 多年生草质藤本；茎无毛，有棱线；叶片宽卵状心形或扁心形；雄花3～8朵成总状花序，花生于上端1/3处；萼片线形，全缘；花冠白色。

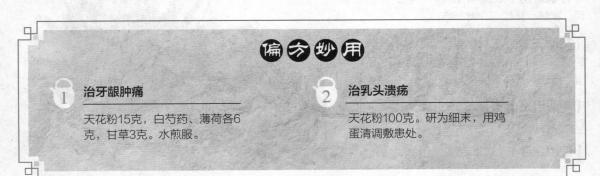

偏方妙用

1 治牙龈肿痛

天花粉15克，白芍药、薄荷各6克，甘草3克。水煎服。

2 治乳头溃疡

天花粉100克。研为细末，用鸡蛋清调敷患处。

夏天无

【别名】伏地延胡索、一粒金丹等。

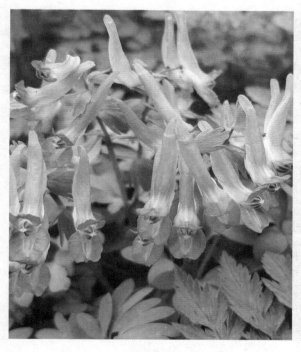

【**主要来源**】 本品为罂粟科植物伏生紫堇的干燥块茎。

【**形态特征**】 多年生草本，全体无毛；茎细弱，丛生，不分枝；叶片三角形；总状花序顶生；苞片卵形或阔披针形，全缘；花淡紫红色，筒状唇形。

【**生长分布**】 主产于湖南、江苏、安徽、浙江等地。

【**性味归经**】 性温，味苦、微辛。归肝经。

【**采收加工**】 春季或夏初出苗后采挖，除去茎、叶及须根，洗净，干燥。

【**性状鉴别**】 呈类球形或长圆形；常有不规则的瘤状突起；断面颗粒状或角质样。

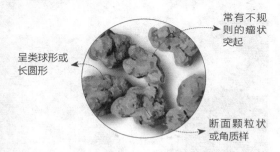

常有不规则的瘤状突起

呈类球形或长圆形

断面颗粒状或角质样

【**功能主治**】 夏天无具有活血止痛、舒筋通络、祛风除湿的功效。可主治中风半身不遂、跌扑损伤、肝阳头痛、风湿痹痛、关节拘挛不利等。

【**用法用量**】 煎服，5~15克；或研末服，1~3克；亦可制成丸剂使用。

【**使用注意**】 孕妇忌用。

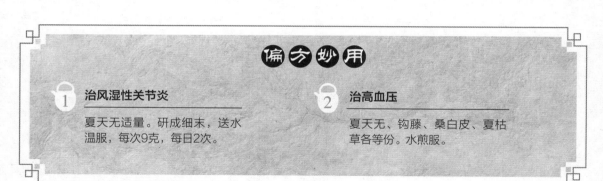

偏方妙用

1 治风湿性关节炎

夏天无适量。研成细末，送水温服，每次9克，每日2次。

2 治高血压

夏天无、钩藤、桑白皮、夏枯草各等份。水煎服。

紫菀

【别名】青菀、返魂草根等。

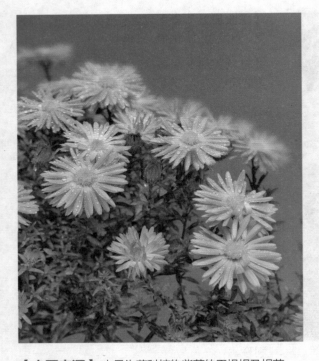

【主要来源】本品为菊科植物紫菀的干燥根及根茎。

【形态特征】多年生草本；根茎短，密生多数细根，根皮紫红色；茎直立，上部疏生短毛；叶丛生，边缘具锯齿；头状花序排成伞房状，有长梗。

【生长分布】主产于河北、黑龙江、河南、安徽等地。

【性味归经】性温，味辛、苦。归肺经。

【采收加工】春、秋两季采挖，除去有节的根茎和泥沙，编成辫状，晒干。

【性状鉴别】细根多编成辫状；表面紫红色或灰红色；质较柔韧。

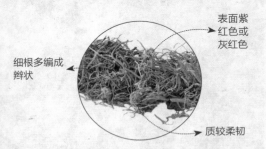

表面紫红色或灰红色

细根多编成辫状

质较柔韧

【功能主治】紫菀具有润肺下气、消痰止咳的功效。可主治外感风寒、咳嗽痰多、肺虚久咳、劳嗽咯血等。

【用法用量】煎服，5～10克；外感暴咳生用，肺虚久咳蜜炙用。

【使用注意】有实热者忌用。

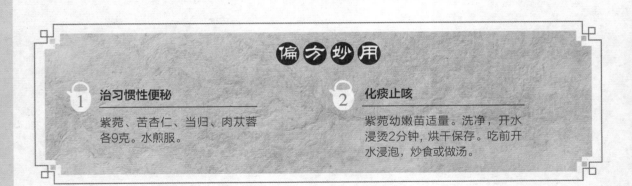

偏方妙用

1 治习惯性便秘

紫菀、苦杏仁、当归、肉苁蓉各9克。水煎服。

2 化痰止咳

紫菀幼嫩苗适量。洗净，开水浸烫2分钟，烘干保存。吃前开水浸泡，炒食或做汤。

泽泻

【别名】水泽、芒芋等。

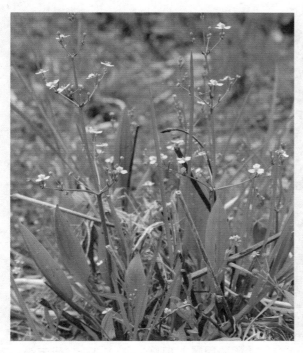

【生长分布】 主产于福建、四川等地。

【性味归经】 性寒，味甘、淡。归肾、膀胱经。

【采收加工】 冬季茎叶开始枯萎时采挖，除去须根及粗皮，洗净，干燥。

【性状鉴别】 表面黄白色或淡黄棕色；有不规则的横向环状凹陷；破折面可见多数细孔。

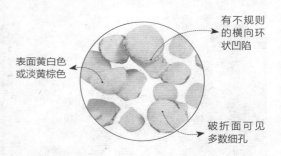

有不规则的横向环状凹陷

表面黄白色或淡黄棕色

破折面可见多数细孔

【功能主治】 泽泻具有利水渗湿、泄热的功效。可主治水肿、小便不利、泄泻、淋证、遗精、呕吐、尿血等。

【用法用量】 煎服，5~10克。

【使用注意】 不宜与海蛤、文蛤同用。

【主要来源】 本品为泽泻科植物泽泻的干燥块茎。

【形态特征】 多年生沼泽植物；地下有块茎，密生多数须根；叶片先端急尖或短尖，两面均光滑无毛；花茎由叶丛中生出，集成大型的轮生状圆锥花序。

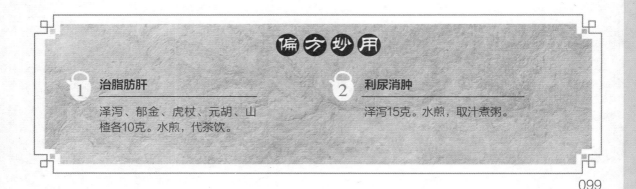

偏方妙用

1 治脂肪肝

泽泻、郁金、虎杖、元胡、山楂各10克。水煎，代茶饮。

2 利尿消肿

泽泻15克。水煎，取汁煮粥。

郁金

【别名】马蒁、玉金等。

【生长分布】 主产于浙江、四川、广西等地。

【性味归经】 性寒，味辛、苦。归肝、胆、心经。

【采收加工】 冬季茎叶枯萎后采挖，摘取块根，除去细根，蒸或煮至透心，干燥。

【性状鉴别】 呈长圆形、卵圆形或纺锤形；具细皱纹；质坚实。

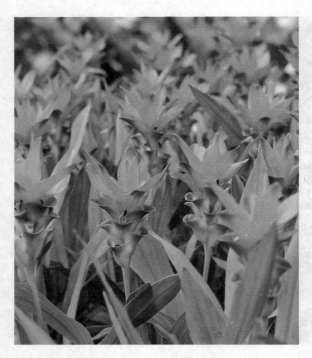

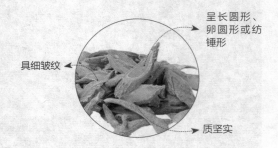

呈长圆形、卵圆形或纺锤形

具细皱纹

质坚实

【主要来源】 本品为姜科植物温郁金、姜黄、广西莪术或蓬莪术的干燥块根。

【形态特征】 多年生草本；根端具纺锤形块根；叶片绿色，两面无毛；穗状花序于根茎处先叶抽出；花冠白色。

【功能主治】 郁金具有活血止痛、行气解郁、清心凉血、利胆退黄的功效。可主治胸胁脘腹疼痛、热病神昏、闭经、血淋、尿血等。

【用法用量】 煎服，3～10克；研末服，2～5克。

【使用注意】 不宜与丁香同用。

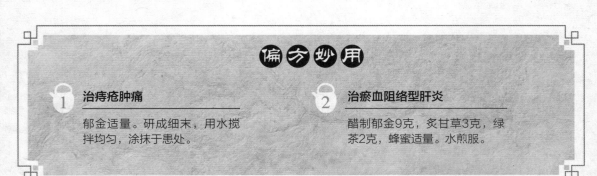

偏方妙用

1 治痔疮肿痛

郁金适量。研成细末，用水搅拌均匀，涂抹于患处。

2 治瘀血阻络型肝炎

醋制郁金9克，炙甘草3克，绿茶2克，蜂蜜适量。水煎服。

香附

【别名】雷公头、香头草等。

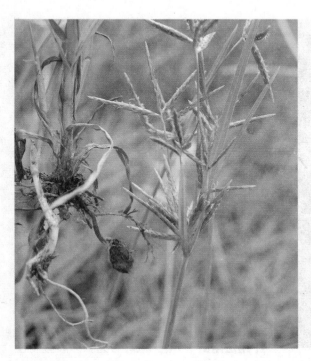

【主要来源】本品为莎草科植物莎草的干燥根茎。

【形态特征】多年生草本；茎锐三角形；根状茎匍匐延长，先端具肥大纺锤形的块茎，外皮紫褐色；叶窄线形短于秆；花序复穗状。

【生长分布】主产于广东、河南、四川、浙江等地。

【性味归经】性平，味辛、微苦、微甘。归肝、脾、三焦经。

【采收加工】秋季采挖，燎去毛须，置沸水中略煮或蒸透后晒干，或燎后直接晒干。

【性状鉴别】呈纺锤形；表面棕褐色或黑褐色；有数个略隆起的环节。

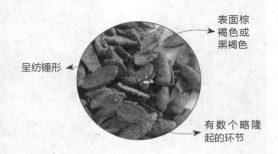

表面棕褐色或黑褐色

呈纺锤形

有数个略隆起的环节

【功能主治】香附具有疏肝解郁、调经止痛、理气宽中的功效。可主治肝郁气滞胁痛、月经失调、痛经、脘腹胀痛、嗳气吞酸等。

【用法用量】煎服，6~9克。

【使用注意】气虚无滞者慎用；阴虚、血热者忌用。

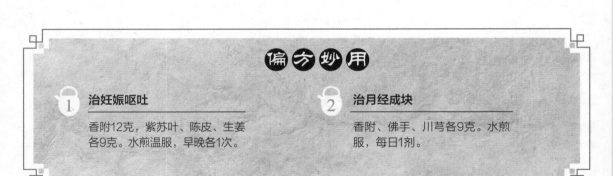

偏方妙用

1 治妊娠呕吐

香附12克，紫苏叶、陈皮、生姜各9克。水煎温服，早晚各1次。

2 治月经成块

香附、佛手、川芎各9克。水煎服，每日1剂。

半夏

【别名】麻芋果、三步跳等。

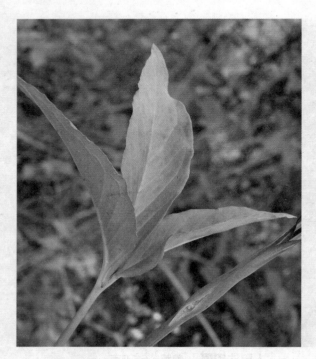

【生长分布】 主产于四川、湖北、江苏、安徽等地。

【性味归经】 性温，味辛，有毒。归脾、胃、肺经。

【采收加工】 夏、秋两季茎叶茂盛时采挖，除去外皮及须根，晒干。

【性状鉴别】 呈类球形；顶端有凹陷的茎痕；周围密布棕色凹点状的根痕。

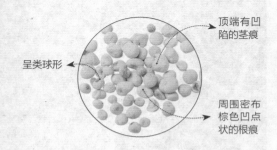

顶端有凹陷的茎痕

呈类球形

周围密布棕色凹点状的根痕

【功能主治】 半夏具有燥湿化痰、降逆止呕、消痞散结、外用消肿止痛的功效。可主治呕吐、梅核气、湿痰、半身不遂、口眼㖞斜等。

【用法用量】 煎服，3～9克，一般宜制过用；外用适量。

【使用注意】 不宜与乌头类药材同用；其性温燥，阴虚燥咳、津伤口渴、出血症及燥痰者忌用。

【主要来源】 本品为天南星科植物半夏的干燥块茎。

【形态特征】 多年生小草本；块茎近球形；叶出自块茎顶端，在叶柄下部内侧生一白色珠芽；肉穗花序顶生，花序梗常较叶柄长。

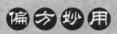

偏方妙用

1 治食伤型腹泻

半夏、木香、陈皮、神曲各10克，黄连、甘草各5克。水煎，代茶饮。

2 健脾祛湿

半夏15克，薏仁50克，百合10克。水煎服。

天麻

【别名】赤箭、定风草等。

【生长分布】主产于四川、云南等地。

【性味归经】性平，味甘、辛。归肝经。

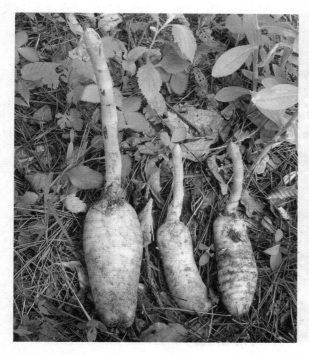

【主要来源】本品为兰科植物天麻的干燥块茎。

【形态特征】多年生寄生植物；块茎椭圆形或长条形，肉质；茎黄赤色，圆柱形；叶呈鳞片状，膜质；总状花序顶生；花淡黄绿色或黄色。

【采收加工】立冬后至次年清明前采挖，立即洗净，蒸透，敞开低温干燥。

【性状鉴别】顶端有"鹦哥嘴"（指天麻顶端红棕色至深棕色鹦鹉嘴状的干枯芽苞）；另一端有"肚脐眼"（指母麻脱落后的圆脐形瘢痕）。

顶端有红棕色至深棕色鹦鹉嘴状的干枯芽苞

母麻脱落后形成圆脐形瘢痕

【功能主治】天麻具有息风止痉、平抑肝阳、祛风通络的功效。可主治惊风、痉挛抽搐、眩晕、头痛、肢节麻木、风湿痹痛等。

【用法用量】煎服，3~9克。

【使用注意】血虚无风、口干便闭者慎用。

偏方妙用

 治头目昏重

天麻、薄荷（后下）各3克，防风9克，川芎、白芷、桑叶各6克，甘菊4.5克。水煎服。

 治半身不遂

天麻、丹参、制半夏、茯苓、僵蚕各8克。水煎，取汁冲泡花茶。

山豆根

【别名】广豆根、苦豆根等。

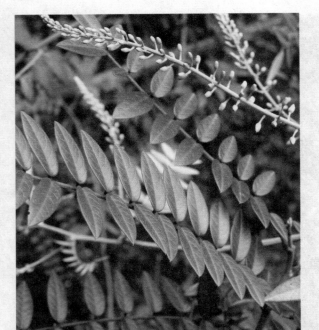

【主要来源】本品为豆科植物越南槐的干燥根及根茎。

【形态特征】直立或披散的常绿灌木；茎多分枝，小枝密被灰色短茸毛，有条状棱；花排成顶生的总状花序；花冠黄白色，蝶形。

【生长分布】主产于广西、广东、江西、贵州等地。

【性味归经】性寒，味苦，有毒。归肺、胃经。

【采收加工】全年可采，以秋季采挖者为佳，除去杂质，洗净，干燥。

【性状鉴别】顶端常残存茎基；表面棕色至棕褐色；有豆腥气。

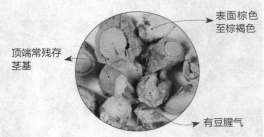

表面棕色至棕褐色

顶端常残存茎基

有豆腥气

【功能主治】山豆根具有清热解毒、利咽消肿的功效。可主治咽喉肿痛、乳蛾喉痹、牙龈肿痛、湿热黄疸、肺热咳嗽、痈肿疮毒等。

【用法用量】煎服，3~6克；外用适量。

【使用注意】本品有毒，故用量不宜过大；脾胃虚寒者慎用。

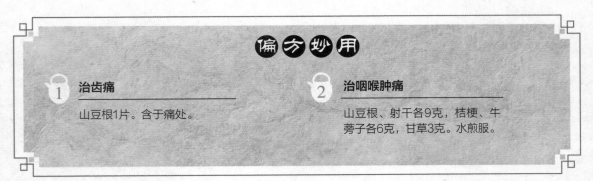

偏方妙用

1 治齿痛

山豆根1片。含于痛处。

2 治咽喉肿痛

山豆根、射干各9克，桔梗、牛蒡子各6克，甘草3克。水煎服。

山药

【别名】怀山药、淮山药、白山药等。

【生长分布】 生于山坡、溪边；或为栽培。分布于华北、西北、华东和华中地区。

【性味归经】 性平，味甘。归脾、肺、肾经。

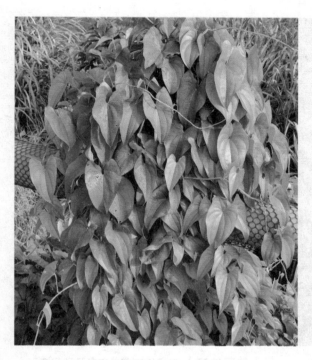

【采收加工】10月下旬挖出地下块根，洗净，用硫黄熏制。

【性状鉴别】呈圆柱形，弯曲而稍扁；表面黄白色或淡黄色；有明显纵皱及未除尽的栓皮，并有少数根痕。

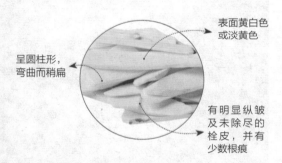

表面黄白色或淡黄色

呈圆柱形，弯曲而稍扁

有明显纵皱及未除尽的栓皮，并有少数根痕

【功能主治】 山药具有补脾养胃、生津益肺、补肾涩精的功效。可主治久泻不止、肺虚喘咳、肾虚遗精等。

【主要来源】 本品为薯蓣科植物薯蓣的干燥根茎。

【形态特征】 多年生缠绕草本；块茎肉质肥厚，呈圆柱形，垂直生长，外皮灰褐色，有须根；叶片三角状卵形至三角状广卵形，叶柄细长；花单性，雌雄异株；子房下位，长椭圆形；种子扁卵圆形，有阔翅。

【用法用量】 内服：煎汤，15～30克；或入丸、散。外用：捣敷。

【使用注意】 感冒、温热、实邪者忌用。

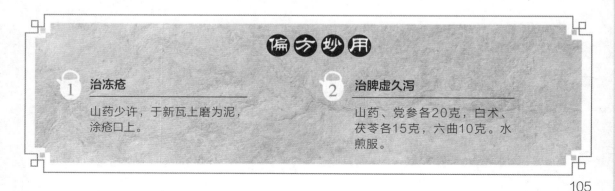

偏方妙用

1 治冻疮

山药少许，于新瓦上磨为泥，涂疮口上。

2 治脾虚久泻

山药、党参各20克，白术、茯苓各15克，六曲10克。水煎服。

姜黄

【别名】黄姜、宝鼎香等。

【生长分布】主产于四川、福建、江西等地。

【性味归经】性温，味辛、苦。归脾、肝经。

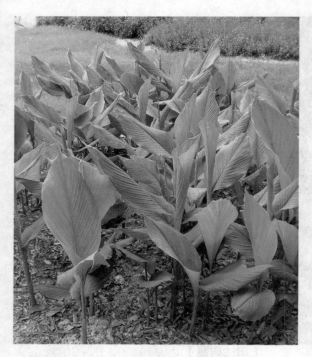

【主要来源】本品为姜科植物姜黄的干燥根茎。

【形态特征】多年生草本；根粗壮，末端膨大，灰褐色；叶片椭圆形或较狭，先端渐尖，基部渐狭；穗状花序稠密。

【采收加工】冬季茎叶枯萎时挖取根茎，洗净，煮或蒸至透心，晒干，除去须根。

【性状鉴别】表面深黄色；有皱缩纹理和明显环节；气香特异。

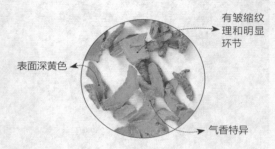

有皱缩纹理和明显环节

表面深黄色

气香特异

【功能主治】姜黄具有破血行气、通经止痛的功效。可主治心腹痞满胀痛、妇女血瘀闭经、产后瘀停腹痛、跌扑损伤、痈肿等。

【用法用量】煎服，3~10克；外用适量。

【使用注意】血虚无气滞血瘀者及孕妇慎用。

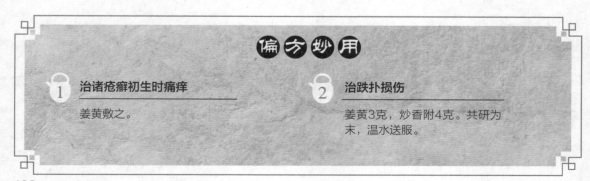

偏方妙用

1 治诸疮癣初生时痛痒

姜黄敷之。

2 治跌扑损伤

姜黄3克，炒香附4克。共研为末，温水送服。

金果榄

【别名】地苦胆、青牛胆等。

【性味归经】性寒，味苦。归肺、大肠经。

【形态特征】常绿缠绕藤本；茎圆柱形，粗糙有纹；叶片卵形至长卵形，先端锐尖；腋生圆锥花序。

【性状鉴别】呈不规则圆块状；质坚硬。

【功能主治】金果榄具有清热解毒、利咽、止痛的功效。可主治咽喉肿痛、腮腺炎、乳腺炎、阑尾炎、痈疽疔毒、痢疾、脘腹热痛、热嗽失音等。

【用法用量】煎服，3～9克；外用适量。

【使用注意】脾胃虚弱者慎用。

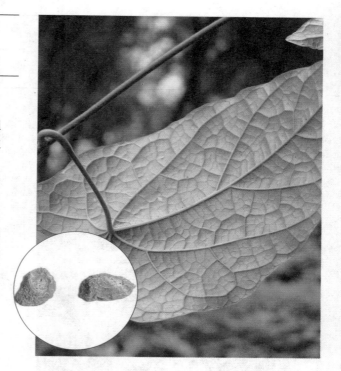

高良姜

【别名】良姜、蛮姜等。

【性味归经】性热，味辛。归脾、胃经。

【形态特征】多年生草本；根状茎圆柱形，有节，节处具环形膜质鳞片；叶片先端渐尖；圆锥花序顶生，花序轴被短毛。

【性状鉴别】表面棕红色至暗褐色；有灰棕色的波状环节；断面纤维性。

【功能主治】高良姜具有散寒止痛、温中止呕的功效。可主治胃寒冷痛、脘腹胀痛、胃寒呕吐、嗳气吞酸、两胁支满等。

【用法用量】煎服，3～6克；研末服，每次3克。

【使用注意】阴虚有热者忌用。

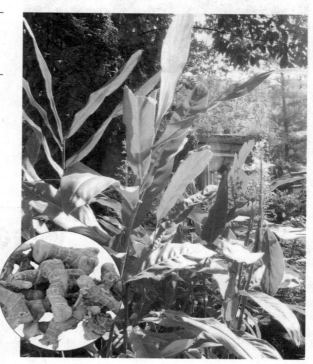

虎杖

【别名】花斑竹、川筋龙等。

【生长分布】主产于江苏、浙江、安徽、四川等地。

【性味归经】性微寒，味微苦。归肝、胆、肺经。

【采收加工】春、秋两季采挖，除去须根，洗净，趁鲜切短段或厚片，晒干。

【性状鉴别】表面棕褐色；木部射线呈放射状；根茎髓部有隔或呈空洞状。

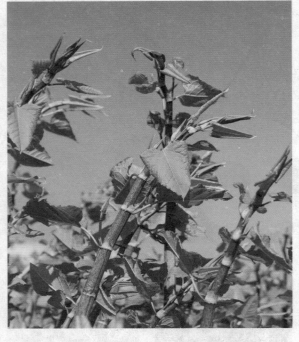

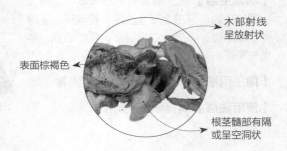

木部射线呈放射状

表面棕褐色

根茎髓部有隔或呈空洞状

【主要来源】本品为蓼科植物虎杖的干燥根茎及根。

【形态特征】多年生灌木状草本；根茎横卧地下，木质；茎直立，中空；单叶互生，阔卵形至近圆形，先端短尖；圆锥花序腋生；花小而密，白色。

【功能主治】虎杖具有利湿退黄、清热解毒、散瘀止痛、化痰止咳的功效。可主治湿热黄疸、淋浊、带下、水火烫伤、痈肿疮毒、闭经等。

【用法用量】煎服，9~15克；外用适量。

【使用注意】孕妇忌用。

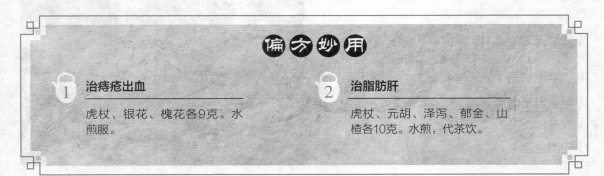

偏方妙用

1 治痔疮出血

虎杖、银花、槐花各9克。水煎服。

2 治脂肪肝

虎杖、元胡、泽泻、郁金、山楂各10克。水煎，代茶饮。

巴戟天

【别名】鸡肠风、兔子肠等。

【生长分布】主产于广东、广西、福建等地。

【性味归经】性微温，味甘、辛。归肝、肾经。

【采收加工】全年均可采挖，洗净，除去须根，晒至六七成干时，轻轻捶扁，晒干。

【性状鉴别】表面灰黄色或暗灰色；有的皮部横向断离露出木部。

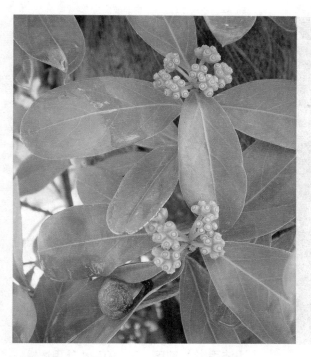

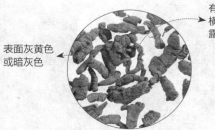

有的皮部横向断离露出木部

表面灰黄色或暗灰色

【功能主治】巴戟天具有补肾阳、强筋骨、祛风湿的功效。可主治阳痿、宫冷不孕、小便频数、风湿腰膝疼痛、肾虚腰膝酸软无力等。

【主要来源】本品为茜草科植物巴戟天的干燥根。

【用法用量】水煎服，3~10克。

【形态特征】藤状灌木；叶片长椭圆形，先端急尖或短渐尖，上面被稀疏糙毛或无毛；花序头状，数个伞形排列于枝端；花冠白色，肉质。

【使用注意】阴虚火旺及有热者不宜服。

偏方妙用

1 治肝肾不足

巴戟天、牛膝各等份。用约10倍的白酒浸泡，每次饮1~2小杯。

2 治妇女更年期综合征

巴戟天、当归各9克，淫羊藿、仙茅各10克，黄柏、知母各5克。水煎服，每日1剂。

远志

【别名】棘菀、细草等。

【生长分布】 主产于山西、陕西、吉林、河南等地。

【性味归经】 性温，味苦、辛。归心、肾、肺经。

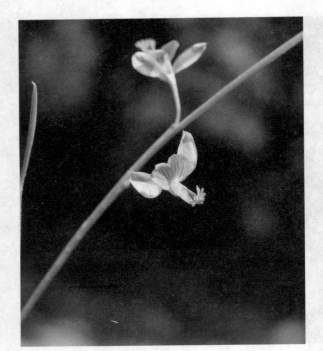

【采收加工】 春季出苗前或秋季地上部分枯萎后，挖取根部，除去须根及泥沙，晒干。

【性状鉴别】 表面有较密并深陷的横皱纹；略呈结节状；嚼之有刺喉感。

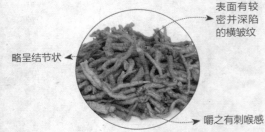

表面有较密并深陷的横皱纹

略呈结节状

嚼之有刺喉感

【主要来源】 本品为远志科植物远志或卵叶远志的干燥根。

【形态特征】 多年生草本；根圆柱形而长；叶线形或狭线形，近无柄；总状花序顶生；花淡蓝紫色。

【功能主治】 远志具有安神益智、祛痰开窍、消散痈肿的功效。可主治心悸怔忡、失眠多梦、癫痫惊狂、痈疽疮毒、咳嗽痰多等。

【用法用量】 煎服，3～10克；外用适量；化痰止咳宜炙用。

【使用注意】 凡实热或痰火内盛者以及有胃溃疡或胃炎者慎用。

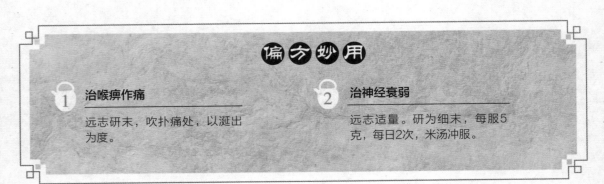

偏方妙用

1 治喉痹作痛

远志研末，吹扑痛处，以涎出为度。

2 治神经衰弱

远志适量。研为细末，每服5克，每日2次，米汤冲服。

白及

【别名】白芨、白根等。

【生长分布】 主产于贵州、四川、湖南、安徽等地。

【性味归经】 性微寒，味苦、甘、涩。归肺、肝、胃经。

【采收加工】 夏、秋两季采挖，除去须根，洗净，置沸水中煮或蒸至无白心，晒至半干，除去外皮，晒干。

【性状鉴别】 有数圈同心环节和棕色点状须根痕；断面角质样，半透明；嚼之有黏性。

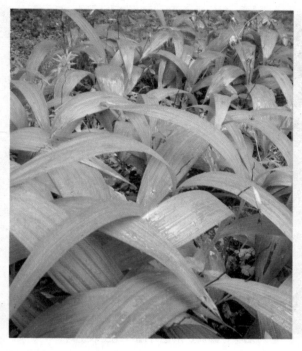

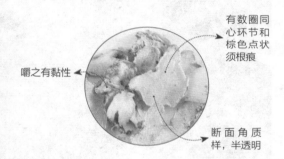

有数圈同心环节和棕色点状须根痕

嚼之有黏性

断面角质样，半透明

【功能主治】 白及具有收敛止血、消肿生肌的功效。可主治咯血吐血、外伤出血、疮疡肿毒、皮肤皲裂、肺结核咯血、溃疡病出血等。

【用法用量】 煎服，6~15克；外用适量。

【使用注意】 不宜与乌头类药材同用。

【主要来源】 本品为兰科植物白及的干燥块茎。

【形态特征】 多年生草本；茎直立；叶披针形或广披针形，先端渐尖，基部下延成长鞘状，全缘；总状花序顶生；花淡紫红色或黄白色。

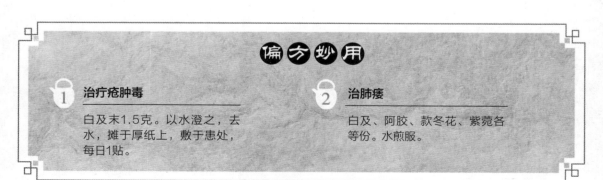

偏方妙用

1 治疗疮肿毒

白及末1.5克。以水澄之，去水，摊于厚纸上，敷于患处，每日1贴。

2 治肺痿

白及、阿胶、款冬花、紫菀各等份。水煎服。

山慈菇

【别名】毛慈菇、冰球子等。

【生长分布】主产于四川、贵州、云南等地。

【性味归经】性凉，味甘、微辛。归肝、脾经。

【采收加工】夏、秋两季采挖，除去地上部分及泥沙，分开大小，置沸水锅中蒸煮至透心，干燥。

【性状鉴别】基部有须根痕；中部有微突起的环节；断面略呈角质。

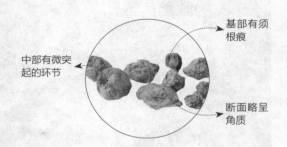

基部有须根痕

中部有微突起的环节

断面略呈角质

【功能主治】山慈菇具有清热解毒、消痈散结的功效。可主治痈疽疔毒、瘰疬痰核、癥瘕痞块、癫痫、淋巴肿瘤、蛇虫咬伤等。

【用法用量】煎服，3~9克；外用适量。

【使用注意】正虚体弱者慎用。

【主要来源】本品为兰科植物杜鹃兰、独蒜兰或云南独蒜兰的干燥假鳞茎。

【形态特征】多年生草本；叶通常1枚，顶生；叶片狭长圆形；总状花序；花偏向一侧下垂，玫瑰色至淡紫色；萼片和花瓣倒披针形。

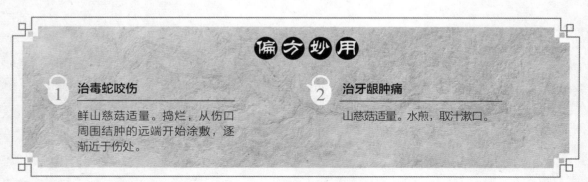

偏方妙用

1 治毒蛇咬伤

鲜山慈菇适量。捣烂，从伤口周围结肿的远端开始涂敷，逐渐近于伤处。

2 治牙龈肿痛

山慈菇适量。水煎，取汁漱口。

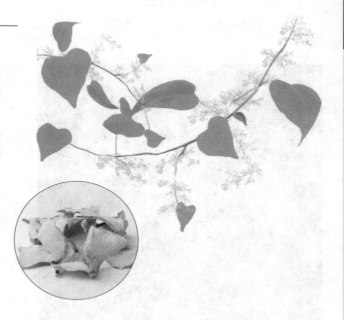

萆薢

【别名】百枝、竹木、赤节等。

【性味归经】性平，味苦。归肾、胃经。

【形态特征】多年生缠绕草质藤本；根茎姜块状，断面姜黄色，表面有须根；叶片三角状心形或卵状披针形；花雌雄异株。

【性状鉴别】不规则的薄片，边缘不整齐，有棕黑色的外皮；切面淡灰棕色，平坦，细腻，有粉性及不规则的黄色筋脉花纹；质松，易折断。

【功能主治】萆薢具有利湿浊、祛风湿的功效。可主治膏淋、白浊、疮疡、湿疹、风湿痹痛等。

【用法用量】煎服，10~15克；或入丸、散。

【使用注意】肾虚阴亏者忌用。

白蔹

【别名】山葡萄秧、山地瓜等。

【性味归经】性微寒，味苦、辛。归心、胃经。

【形态特征】落叶攀缘木质藤本；茎多分枝，带淡紫色，散生点状皮孔；掌状复叶互生，叶柄带淡紫色；聚伞花序与叶对生。

【性状鉴别】有细横纹；体轻，质硬脆。

【功能主治】白蔹具有清热解毒、散结止痛、敛疮生肌的功效。可主治疮痈肿毒、瘰疬、烫伤、手足皲裂、咯血、扭挫伤痛等。

【用法用量】煎服，4.5~9克；外用适量，煎汤外洗或研末调敷。

【使用注意】脾胃虚寒者忌用；反乌头。

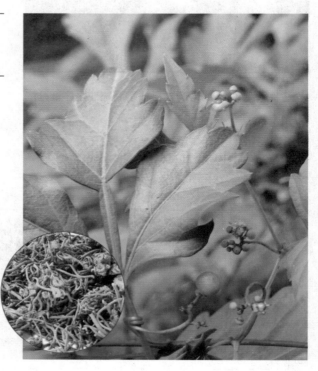

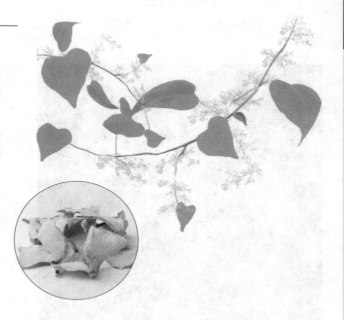

商陆

【别名】见肿消、山萝卜等。

【生长分布】 主产于河南、安徽等地。

【性味归经】 性寒，味苦，有毒。归肺、脾、肾、大肠经。

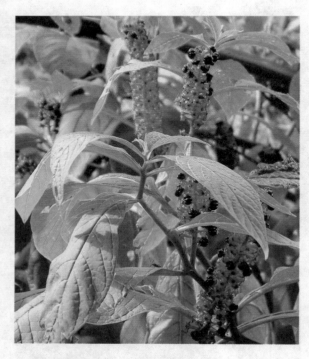

【采收加工】 秋季至次年春季采挖，除去须根及泥沙，切成块或片，晒干或阴干。

【性状鉴别】 切面具"罗盘纹"（指商陆的切面木部隆起，形成数个突起的同心性环轮）；久嚼麻舌。

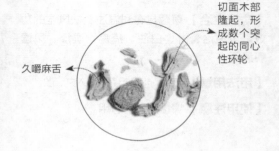

久嚼麻舌 ←

→ 切面木部隆起，形成数个突起的同心性环轮

【功能主治】 商陆具有泻下逐水、消肿散结的功效。可主治水肿、疮痈肿毒、大便秘结、小便不利等。

【用法用量】 煎服，5～10克；醋制以降低毒性；外用适量。

【使用注意】 孕妇忌用。

【主要来源】 本品为商陆科植物商陆或垂序商陆的干燥根。

【形态特征】 多年生草本；全株光滑无毛；茎绿色或带紫红色，具纵沟；叶片椭圆形至长椭圆形，顶端锐尖或渐尖；总状花序顶生或与叶对生。

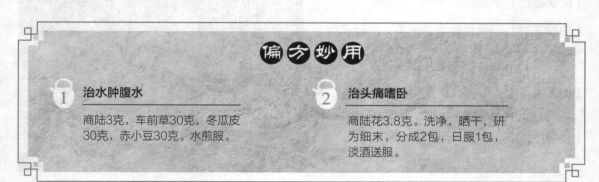

偏方妙用

1 治水肿腹水

商陆3克，车前草30克，冬瓜皮30克，赤小豆30克。水煎服。

2 治头痛嗜卧

商陆花3.8克。洗净，晒干，研为细末，分成2包，日服1包，淡酒送服。

秦艽

【别名】麻花艽、小秦艽等。

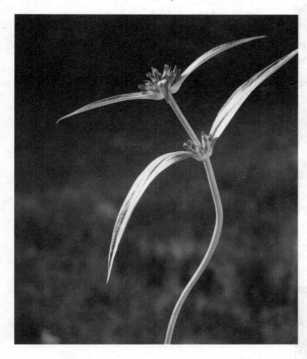

【生长分布】 主产于陕西、甘肃、内蒙古等地。

【性味归经】 性平，味苦、辛。归胃、肝、胆经。

【采收加工】 春、秋两季采挖，除去泥沙，堆置"发汗"至表面呈红黄色或灰黄色时，摊开晒干，或直接晒干。

【性状鉴别】 有纵向或扭曲的皱纹；断面略显油性；气特异，味苦、微涩。

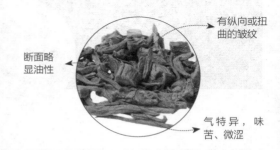

有纵向或扭曲的皱纹

断面略显油性

气特异，味苦、微涩

【主要来源】 本品为龙胆科植物秦艽、麻花秦艽、粗茎秦艽或小秦艽的干燥根。

【形态特征】 多年生草本；茎直立或斜生；叶披针形或长圆状披针形，先端尖；花多集成顶生及茎上部腋生的轮伞花序；花冠管状，深蓝紫色。

【功能主治】 秦艽具有祛风湿、通络止痛、退虚热、清湿热的功效。可主治风湿痹痛、筋脉拘挛、骨节酸痛、中风不遂、骨蒸潮热等。

【用法用量】 煎服，3~9克。

【使用注意】 久痛虚羸、溲多便溏者忌用。

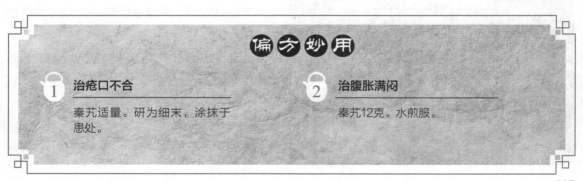

偏方妙用

1 治疮口不合

秦艽适量。研为细末，涂抹于患处。

2 治腹胀满闷

秦艽12克。水煎服。

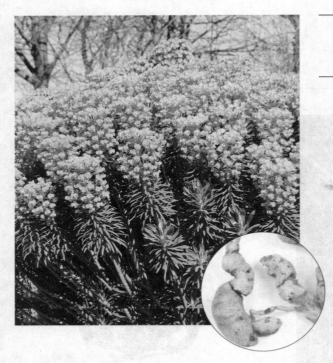

甘遂

【别名】肿手花根、甘泽等。

【性味归经】性寒，味苦，有毒。归肺、肾、大肠经。

【形态特征】多年生草本，全株含白色乳汁；茎丛生，直立，基部淡紫红色；叶互生，线状披针形或披针形，先端钝；花序顶生。

【性状鉴别】长圆柱形或连珠形；凹陷处有棕色外皮残留；断面显粉性。

【功能主治】甘遂具有泻水逐饮、消肿散结的功效。可主治水肿、胸胁停饮、风痰癫痫、疮痈肿毒等。

【用法用量】入丸、散，0.5～1.5克。

【使用注意】孕妇忌用；反甘草。

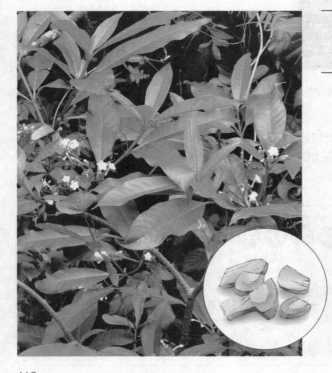

萝芙木

【别名】鱼胆木、山马蹄、刀伤药等。

【性味归经】性寒，味苦，有毒。归心、肺经。

【形态特征】灌木；叶质薄而柔，长椭圆状披针形；果实核果状，离生或合生，卵圆形至椭圆形，熟后黑色。

【性状鉴别】干燥根呈圆锥形，支根为圆柱形；外表面灰棕色至灰黄色。

【功能主治】萝芙木具有清风热、降肝火、消肿毒的功效。可主治感冒发热、咽喉肿痛、高血压头痛眩晕、痧症腹痛吐泻等。

【用法用量】煎服，25～50克。

【使用注意】本品有毒，内服宜慎；体弱者及孕妇忌用。

红景天

【别名】蔷薇红景天等。

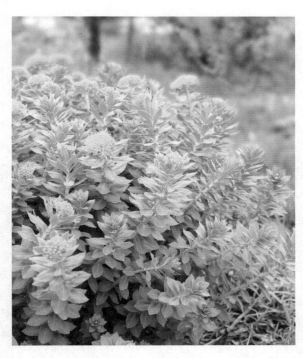

【生长分布】 主要产于西藏、四川等地区。

【性味归经】 性平，味甘、苦。归心、肺经。

【采收加工】 秋季采挖，除去粗皮，晒干。

【性状鉴别】 根茎呈圆柱形；表面粗糙有褶皱；味微苦涩、后甜。

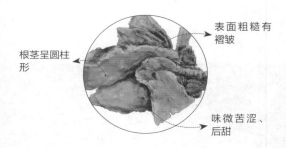

根茎呈圆柱形

表面粗糙有褶皱

味微苦涩、后甜

【功能主治】 红景天具有益气活血、通脉平喘的功效。可主治倦怠乏力、气短懒言、神疲体倦、面色苍白或萎黄、气喘息粗等。

【用法用量】 煎服，6~12克。

【使用注意】 儿童、孕妇慎用；体内有炎症者忌用。

【主要来源】 本品为景天科植物大花红景天的干燥根及根茎。

【形态特征】 多年生草本；根茎圆柱形，粗短，略弯曲，被多数覆瓦状排列的鳞片状的叶；叶片椭圆形，边缘具粗锯齿，先端锐尖；聚伞花序顶生。

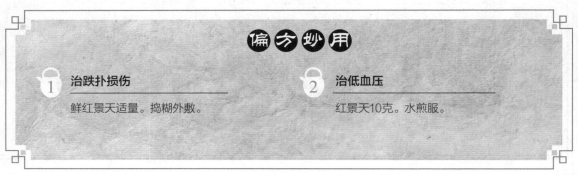

偏方妙用

1 治跌扑损伤

鲜红景天适量。捣糊外敷。

2 治低血压

红景天10克。水煎服。

第三章 茎木类

茎木类中药是茎类中药和木类中药的总称。

茎类中药主要是指木本植物的茎，包括：茎藤，如鸡血藤等；茎枝，如桂枝等；带叶茎枝，如槲寄生等；茎刺，如皂角刺等；茎髓，如通草等；茎的翅状附属物，如鬼箭羽等。

木类中药是指木本植物茎形成层以内的部分，通称木材。木材又分为边材和心材。边材形成较晚，含水分较多，颜色稍浅，又称液材；心材形成较早，位于木质部的内方，蓄积了较多的物质，如树脂、挥发油、鞣质、树胶等，颜色较深，质地致密。木类药材多用心材，如沉香。

桑寄生

【别名】广寄生、梧州寄生茶等。

【生长分布】主产于广东、广西、云南等地。

【性味归经】性平，味苦、甘。归肝、肾、经。

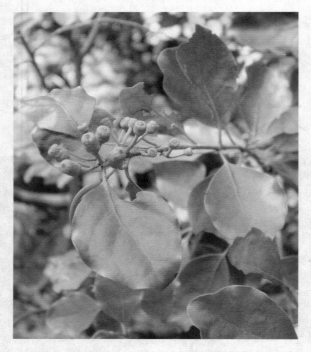

【主要来源】本品为桑寄生科植物桑寄生的干燥带叶茎枝。

【形态特征】常绿寄生小灌木；嫩枝、叶密生锈色或褐色星状毛；叶革质，卵圆形至长圆状卵形；聚伞花序；花冠狭管状，紫红色。

【采收加工】冬季至次年春季采割，除去粗茎，切段，干燥，或蒸后干燥。

【性状鉴别】表面红褐色或灰褐色；幼叶被细茸毛；气微，味涩。

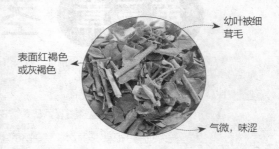

幼叶被细茸毛

表面红褐色或灰褐色

气微，味涩

【功能主治】桑寄生具有祛风湿、补肝肾、强筋骨、安胎的功效。可主治风湿痹痛、腰膝酸软、筋骨无力、崩漏经多、妊娠漏血、胎动不安等。

【用法用量】煎服，9～15克。

【使用注意】一次性大量服用易引起身体不适。

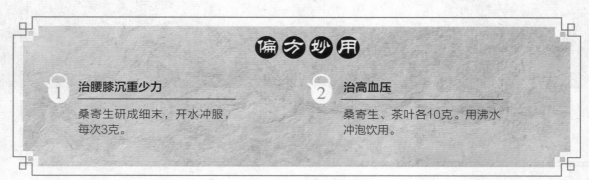

偏方妙用

1 治腰膝沉重少力

桑寄生研成细末，开水冲服，每次3克。

2 治高血压

桑寄生、茶叶各10克。用沸水冲泡饮用。

苏木

【别名】苏方木、红柴等。

【生长分布】主产于广西、广东、云南、台湾等地，以广西产者为佳。

【性味归经】性平，味甘、咸。归心、肝、脾经。

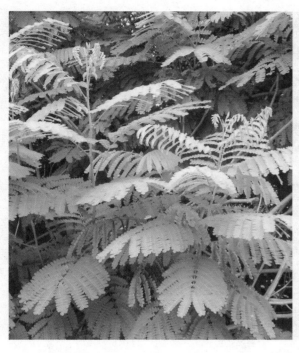

【主要来源】本品为豆科植物苏木的干燥心材。

【形态特征】灌木或小乔木；树干有刺，新枝幼时被细茸毛；叶全缘，先端钝圆或微凹；圆锥花序顶生或腋生，与叶等长；花瓣较小。

【采收加工】全年均可采收，将树砍下，除去粗皮及边材，取其黄红色或棕红色的心材，晒干。

【性状鉴别】表面黄红色至棕红色；具刀削痕；断面年轮明显。

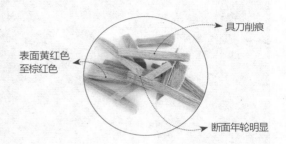

表面黄红色至棕红色 ← → 具刀削痕

→ 断面年轮明显

【功能主治】苏木具有行血祛瘀、消肿止痛的功效。可主治女性血滞闭经、痛经、产后瘀滞心腹痛、产后血晕、痈肿、跌扑损伤、破伤风等。

【用法用量】煎服，3~9克；外用适量，研末撒敷。

【使用注意】月经过多者和孕妇忌用。

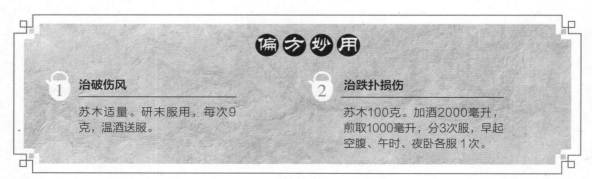

偏方妙用

1 治破伤风

苏木适量。研末服用，每次9克，温酒送服。

2 治跌扑损伤

苏木100克。加酒2000毫升，煎取1000毫升，分3次服，早起空腹、午时、夜卧各服1次。

沉香

【别名】沉水香、蜜香等。

【生长分布】主产于东南亚、印度及我国的广东、云南等地。

【性味归经】性微温，味辛、苦。归脾、胃、肾经。

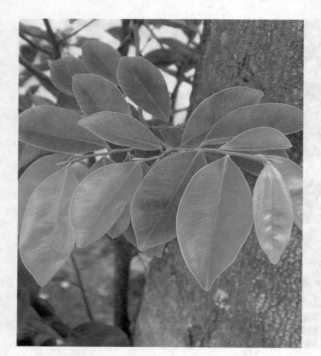

【采收加工】全年均可采收，割取含树脂的木材，除去不含树脂的部分，阴干，打碎或锉末。

【性状鉴别】多呈不规则块片状或盔帽状；断面刺状；气芳香。

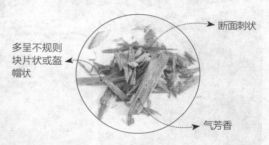

多呈不规则块片状或盔帽状
断面刺状
气芳香

【功能主治】沉香具有行气止痛、温中止呕、纳气平喘的功效。可主治气逆喘息、呕吐呃逆、脘腹胀痛、腰膝虚冷、小便气淋、男子精冷等。

【用法用量】煎服，1.5～6克，宜后下；亦可研末冲服，每次0.5～1克。

【使用注意】阴虚火旺或气虚下陷者慎用。

【主要来源】本品为瑞香科植物沉香及白木香含有树脂的木材。

【形态特征】常绿大乔木；树皮灰褐色；小枝叶柄及花序均被茸毛或夹白色茸毛；叶片革质，长卵形、倒长卵形或椭圆形；伞形花序顶生和腋生。

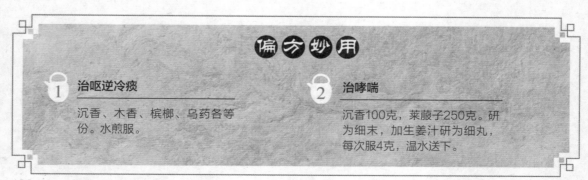

偏方妙用

1 治呕逆冷痰

沉香、木香、槟榔、乌药各等份。水煎服。

2 治哮喘

沉香100克，莱菔子250克。研为细末，加生姜汁研为细丸，每次服4克，温水送下。

通草

【别名】通脱木、蔻脱等。

【生长分布】 主产于贵州、云南、四川、台湾、广西等地。

【性味归经】 性微寒，味甘、淡。归肺、胃经。

【采收加工】 多为栽培，秋季割取茎，裁成段，趁鲜时取出髓部，理直，晒干。

【性状鉴别】 表面白色或淡黄色；体轻，质松软；中部有空心或半透明的薄膜。

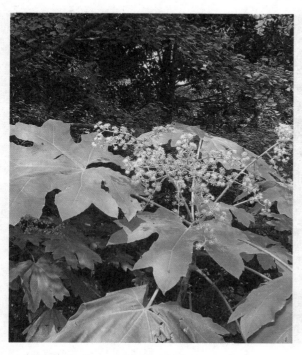

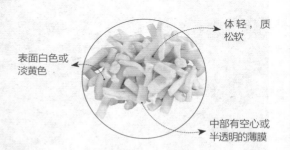

体轻，质松软

表面白色或淡黄色

中部有空心或半透明的薄膜

【功能主治】 通草具有清热利尿、通气下乳的功效。可主治淋病涩痛、小便不利、水肿尿少、黄疸、小便短赤、产后乳少、闭经、带下等。

【用法用量】 煎服，3～5克。

【使用注意】 孕妇慎用。

【主要来源】 本品为五加科植物通脱木的干燥茎髓。

【形态特征】 灌木或小乔木；幼枝、叶背及花序被白色或褐色星状毛；叶大，聚生茎顶；多数球状伞形花序集成大型复圆锥花序；花小，花瓣白色。

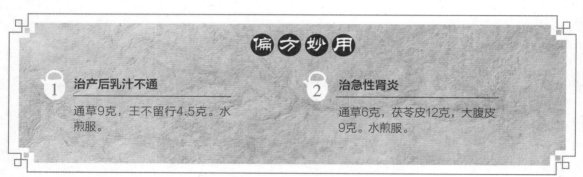

偏方妙用

1 治产后乳汁不通

通草9克，王不留行4.5克。水煎服。

2 治急性肾炎

通草6克，茯苓皮12克，大腹皮9克。水煎服。

降香

【别名】降真、紫藤香等。

【生长分布】主产于海南、广东、广西、云南等地。

【性味归经】性温，味辛。归肝、脾经。

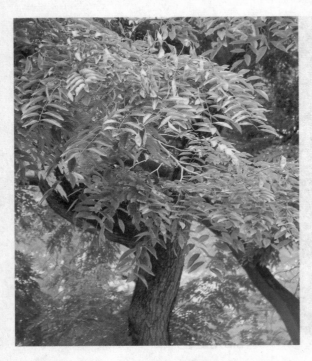

白色。

【采收加工】全年均可采收，除去边材，劈成小块，阴干。

【性状鉴别】表面紫红色或红褐色；质硬，有油性；火烧有黑烟及油冒出。

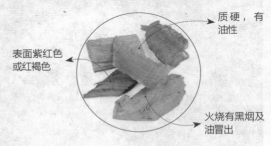

质硬，有油性

表面紫红色或红褐色

火烧有黑烟及油冒出

【功能主治】降香具有行气活血、止痛止血的功效。可主治脘腹疼痛、肝郁胁痛、胸痹刺痛、跌扑损伤、瘀肿疼痛、外伤出血、呕吐、腹痛等。

【主要来源】本品为豆科植物降香檀树干和根的干燥心材。

【形态特征】乔木；树皮褐色，粗糙；小枝近平滑具密集白色的皮孔；叶片近革质，卵形或椭圆形；圆锥花序腋生，由多数聚伞花序组成；花冠淡黄色或乳

【用法用量】煎服，3~6克；研末吞服，每次1~2克；外用适量，研末调敷。

【使用注意】痈疽溃后，诸疮脓多者及阴虚火盛者不宜使用。

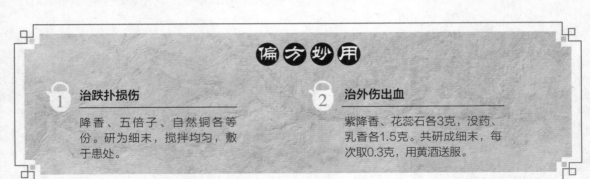

偏方妙用

1 治跌扑损伤

降香、五倍子、自然铜各等份。研为细末，搅拌均匀，敷于患处。

2 治外伤出血

紫降香、花蕊石各3克，没药、乳香各1.5克。共研成细末，每次取0.3克，用黄酒送服。

海风藤

【别名】风藤、巴岩香等。

【性味归经】性微温，味辛、苦。归肝经。

【形态特征】常绿攀缘藤本；全株有特殊香气；茎灰色，略扁；枝通常两分歧，关节处常生有不定根；叶片狭卵形至卵形，全缘；穗状花序生于枝梢。

【性状鉴别】表面灰褐色或褐色，粗糙；节部膨大；中心有灰褐色髓。

【功能主治】海风藤具有祛风湿、通络止痛的功效。可主治风寒湿痹、肢节疼痛、经脉拘挛、屈伸不利、跌扑损伤、瘀肿疼痛等。

【用法用量】煎服，6~12克；外用适量。

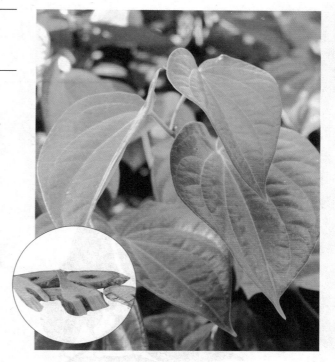

鸡血藤

【别名】血风藤、血藤等。

【性味归经】性温，味苦、甘。归肝、肾经。

【形态特征】攀缘木质大藤本；枝圆柱形，灰绿色；老茎砍断后有鲜红色汁液流出；圆锥花序生于枝顶的叶腋内，被黄色短茸毛。

【性状鉴别】切面木部红棕色或棕色；有3~8个偏心性半圆形环；髓部偏向一侧。

【功能主治】鸡血藤具有行血补血、调经、舒筋活络的功效。可主治月经失调、痛经、闭经、风湿痹痛、手足麻木、肢体瘫痪、血虚萎黄等。

【用法用量】煎服，9~15克；亦可泡酒。

【使用注意】阴虚火亢者慎用。

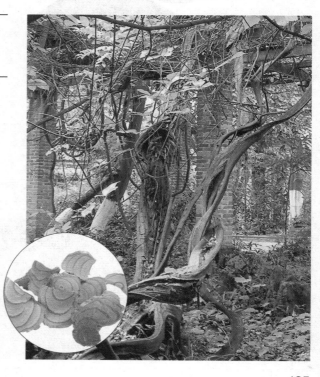

钩藤

【别名】倒挂刺、钩丁等。

【生长分布】主产于广东、广西、云南等地。

【性味归经】性凉，味甘。归肝、心包经。

【采收加工】秋、冬两季采收带钩的嫩枝，剪成短段，晒干或蒸后晒干。

【性状鉴别】呈圆柱形或类方柱形；多数枝节上对生2个向下弯曲的钩。

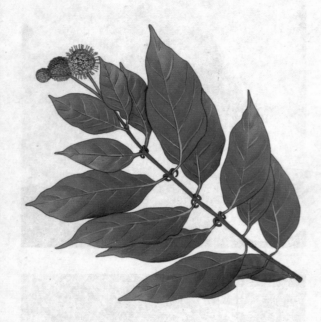

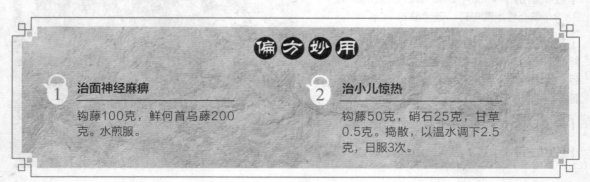

呈圆柱形或类方柱形

多数枝节上对生2个向下弯曲的钩

【主要来源】本品为茜草科植物钩藤、大叶钩藤、毛钩藤、华钩藤或无柄果钩藤的干燥带钩茎枝。

【形态特征】藤本；变态枝呈钩状；叶片纸质，椭圆形，先端渐尖；头状花序单个腋生或总状花序顶生；花萼有中粗毛；花冠黄色。

【功能主治】钩藤具有清热平肝、息风定惊的功效。可主治头痛、眩晕、肝风内动、壮热神昏、牙关紧闭、斑疹透发不畅、小儿夜啼等。

【用法用量】煎服，3~12克，宜后下。

【使用注意】脾胃虚寒者慎用。

偏方妙用

1 治面神经麻痹

钩藤100克，鲜何首乌藤200克。水煎服。

2 治小儿惊热

钩藤50克，硝石25克，甘草0.5克。捣散，以温水调下2.5克，日服3次。

皂角刺

【别名】皂针、天丁等。

【生长分布】主产于江苏、湖北、河北、山西等地。

【性味归经】性温，味辛。归肝、胃经。

【采收加工】全年均可采收，直接干燥，或趁鲜切片后干燥。

【性状鉴别】表面紫棕色或棕褐色；常带有尖细的刺端；髓部疏松。

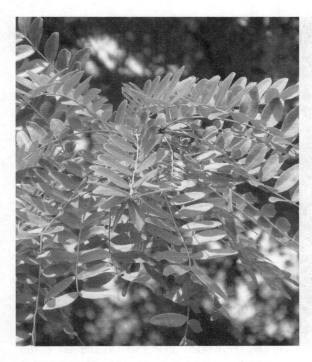

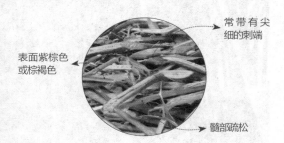

常带有尖细的刺端

表面紫棕色或棕褐色

髓部疏松

【功能主治】皂角刺具有消肿托毒、排脓、杀虫的功效。可主治痈疽肿毒、瘰疬、疮疹顽癣、产后缺乳、胎衣不下、疬风等。

【用法用量】煎服，3~9克；外用适量，醋蒸取汁涂患处。

【使用注意】凡痈疽已溃者不宜服；孕妇亦忌用。

【主要来源】本品为豆科植物皂荚的干燥棘刺。

【形态特征】乔木；圆柱形，常分枝；羽状复叶簇生，长卵形、长椭圆形至卵状披针形，边缘有细锯齿；总状花序腋生；花瓣黄白色。

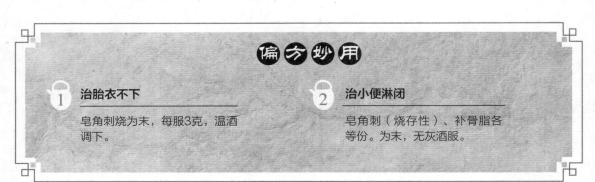

偏方妙用

1 治胎衣不下

皂角刺烧为末，每服3克，温酒调下。

2 治小便淋闭

皂角刺（烧存性）、补骨脂各等份。为末，无灰酒服。

竹茹

【别名】竹皮、青竹茹等。

【生长分布】主产于广东、广西等地。

【性味归经】性微寒，味甘。归肺、胃、胆经。

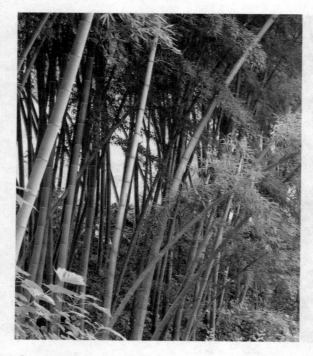

【采收加工】全年均可采制，取新鲜茎，刮去外层青皮，然后将中间层刮成丝状，摊放阴干。

【性状鉴别】浅绿色或黄绿色；卷曲成团；体轻，质柔韧，有弹性。

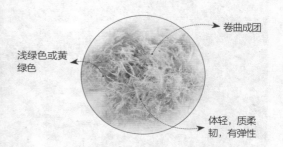

卷曲成团

浅绿色或黄绿色

体轻，质柔韧，有弹性

【主要来源】本品为禾本科植物青秆竹、大头典竹或淡竹的茎秆的干燥中间层。

【形态特征】常绿乔木状；秆丛生，顶端稍下弯；秆环、箨环均被毡毛；秆箨长于节间，脱落性；箨鞘背面无毛；箨耳显著；箨叶呈狭三角形。

【功能主治】竹茹具有清热化痰、除烦止呕的功效。可主治胆火挟痰、烦热呕吐、心烦失眠、中风痰迷、舌强不语、妊娠恶阻、胎动不安等。

【用法用量】煎服，6～10克；生用清化痰热，姜汁炙用止呕。

【使用注意】胃寒呕吐、感寒挟食作呕者忌用。

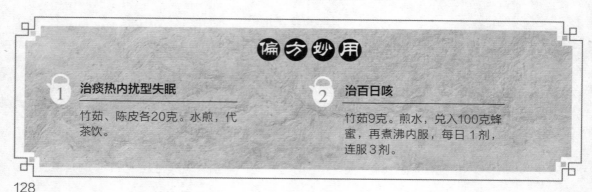

偏方妙用

1 治痰热内扰型失眠

竹茹、陈皮各20克。水煎，代茶饮。

2 治百日咳

竹茹9克。煎水，兑入100克蜂蜜，再煮沸内服，每日1剂，连服3剂。

木通

【别名】丁翁、通草等。

【生长分布】 主产于湖南、江苏、四川等地。

【性味归经】 性微寒，味苦。归心、小肠、膀胱经。

【采收加工】 秋季采收，截取茎部，除去细枝，阴干。

【性状鉴别】 表面灰棕色至灰褐色；节部膨大或不明显；髓小或有时中空。

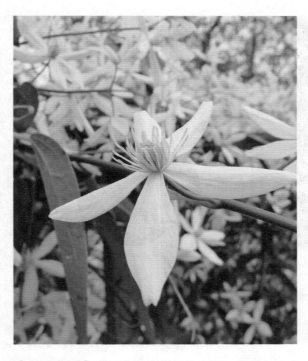

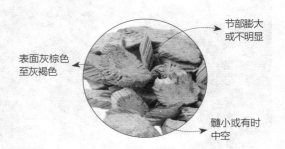

节部膨大
或不明显

表面灰棕色
至灰褐色

髓小或有时
中空

【功能主治】 木通具有利尿通淋、清心火、通乳下乳的功效。可主治淋浊、水肿、胸中烦热、咽喉疼痛、口舌生疮、风湿痹痛、乳汁不通、闭经等。

【用法用量】 煎服，3～6克。

【使用注意】 内无湿热、津亏、气弱、精滑、溲频者及孕妇忌用。

【主要来源】 本品为木通科植物木通、三叶木通或白木通的干燥藤茎。

【形态特征】 落叶或半常绿缠绕藤本；枝灰色，有条纹；茎具圆形突起皮孔；叶片革质，倒卵形至椭圆形，先端短尖或微凹；花紫色，总状花序腋生。

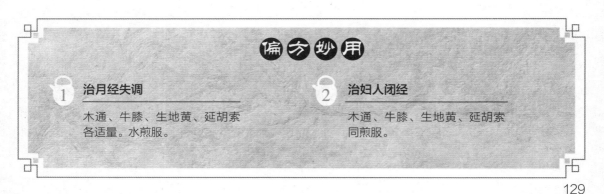

偏方妙用

1 治月经失调

木通、牛膝、生地黄、延胡索各适量。水煎服。

2 治妇人闭经

木通、牛膝、生地黄、延胡索同煎服。

大血藤

【别名】血木通、红藤等。

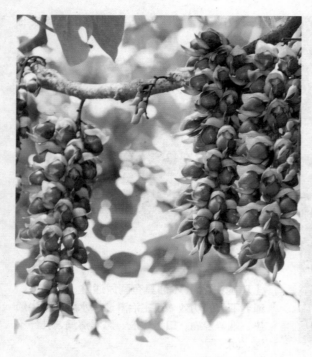

【主要来源】 本品为木通科植物大血藤的干燥藤茎。

【形态特征】 落叶木质藤本；茎褐色，有条纹；叶柄长，上面有槽，中间小叶菱状卵形，两侧小叶较中间者大；总状花序腋生，下垂，花芳香。

【生长分布】 主产于江苏、河南、浙江、安徽、广东、福建等地。

【性味归经】 性平，味苦。归大肠、肝经。

【采收加工】 秋、冬两季采其藤茎，去细枝及叶，切成小段或厚片，干燥。

【性状鉴别】 表面灰棕色；有多数细孔状导管；断面有红棕色放射状纹理。

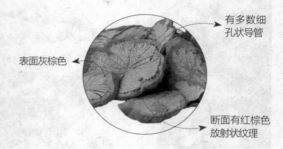

有多数细孔状导管

表面灰棕色

断面有红棕色放射状纹理

【功能主治】 大血藤具有清热解毒、活血、祛风、止痛的功效。可主治肠痈腹痛、热毒疮疡、跌扑损伤、闭经痛经、风湿痹痛、关节不利等。

【用法用量】 煎服，9～15克；外用适量。

【使用注意】 孕妇慎用。

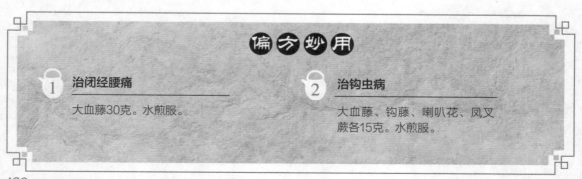

偏方妙用

1 治闭经腰痛

大血藤30克。水煎服。

2 治钩虫病

大血藤、钩藤、喇叭花、凤叉蕨各15克。水煎服。

青风藤

【别名】大叶青藤、大青木香等。

【性味归经】性平，味苦、辛。归肝、脾经。

【形态特征】木质落叶藤本；枝条灰褐色，无毛，具细纵纹；叶宽卵形，先端渐尖；聚伞花序排成圆锥状；花小，淡绿色。

【性状鉴别】表面绿褐色至棕褐色；节部稍膨大；髓部淡黄白色或黄棕色。

【功能主治】青风藤具有祛风湿、通经络、利小便的功效。可主治风湿痹痛、关节肿胀、风湿麻木、水肿、脚气、胃痛、皮肤瘙痒等。

【用法用量】煎服，6～12克；外用适量。

【使用注意】脾胃虚寒者慎用。

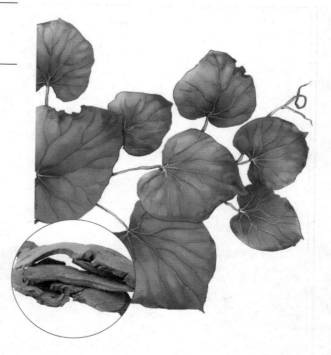

槲寄生

【别名】北寄生、冬青等。

【性味归经】性平，味苦。归肝、肾经。

【形态特征】常绿小灌木；茎黄绿色或绿色，稍肉质，节部膨大，节间圆柱形；叶对生于枝端，全缘，两面无毛；花小，生于两叶之间。

【性状鉴别】表面黄绿色、金黄色或黄棕色；节部膨大；嚼之有黏性。

【功能主治】槲寄生具有祛风湿、补肝肾、强筋骨、降血压、安胎下乳的功效。可主治风湿痹痛、腰膝酸软、高血压、胎动不安、产后乳少等。

【用法用量】煎服，9～15克。

【使用注意】阴虚火旺者忌用。

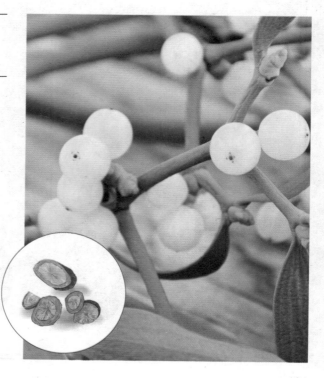

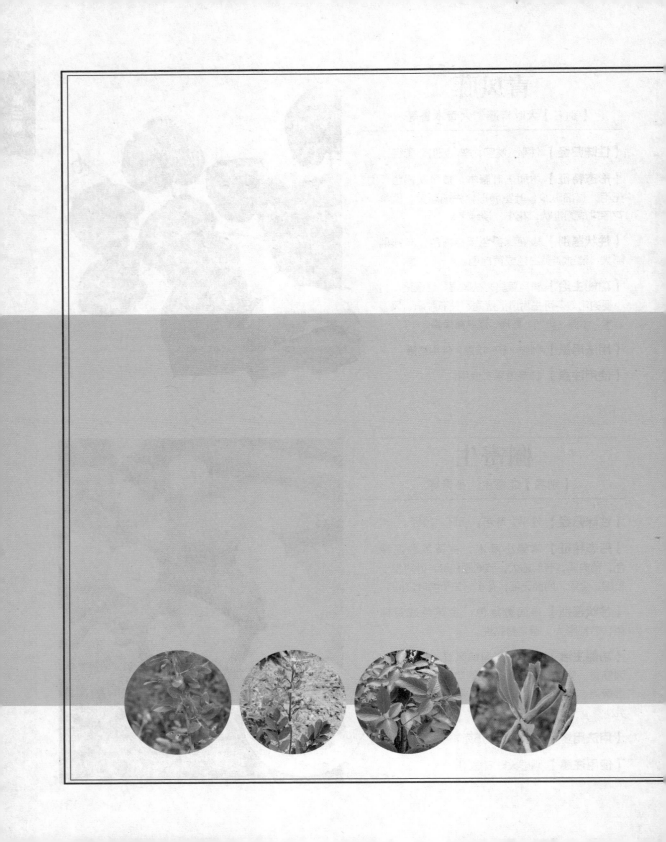

第四章 皮类

　　皮类中药通常是指以被子植物（主要为双子叶植物）或裸子植物的茎干、枝和根的形成层以外部分入药的药材，常分为树皮（包括干皮和枝皮）和根皮两类，其中以树皮多见，根皮较少。皮类中药由外向内包括周皮和皮层、初生和次生韧皮部等部分。

桑白皮

【别名】桑根皮、桑皮等。

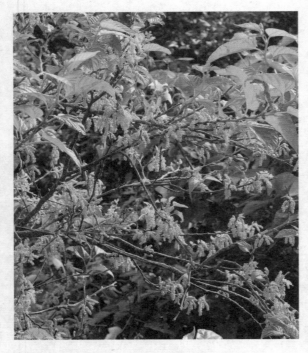

【生长分布】主产于安徽、河南、浙江、江苏、湖南等地。

【性味归经】性寒，味甘。归肺经。

【采收加工】秋末叶落时至次年春季发芽前挖根，刮去黄棕色粗皮，剥取根皮，晒干。

【性状鉴别】外表面白色或淡黄白色；质韧，纤维性强；撕裂时有粉尘飞扬。

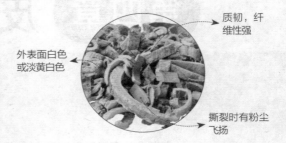

质韧，纤维性强

外表面白色或淡黄白色

撕裂时有粉尘飞扬

【功能主治】桑白皮具有泻肺平喘、利水消肿的功效。可主治肺热咳喘、水饮停肺、胀满喘急、咳喘气短、潮热、盗汗、咯血、高血压等。

【用法用量】煎服，5~15克；泻肺利水、平肝清火宜生用，肺虚咳嗽宜蜜炙用。

【使用注意】肺虚无火力、风寒咳嗽者忌用。

【主要来源】本品为桑科植物桑的干燥根皮。

【形态特征】落叶乔木；树皮灰白色，浅纵裂；幼枝光滑或有毛；叶卵形或宽卵形，叶缘具锯齿，下面脉有疏毛；花单性，雌雄异株。

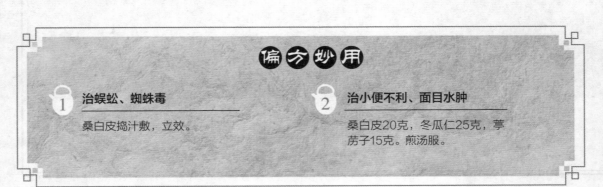

偏方妙用

1 治蜈蚣、蜘蛛毒

桑白皮捣汁敷，立效。

2 治小便不利、面目水肿

桑白皮20克，冬瓜仁25克，葶苈子15克。煎汤服。

牡丹皮

【别名】丹皮、丹根等。

【生长分布】主产于安徽、山东、四川等地。

【性味归经】性微寒，味苦、辛。归心、肝、肾经。

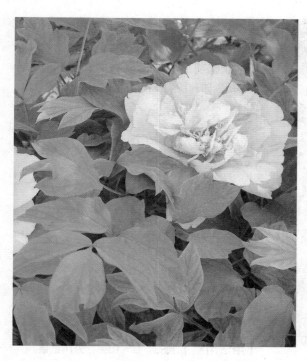

【主要来源】本品为毛茛科植物牡丹的干燥根皮。

【形态特征】落叶小灌木；根圆柱形，外皮灰褐色或紫棕色，有香气；小叶卵形，下面粉白色；花单生茎顶，花瓣白色、紫红色或黄色。

【采收加工】秋季采挖根部，除去细根，剥取根皮，晒干。

【性状鉴别】呈筒状或半筒状；外表面灰褐色；内表面常见发亮的结晶（丹皮酚）。

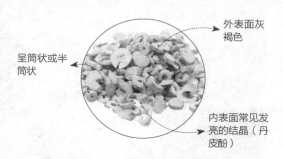

外表面灰褐色

呈筒状或半筒状

内表面常见发亮的结晶（丹皮酚）

【功能主治】牡丹皮具有清热凉血、活血散瘀的功效。可主治热入血分、发斑、骨蒸潮热、血滞闭经、痈肿疮毒、跌扑损伤、风湿热痹等。

【用法用量】煎服，6~12克；清热凉血宜生用，活血祛瘀宜酒炙用。

【使用注意】血虚有寒、月经过多者及孕妇忌用。

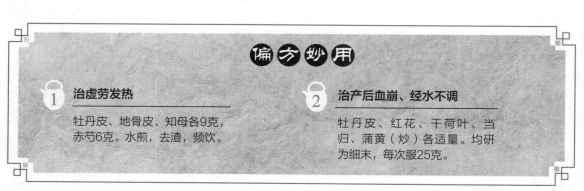

偏方妙用

1 治虚劳发热

牡丹皮、地骨皮、知母各9克，赤芍6克。水煎，去渣，频饮。

2 治产后血崩、经水不调

牡丹皮、红花、干荷叶、当归、蒲黄（炒）各适量。均研为细末，每次服25克。

135

白鲜皮

【别名】八股牛、北鲜皮等。

【生长分布】主产于辽宁、河北、四川、江苏等地。

【性味归经】性寒，味苦。归脾、胃、膀胱经。

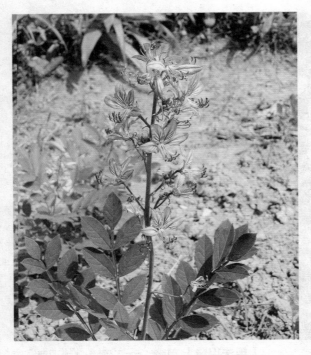

【主要来源】本品为芸香科植物白鲜的干燥根皮。

【形态特征】多年生草本；全株具特异气味；茎直立；叶片卵形至椭圆形，先端短渐尖，边缘具细锯齿，两面沿脉有细茸毛；总状花序顶生，密被细茸毛和腺毛。

【采收加工】春、秋两季采挖根部，除去泥沙及粗皮，剥取根皮，切片，干燥。

【性状鉴别】外表面常有突起的颗粒状小点；折断时有粉尘飞扬；有羊膻气。

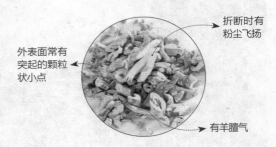

外表面常有突起的颗粒状小点

折断时有粉尘飞扬

有羊膻气

【功能主治】白鲜皮具有清热燥湿、祛风止痒、解毒的功效。可主治湿热疮毒、湿疹、疥癣、湿热黄疸、风湿热痹等。

【用法用量】煎服，5～10克；外用适量。

【使用注意】脾胃虚寒者慎用。

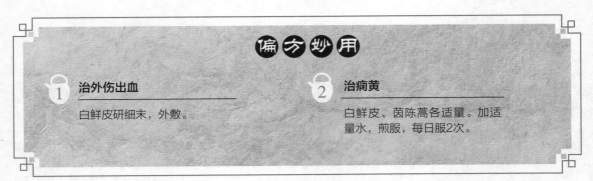

偏方妙用

1 治外伤出血

白鲜皮研细末，外敷。

2 治痫黄

白鲜皮、茵陈蒿各适量。加适量水，煎服，每日服2次。

苦楝皮

【别名】苦楝、楝枣子等。

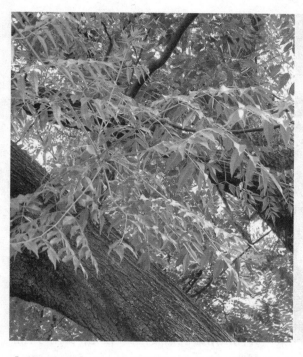

【主要来源】本品为楝科植物楝或川楝的干燥树皮及根皮。

【形态特征】乔木；树皮灰褐色，有纵沟纹，幼嫩部分密被星状鳞片；叶片长卵圆形；花淡紫色或紫色；花盘环状。

【生长分布】主产于四川、湖北、贵州、河南等地。

【性味归经】性寒，味苦，有小毒。归肝、脾、胃经。

【采收加工】春、秋两季剥取皮，晒干；或除去粗皮，晒干。

【性状鉴别】外表面有纵皱纹；栓皮常呈鳞片状剥离；用手折叠揉搓可分成多层薄片。

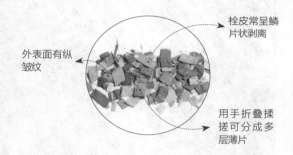

栓皮常呈鳞片状剥离

外表面有纵皱纹

用手折叠揉搓可分成多层薄片

【功能主治】苦楝皮具有杀虫、疗癣的功效。可主治疗癣、湿疮、蛔虫病、蛲虫病、钩虫病、痢疾等。

【用法用量】煎服，4.5～9克，鲜品15～30克；外用适量。

【使用注意】本品有毒，不宜过量或久服；有效成分难溶于水，需文火久煎。

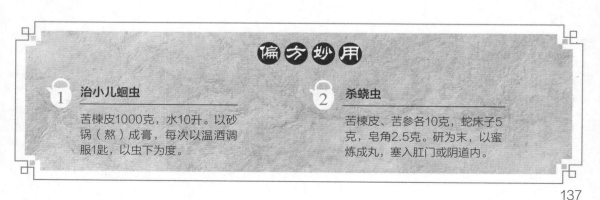

偏方妙用

1 治小儿蛔虫

苦楝皮1000克，水10升。以砂锅（熬）成膏，每次以温酒调服1匙，以虫下为度。

2 杀蛲虫

苦楝皮、苦参各10克，蛇床子5克，皂角2.5克。研为末，以蜜炼成丸，塞入肛门或阴道内。

秦皮

【别名】蜡树皮、苦榴皮等。

【生长分布】主产于吉林、辽宁、河南等地。

【性味归经】性寒，味苦、涩。归肝、胆、大肠经。

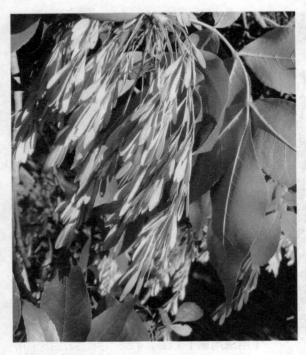

【采收加工】春、秋两季剥取枝皮或干皮，晒干。

【性状鉴别】卷筒状或槽状；外表面有灰白色圆点状皮孔；质硬而脆。

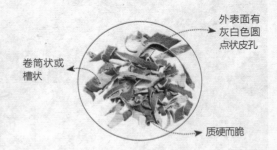

外表面有灰白色圆点状皮孔

卷筒状或槽状

质硬而脆

【功能主治】秦皮具有清热燥湿、收涩止痢、止带、明目的功效。可主治湿热泻痢、带下阴痒、肝热目赤肿痛、目赤生翳等。

【用法用量】煎服，6～12克；外用可浇洗患处。

【使用注意】脾胃虚寒者忌用。

【主要来源】本品为木犀科植物苦枥白蜡树、白蜡树、尖叶白蜡树或宿柱白蜡树的干燥枝皮或干皮。

【形态特征】落叶乔木；树皮灰褐色，较平滑，老时浅裂；叶卵形或长卵形，边缘有锐锯齿；花与叶同时或稍后开放，圆锥花序生于嫩枝顶端及叶腋。

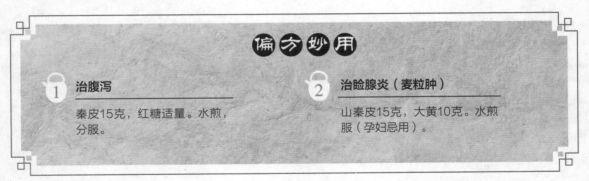

偏方妙用

1 治腹泻

秦皮15克，红糖适量。水煎，分服。

2 治睑腺炎（麦粒肿）

山秦皮15克，大黄10克。水煎服（孕妇忌用）。

厚朴

【别名】川朴、厚皮等。

【生长分布】 主产于四川、湖北、浙江等地。

【性味归经】 性温，味辛、苦。归脾、胃、肺、大肠经。

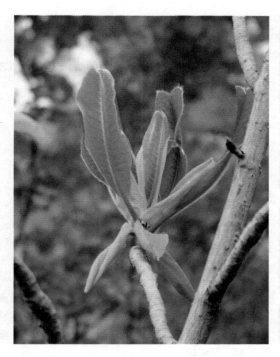

【主要来源】 本品为木兰科植物厚朴或凹叶厚朴的干燥干皮、根皮及枝皮。

【形态特征】 落叶乔木；树皮紫褐色，幼枝淡黄色，有茸毛；单叶互生，密集小枝顶端；花与叶同时开放，单生枝顶；花梗粗短，有毛；花白色，有香气。

【采收加工】 4~6月剥取，根皮及枝皮直接阴干；干皮置沸水中微煮后堆置阴湿处，"发汗"至内表面变紫褐色或棕褐色时，蒸软取出，卷成筒状，干燥。

【性状鉴别】 外表面有明显椭圆形皮孔；内表面划之显油痕；断面颗粒性。

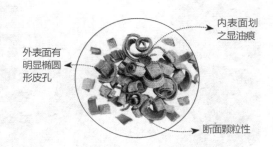

外表面有明显椭圆形皮孔

内表面划之显油痕

断面颗粒性

【功能主治】 厚朴具有燥湿消痰、下气除满的功效。可主治食积气滞、腹胀便秘、湿阻中焦、脘痞吐泻、痰壅气逆、胸满喘咳、梅核气等。

【用法用量】 煎服，3~10克；或入丸、散。

【使用注意】 气虚津亏者及孕妇慎用。

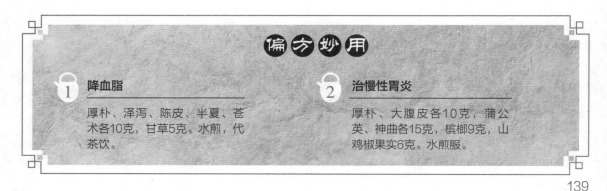

偏方妙用

1 降血脂

厚朴、泽泻、陈皮、半夏、苍术各10克，甘草5克。水煎，代茶饮。

2 治慢性胃炎

厚朴、大腹皮各10克，蒲公英、神曲各15克，槟榔9克，山鸡椒果实6克。水煎服。

肉桂

【别名】玉桂、官桂等。

【生长分布】主产于广东、广西、云南等地。

【性味归经】性大热，味辛、甘。归肾、脾、心、肝经。

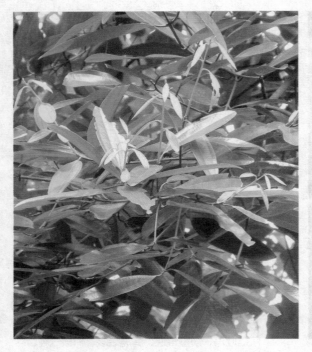

【采收加工】多于秋季剥取，刮去栓皮，阴干。

【性状鉴别】呈槽状或卷筒状；内表面划之显油痕；有浓烈的香气。

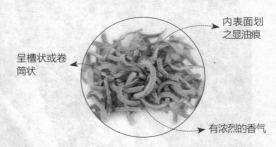

内表面划之显油痕

呈槽状或卷筒状

有浓烈的香气

【功能主治】肉桂具有发汗解肌、温经通脉、助阳化气、平冲降气的功效。可主治畏寒肢冷、脘腹冷痛、食少溏泄、阳痿、宫冷、痛经、闭经等。

【主要来源】本品为樟科植物肉桂的干燥树皮。

【形态特征】乔木；树皮灰褐色，幼枝略呈四棱形，被褐色茸毛；叶互生或近对生，革质，长椭圆形至近披针形；圆锥花序腋生或近顶生；花小，白色。

【用法用量】煎服，1～4.5克，宜后下或焗服；研末冲服，每次1～2克。

【使用注意】阴虚火旺、有出血症状者及孕妇忌用；畏赤石脂。

偏方妙用

1 治月经失调

肉桂、当归、川芎、莪术、牡丹皮各3克，人参、牛膝、甘草各4克。水煎，去渣热服。

2 治胃寒疼痛

肉桂2克，山鸡椒果实6克。水煎服。

杜仲

【别名】玉丝皮、丝棉皮等。

【生长分布】主产于四川、云南、贵州、湖北等地。

【性味归经】性温，味甘。归肝、肾经。

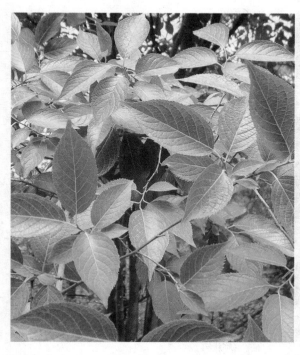

【采收加工】4~6月剥取，刮去粗皮，堆置"发汗"至内皮呈紫褐色，晒干。

【性状鉴别】外表面具斜方形皮孔；断面有细密、银白色、富弹性的橡胶丝相连。

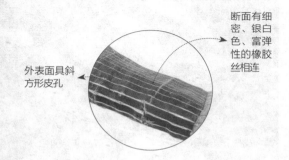

断面有细密、银白色、富弹性的橡胶丝相连

外表面具斜方形皮孔

【主要来源】本品为杜仲科植物杜仲的干燥树皮。

【形态特征】落叶乔木；树皮灰褐色，粗糙，嫩枝有黄褐色毛；叶片椭圆形、卵形或长椭圆形，先端渐尖，边缘有锯齿；花单性，雌雄异株。

【功能主治】杜仲具有补肝肾、强筋骨、安胎的功效。可主治腰膝无力、胎动不安、耳聋耳鸣、头晕目眩、骨结核、功能性子宫出血、慢性盆腔炎等。

【用法用量】煎服，10~15克。

【使用注意】阴虚火旺者慎用。

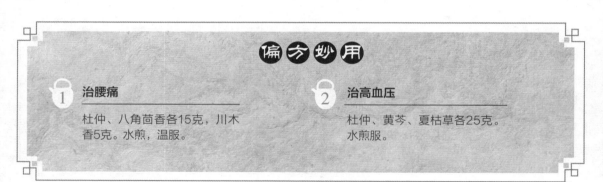

偏方妙用

1 治腰痛

杜仲、八角茴香各15克，川木香5克。水煎，温服。

2 治高血压

杜仲、黄芩、夏枯草各25克。水煎服。

黄柏

【别名】檗木、檗皮等。

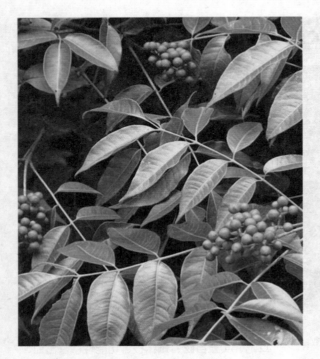

【生长分布】主产于四川、贵州、辽宁、吉林等地。

【性味归经】性寒，味苦。归肾、膀胱、大肠经。

【采收加工】3～6月剥取树皮，晒至半干，压平，刮去外层栓皮至露出黄色内皮为度，刷净晒干。

【性状鉴别】外表面黄褐色或黄棕色；断面呈裂片状分层；嚼之有黏性。

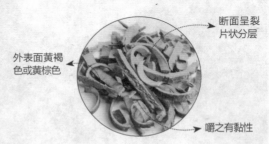

断面呈裂片状分层

外表面黄褐色或黄棕色

嚼之有黏性

【功能主治】黄柏具有清热燥湿、泻火除蒸、解毒疗疮的功效。可主治湿热泻痢、黄疸、白带异常、骨蒸劳热、盗汗、遗精、热痹、热淋等。

【主要来源】本品为芸香科植物黄皮树或黄檗的干燥树皮。

【形态特征】乔木；树皮灰褐色，薄，开裂，无加厚的木栓层，内层黄色，有黏性；叶有短柄，长圆状披针形至长圆状卵形；花序圆锥状。

【用法用量】煎服，3～12克；外用适量。

【使用注意】脾胃虚寒者忌用。

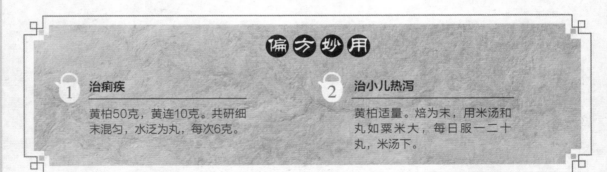

偏方妙用

1 治痢疾

黄柏50克，黄连10克。共研细末混匀，水泛为丸，每次6克。

2 治小儿热泻

黄柏适量。焙为末，用米汤和丸如粟米大，每日服一二十丸，米汤下。

合欢皮

【别名】夜合皮、合昏皮等。

【生长分布】主产于湖北、江苏、安徽、浙江等地。

【性味归经】性平，味甘。归心、肝、肺经。

【采收加工】夏、秋两季剥取树皮，扎把，晒干。

【性状鉴别】外表面密生明显的椭圆形横向皮孔；断面呈纤维性片状；质硬，易折断。

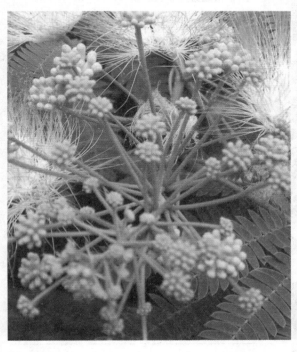

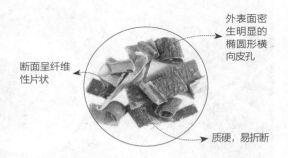

外表面密生明显的椭圆形横向皮孔

断面呈纤维性片状

质硬，易折断

【功能主治】合欢皮具有解郁安神、活血消肿的功效。可主治心神不宁、忧郁、烦躁失眠、夜盲、跌扑损伤、血瘀肿痛、肺痈、疮痈肿毒等。

【用法用量】煎服，6~12克；外用适量。

【使用注意】孕妇慎用。

【主要来源】本品为豆科植物合欢的干燥树皮。

【形态特征】落叶乔木；树皮灰黑色，小枝有棱角；叶镰状长圆形，两侧极偏斜；头状花序于枝端排成圆锥花序；花冠漏斗状。

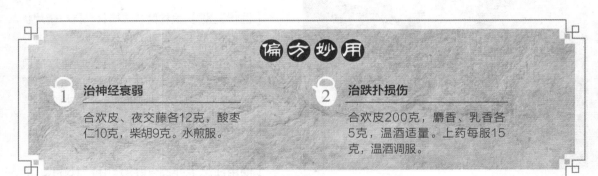

偏方妙用

1 治神经衰弱

合欢皮、夜交藤各12克，酸枣仁10克，柴胡9克。水煎服。

2 治跌扑损伤

合欢皮200克，麝香、乳香各5克，温酒适量。上药每服15克，温酒调服。

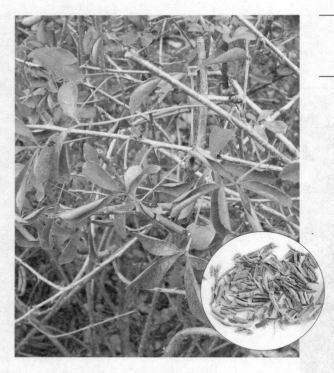

五加皮

【别名】南五加皮、五谷皮等。

【性味归经】性温，味辛、苦。归肝、肾经。

【形态特征】落叶灌木；枝无刺或于叶柄基部单生扁平的刺；掌状复叶，倒卵形或倒披针形；伞形花序腋生或单生于短枝上；花小。

【性状鉴别】根皮呈不规则卷筒状；有稍扭曲的纵皱纹；味微辣而苦。

【功能主治】五加皮具有祛风湿、补肝肾、强筋骨、利水消肿的功效。可主治风湿痹痛、腰膝疼痛、经脉拘挛、小便不利等。

【用法用量】煎服，4.5~9克；酒浸或入丸、散。

【使用注意】阴虚火旺者慎用。

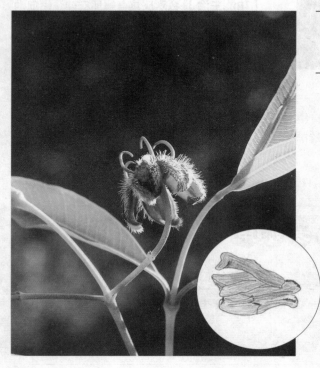

香加皮

【别名】北五加皮、杠柳皮等。

【性味归经】性温，味辛、苦，有毒。归肝、肾、心经。

【形态特征】落叶蔓生灌木；全体含乳汁；茎深紫红色或灰棕色；叶片披针形或长圆状披针形，全缘；聚伞花序腋生，花冠黄绿色。

【性状鉴别】呈卷筒状或槽状；具有鳞片状可剥落的栓皮；有浓郁的特殊香气。

【功能主治】香加皮具有利水消肿、祛风湿、强筋骨的功效。可主治风寒湿痹、腰膝酸软、关节拘挛疼痛、小便不利、下肢水肿等。

【用法用量】煎服，3~6克；酒浸或入丸、散。

【使用注意】本品有毒，服用不宜过量。

地骨皮

【别名】枸杞根、枸杞根皮等。

【生长分布】主产于河北、宁夏、甘肃等地。

【性味归经】性寒，味甘。归肺、肝、肾经。

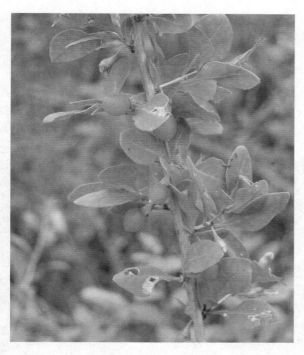

【主要来源】本品为茄科植物枸杞或宁夏枸杞的干燥根皮。

【形态特征】落叶灌木；枝条细长，常弯曲或俯垂；叶互生或簇生于短枝上，叶片全缘；花常簇生于叶腋；花萼钟状；花冠淡紫色，边缘具缘毛。

【采收加工】春初或秋后采挖根部，洗净，剥取根皮，晒干。

【性状鉴别】呈筒状或槽状；外表面灰黄色至棕黄色；内表面黄白色至灰黄色。

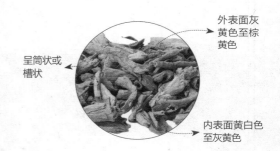

外表面灰黄色至棕黄色

呈筒状或槽状

内表面黄白色至灰黄色

【功能主治】地骨皮具有凉血除蒸、清肺降火的功效。可主治肺热咳喘、气逆不降、血热妄行的吐血、鼻出血、阴虚发热、低热不退、盗汗骨蒸等。

【用法用量】煎服，9~15克。

【使用注意】外感风寒发热及脾虚便溏者不宜使用。

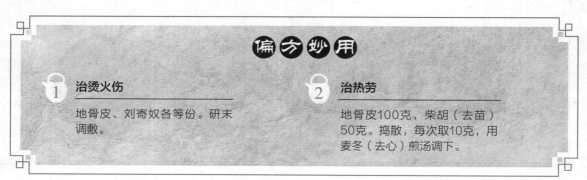

偏方妙用

1 治烫火伤

地骨皮、刘寄奴各等份。研末调敷。

2 治热劳

地骨皮100克，柴胡（去苗）50克。捣散，每次取10克，用麦冬（去心）煎汤调下。

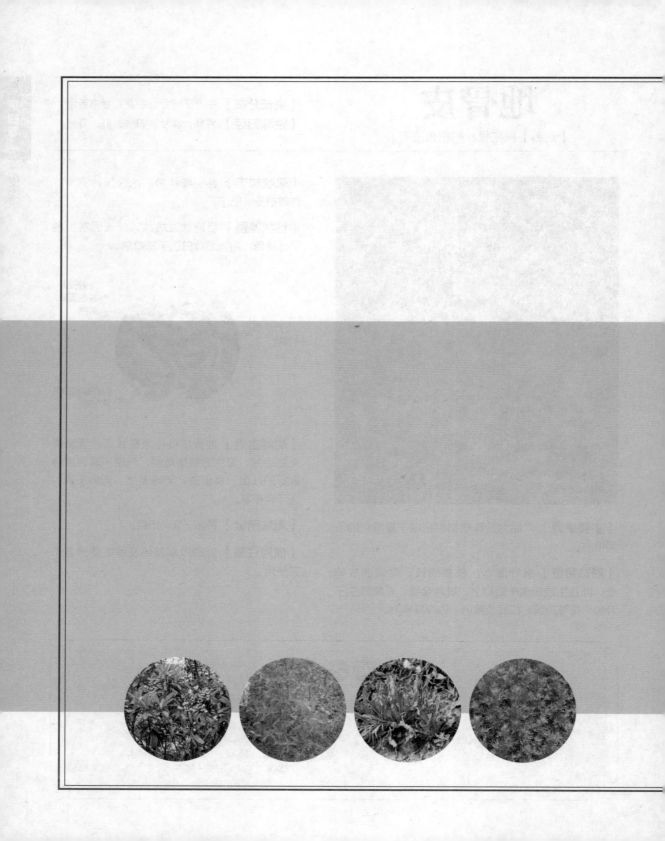

第五章 叶类

叶类中药是指以植物叶入药的药材。一般多用完整且已长成的叶，也有的只用嫩叶，如箬竹叶；大多为单叶，少数为复叶的小叶片，如番泻叶；有时为带叶的嫩枝梢，如侧柏叶等。

罗布麻叶

【别名】红根草、野茶叶等。

【生长分布】主产于东北、西北、华北等地。

【性味归经】性凉，味甘、苦。归肝经。

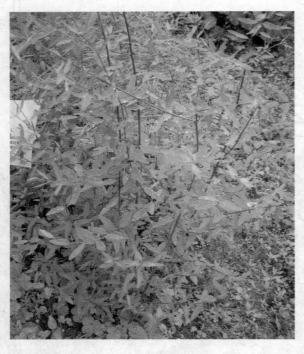

【采收加工】夏季采收，除去杂质，干燥。

【性状鉴别】表面淡绿色或灰绿色；边缘具细锯齿；叶脉于下表面突起。

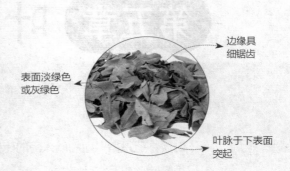

边缘具细锯齿

表面淡绿色或灰绿色

叶脉于下表面突起

【主要来源】本品为夹竹桃科植物罗布麻的干燥叶。

【形态特征】直立半灌木；有乳汁；叶常对生，椭圆状披针形或长圆形，叶缘具细锯齿；叶柄短；聚伞花序生于茎端或分枝上；花冠粉红色或浅紫红色。

【功能主治】罗布麻叶具有平抑肝阳、清热利尿的功效。可主治肝阳眩晕、心悸失眠、水肿尿少、高血压、神经衰弱、肾炎水肿等。

【用法用量】水煎，6～12克。

【使用注意】脾虚慢惊者慎用。

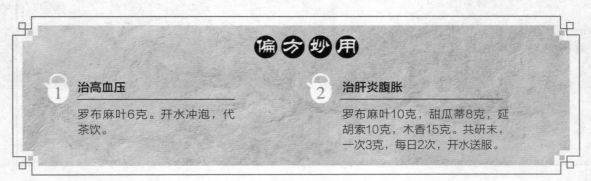

偏方妙用

1 治高血压

罗布麻叶6克。开水冲泡，代茶饮。

2 治肝炎腹胀

罗布麻叶10克，甜瓜蒂8克，延胡索10克，木香15克。共研末，一次3克，每日2次，开水送服。

艾叶

【别名】艾蒿、艾等。

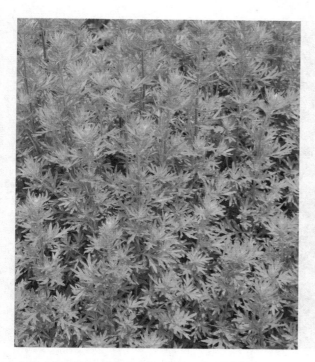

【主要来源】本品为菊科植物艾的干燥叶。

【形态特征】多年生草本；茎直立，密被茸毛；茎中部叶卵状三角形或椭圆形，有柄，边缘具不规则的锯齿；头状花序排成复总状；花冠筒状，带红色。

【生长分布】主产于山东、安徽、湖北、河北等地。

【性味归经】性温，味苦、辛，有小毒。归肝、脾、肾经。

【采收加工】夏季花未开时采摘，除去杂质，晒干或阴干。

【性状鉴别】上表面灰绿色或深黄绿色；下表面密生灰白色茸毛；气清香。

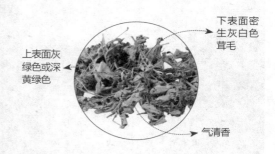

下表面密生灰白色茸毛

上表面灰绿色或深黄绿色

气清香

【功能主治】艾草具有温经止血、散寒调经、安胎的功效。可主治月经失调、痛经、胎动不安及多种出血症等。

【用法用量】煎服，3~10克；外用适量；温经止血宜炒炭用，其余生用。

【使用注意】阴虚血热者及宿有失血病者慎用。

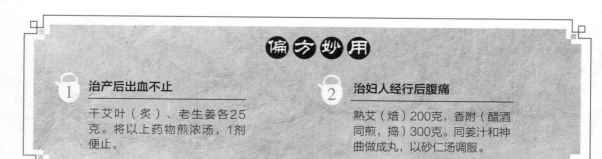

偏方妙用

1 治产后出血不止

干艾叶（炙）、老生姜各25克。将以上药物煎浓汤，1剂便止。

2 治妇人经行后腹痛

熟艾（焙）200克，香附（醋酒同煎，捣）300克。同姜汁和神曲做成丸，以砂仁汤调服。

淫羊藿

【别名】仙灵脾、牛角花等。

【生长分布】主产于陕西、辽宁、山西、四川等地。

【性味归经】性温，味辛、甘。归肝、肾经。

【采收加工】夏、秋两季茎叶茂盛时采收，除去粗梗及杂质，晒干或阴干。

【性状鉴别】叶片近革质；边缘具黄色刺毛状细锯齿；两侧小叶基部明显偏斜。

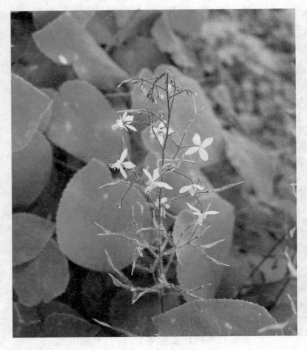

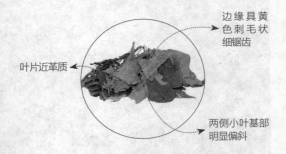

叶片近革质

边缘具黄色刺毛状细锯齿

两侧小叶基部明显偏斜

【功能主治】淫羊藿具有补肾阳、强筋骨、祛风湿的功效。可主治肾阳虚衰、阳痿尿频、腰膝无力、遗精、风寒湿痹、肢体麻木等。

【用法用量】煎服，3~9克。

【使用注意】阴虚火旺者不宜服用。

【主要来源】本品为小檗科植物淫羊藿、箭叶淫羊藿、柔毛淫羊藿或朝鲜淫羊藿的干燥叶。

【形态特征】多年生草本；根茎匍匐；叶片卵形、狭卵形至卵状披针形，先端急尖，边缘有细刺毛；花多数，聚成总状花序或下部分枝而成圆锥花序；花小。

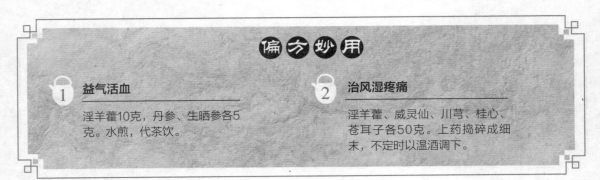

偏方妙用

1 益气活血

淫羊藿10克，丹参、生晒参各5克。水煎，代茶饮。

2 治风湿疼痛

淫羊藿、威灵仙、川芎、桂心、苍耳子各50克。上药捣碎成细末，不定时以温酒调下。

大青叶

【别名】菘蓝叶等。

【生长分布】主产于江苏、陕西、安徽等地。

【性味归经】性寒，味苦。归心、胃经。

【采收加工】夏、秋两季分2~3次采收，除去杂质，晒干。

【性状鉴别】多皱缩卷曲；先端钝；基部狭窄下延至叶柄呈翼状。

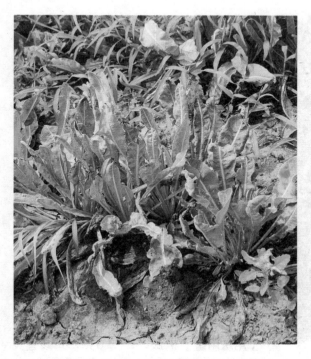

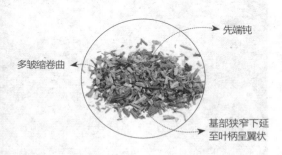

先端钝

多皱缩卷曲

基部狭窄下延至叶柄呈翼状

【主要来源】本品为十字花科植物菘蓝的干燥叶。

【形态特征】二年生草本；根肥厚，近圆锥形；基生叶莲座状，叶片长圆形至宽倒披针形，先端钝尖；总状花序顶生或腋生，在枝顶组成圆锥状。

【功能主治】大青叶具有清热解毒、凉血消斑的功效。可主治热入营血、气血两燔、高热神昏、发斑发疹、发热头痛、喉痹口疮、痄腮丹毒等。

【用法用量】煎服，9~15克，鲜品30~60克；外用适量。

【使用注意】脾胃虚寒者忌用。

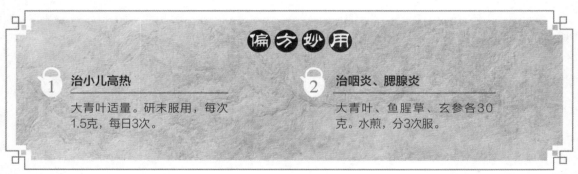

偏方妙用

1 治小儿高热

大青叶适量。研末服用，每次1.5克，每日3次。

2 治咽炎、腮腺炎

大青叶、鱼腥草、玄参各30克。水煎，分3次服。

枇杷叶

【别名】芦桔叶、巴叶等。

【生长分布】主产于广东、江苏、浙江、福建、湖北等地。

【性味归经】性微寒，味苦。归肺、胃经。

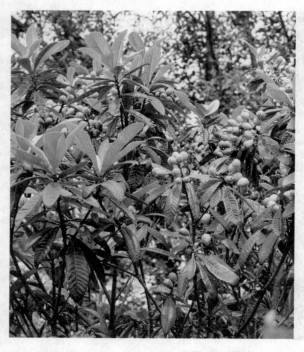

【采收加工】全年均可采收，晒至七八成干时扎成小把，晒干。

【性状鉴别】长圆形或倒卵形；边缘有疏锯齿；下表面密被黄色茸毛。

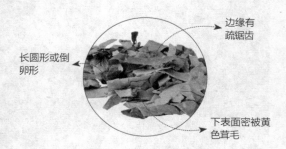

边缘有疏锯齿

长圆形或倒卵形

下表面密被黄色茸毛

【功能主治】枇杷叶具有清肺止咳、降逆止呕的功效。可主治肺热咳嗽、咳痰不爽、口干舌红、气逆喘急、胃热呕吐、呃逆等。

【用法用量】煎服，5～10克；止咳宜炙用，止呕宜生用。

【使用注意】胃寒呕吐、风寒咳嗽者忌用。

【主要来源】本品为蔷薇科植物枇杷的干燥叶。

【形态特征】常绿小乔木；小枝粗壮，被锈色茸毛；叶具短柄或近无柄，边缘具疏锯齿；圆锥花序顶生，密被锈色茸毛；花密集，花瓣白色，卵形。

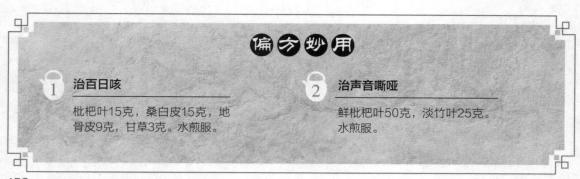

偏方妙用

1 治百日咳

枇杷叶15克，桑白皮15克，地骨皮9克，甘草3克。水煎服。

2 治声音嘶哑

鲜枇杷叶50克，淡竹叶25克。水煎服。

番泻叶

【别名】泻叶、泡竹叶等。

【生长分布】主产于印度、埃及。

【性味归经】性寒，味甘、苦。归大肠经。

【采收加工】春季开花时采收，除去泥沙，晒干。

【性状鉴别】呈长卵形或卵状披针形；叶基稍不对称；气微弱而特异。

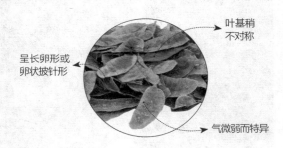

呈长卵形或卵状披针形

叶基稍不对称

气微弱而特异

【功能主治】番泻叶具有泻下通便的功效。可主治热结积滞、便秘腹痛、腹水肿胀、习惯性便秘及老年便秘等。

【用法用量】温开水泡服，1.5～3克；煎服，2～6克，宜后下。

【使用注意】妇女哺乳期、月经期及孕妇忌用。

【主要来源】本品为豆科植物狭叶番泻或尖叶番泻的干燥小叶。

【形态特征】小灌木；叶具短柄，披针形，两面疏被毛或近无毛；总状花序腋生；花瓣黄色，倒卵形；子房具柄，疏被毛。

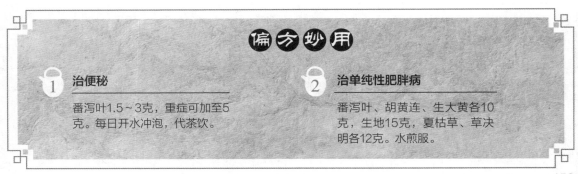

偏方妙用

1 治便秘

番泻叶1.5～3克，重症可加至5克。每日开水冲泡，代茶饮。

2 治单纯性肥胖病

番泻叶、胡黄连、生大黄各10克，生地15克，夏枯草、草决明各12克。水煎服。

紫苏叶

【别名】苏叶、赤苏等。

【生长分布】主产于江苏、浙江、河南等地。

【性味归经】性温，味辛。归肺、脾经。

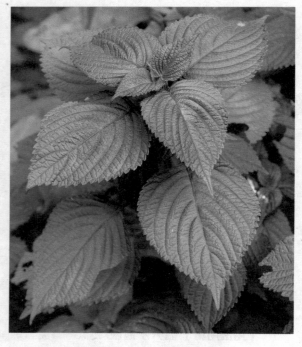

【采收加工】夏、秋两季开花前分次采收，除去杂质，晒干。

【性状鉴别】表面暗绿色；两面均疏生茸毛；边缘具圆锯齿。

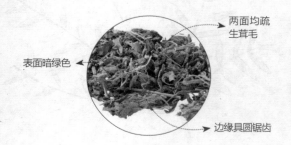

两面均疏
生茸毛

表面暗绿色

边缘具圆锯齿

【功能主治】紫苏叶具有解表散寒、行气和胃的功效。可主治风寒感冒、恶心呕逆、胸脘满闷、咳喘痰多、脾胃气滞、头痛、鱼蟹中毒等。

【用法用量】煎服，5~9克，不宜久煎。

【使用注意】脾虚大便稀薄、腹泻、气虚者忌用；阴虚喘咳者慎用。

【主要来源】本品为唇形科植物紫苏的干燥叶（或带嫩枝）。

【形态特征】一年生草本；茎多分枝，紫色、绿紫色或绿色，钝四棱形，密被长茸毛；叶对生；轮伞花序顶生和腋生；花萼钟状，外表面下部有黄色腺点。

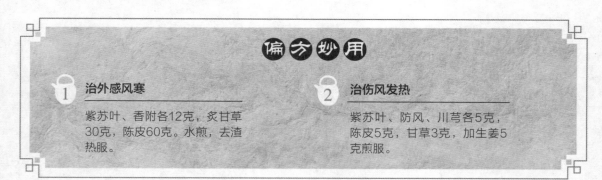

偏方妙用

1 治外感风寒

紫苏叶、香附各12克，炙甘草30克，陈皮60克。水煎，去渣热服。

2 治伤风发热

紫苏叶、防风、川芎各5克，陈皮5克，甘草3克，加生姜5克煎服。

枸骨叶

【别名】功劳叶、羊角刺等。

【性味归经】性凉，味苦。归肝、肾经。

【形态特征】常绿小乔木或灌木；树皮灰白色，平滑；叶互生，硬革质，近方形；叶柄短；花杂性，簇生于二年生枝上；花瓣黄绿色，基部愈合。

【性状鉴别】类长方形或矩圆状长方形；先端具3枚较大的硬刺齿；边缘稍反卷。

【功能主治】枸骨叶具有清热养阴、平肝、益肾的功效。可主治肺痨咯血、骨蒸潮热、头晕目眩、高血压等。

【用法用量】煎服，9~15克。

【使用注意】脾胃虚寒及肾阳不足者慎用。

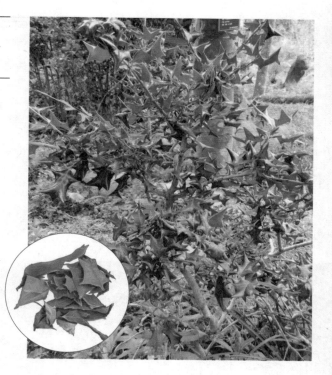

石韦

【别名】石剑、石兰等。

【性味归经】性微寒，味甘、苦。归肺、膀胱经。

【形态特征】多年生草本；根茎细长，如铁丝横走，密被披针形鳞片；叶疏生；叶柄棕色，略呈四棱形，基部有关节，被星状毛；叶片革质，主脉明显。

【性状鉴别】上表面灰绿色或黄绿色；背面被灰棕色或红棕色星状毛；主脉明显。

【功能主治】石韦具有利尿通淋、清肺止咳、凉血止血的功效。可主治淋痛、尿路结石、肾炎、痢疾、慢性气管炎、痈疽等。

【用法用量】煎服，6~12克。

【使用注意】阴虚及无湿热者忌用。

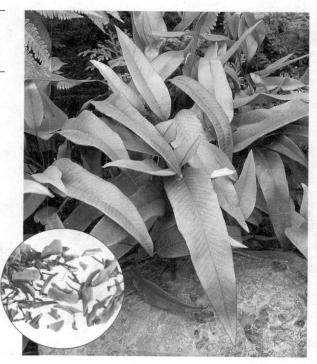

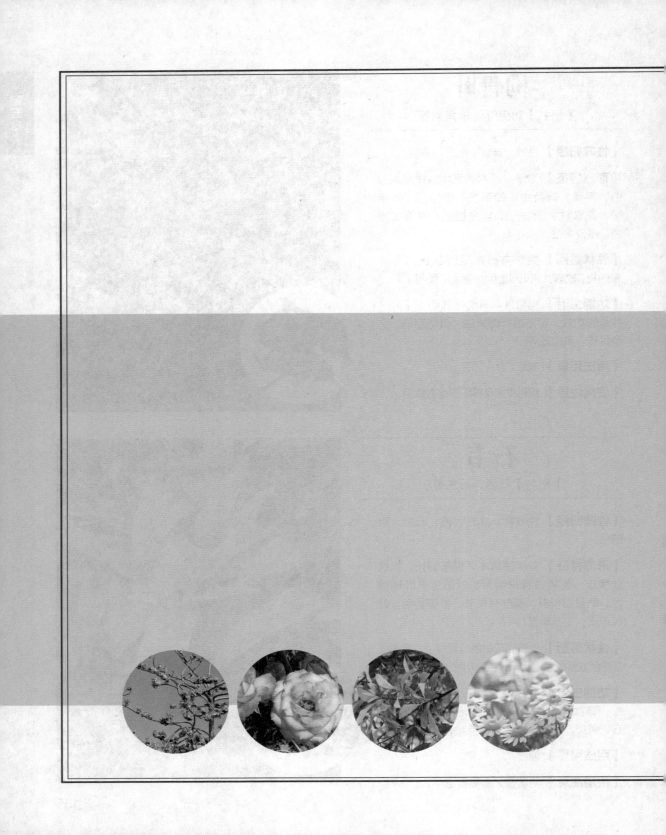

第六章 花类

花类中药是以植物花入药的药材总称，药用部位主要包括完整的花、花序或花的某一部分。完整的花多数为尚未开放的花蕾，如辛夷、丁香、槐花；少部分为开放的花和花序，如菊花、旋覆花、款冬花；药用仅为花的某一部分的，如西红花为柱头，莲须为雄蕊，玉米须为花柱，松花粉、蒲黄等则为花粉粒等。

辛夷

【别名】迎春、木笔花等。

【生长分布】主产于河南、安徽、四川、浙江等地。

【性味归经】性温，味辛。归肺、胃经。

【采收加工】冬末春初花蕾期时采收，除去枝梗，阴干。

【性状鉴别】状似毛笔头；基部常具短梗；苞片外表面密被灰白色或灰绿色茸毛。

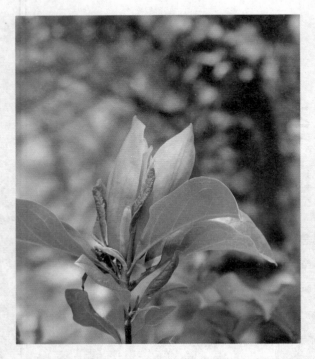

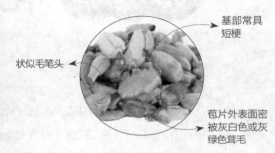

状似毛笔头

基部常具短梗

苞片外表面密被灰白色或灰绿色茸毛

【功能主治】辛夷有散风寒、通鼻窍的作用。可主治外感风寒、肺窍郁闭、恶寒发热、鼻渊头痛、鼻塞流涕、肺胃郁热等。

【主要来源】本品为木兰科植物望春花、玉兰或武当玉兰的干燥花蕾。

【形态特征】落叶乔木；树皮淡灰色，平滑；叶片长圆状披针形或卵状披针形，先端渐尖，两面无毛；花先叶开放，单生幼枝顶，芳香。

【用法用量】煎服，3～9克；本品有毛，入汤剂宜用纱布包煎。

【使用注意】鼻病因于阴虚火旺者忌用。

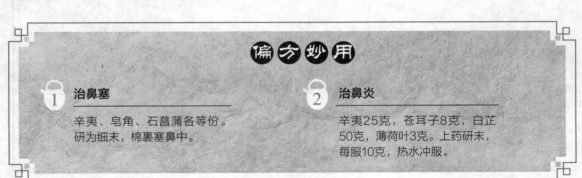

偏方妙用

1 治鼻塞

辛夷、皂角、石菖蒲各等份。研为细末，棉裹塞鼻中。

2 治鼻炎

辛夷25克，苍耳子8克，白芷50克，薄荷叶3克。上药研末，每服10克，热水冲服。

玫瑰花

【别名】徘徊花、刺玫花等。

【生长分布】主产于江苏、浙江、福建、四川等地。

【性味归经】性温，味甘、微苦。归肝、脾经。

【采收加工】春末夏初花将开放时分批采摘，除去花柄及蒂，用文火迅速烘干或阴干。

【性状鉴别】略呈球形或卵形；花托壶形或半球形；香气浓郁。

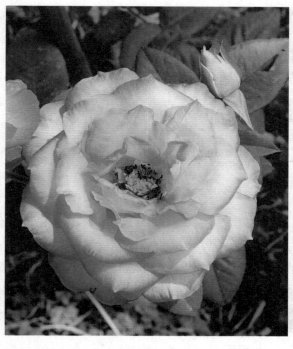

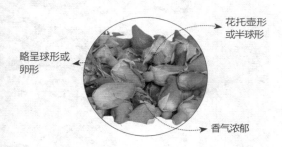

花托壶形或半球形

略呈球形或卵形

香气浓郁

【功能主治】玫瑰花具有疏肝解郁、活血止痛的功效。可主治胸膈满闷、胃脘痛、乳房胀痛、月经失调、赤白带下、泄泻痢疾、跌扑损伤、痈肿等。

【主要来源】本品为蔷薇科植物玫瑰的干燥花蕾。

【形态特征】小灌木；茎直立，粗壮，丛生，多分枝，疏生皮刺，密被刺毛；叶卵状椭圆形，边缘有细锯齿；花单生或聚生茎顶，花梗有茸毛和腺毛。

【用法用量】煎服，1.5~6克。

【使用注意】阴虚有火者忌用。

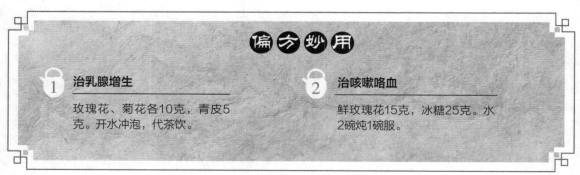

偏方妙用

1 治乳腺增生

玫瑰花、菊花各10克，青皮5克。开水冲泡，代茶饮。

2 治咳嗽咯血

鲜玫瑰花15克，冰糖25克。水2碗炖1碗服。

木棉花

【别名】琼枝、英雄树等。

【生长分布】主产于广东、广西、福建、台湾等地。

【性味归经】性凉，味甘、淡。归大肠经。

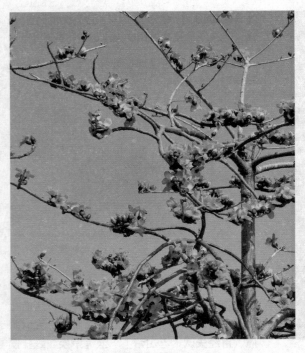

【采收加工】春季采收盛开花朵，晒干或烘干。

【性状鉴别】外表棕黄色或深棕色；内面被灰黄色短茸毛；具不规则纵皱纹。

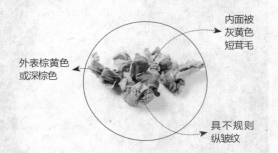

内面被灰黄色短茸毛

外表棕黄色或深棕色

具不规则纵皱纹

【功能主治】木棉花具有清热利湿、解毒、止血的功效。可主治泄泻、痢疾、血崩、疮毒、金创出血等。

【主要来源】本品为木棉科植物木棉的干燥花。

【用法用量】水煎服，6~9克；或研末服用。

【形态特征】大乔木；干和枝有短而大的圆锥形刺；叶具柄，薄革质，矩圆形至椭圆状矩圆形；花大，红色，聚生于枝的近顶端；花瓣肉质，两面多被星状茸毛。

【使用注意】虚寒体质者不宜服用。

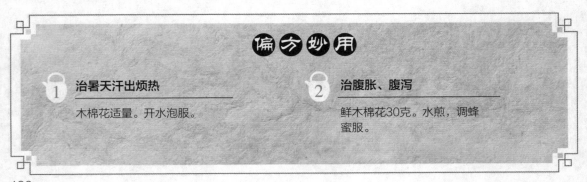

偏方妙用

1 治暑天汗出烦热

木棉花适量。开水泡服。

2 治腹胀、腹泻

鲜木棉花30克。水煎，调蜂蜜服。

合欢花

【别名】夜合花等。

【生长分布】 主产于辽宁、河北、河南、陕西等地。

【性味归经】 性平，味甘。归心、肝经。

【采收加工】 夏季花蕾形成时采收，迅速晒干，2~3天后花由红白色转变成黄褐色即可。

【性状鉴别】 全体密被毛茸；呈淡黄色或黄褐色；无花梗或几无花梗。

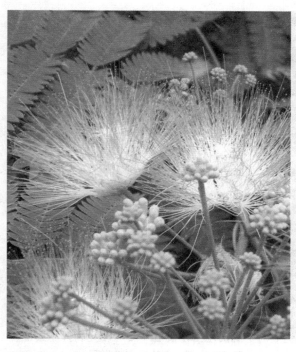

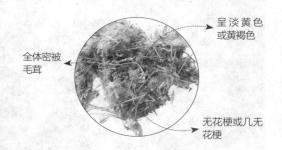

呈淡黄色或黄褐色

全体密被毛茸

无花梗或几无花梗

【功能主治】 合欢花有解郁安神的功效。可主治虚烦不眠、抑郁不舒、健忘多梦、风火眼等。

【用法用量】 煎服，5~10克；或入丸、散。

【使用注意】 阴虚津伤者慎用。

【主要来源】 本品为豆科植物合欢的干燥花蕾或花序。

【形态特征】 落叶乔木；树皮黑褐色，不裂或浅裂；枝绿棕色，皮孔明显；叶镰刀形或长圆形，先端锐尖；头状花序多数，生于新枝的顶端，成伞状排列。

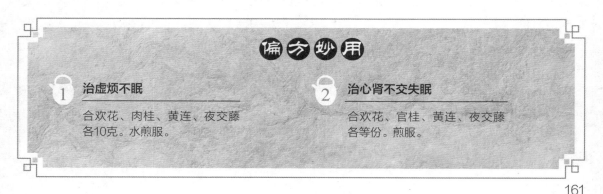

偏方妙用

1 治虚烦不眠

合欢花、肉桂、黄连、夜交藤各10克。水煎服。

2 治心肾不交失眠

合欢花、官桂、黄连、夜交藤各等份。煎服。

槐花

【别名】槐蕊、洋槐花等。

【生长分布】主产于辽宁、河北、河南、山东等地。

【性味归经】性微寒，味苦。归肝、大肠经。

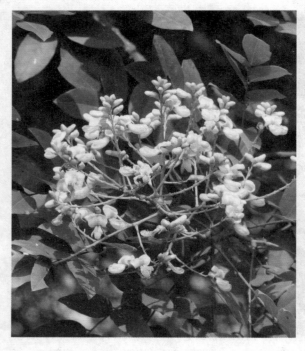

【采收加工】夏季花开放时采收，除去花序的枝、梗及杂质，及时干燥。

【性状鉴别】黄色或黄白色；皱缩而卷曲；花瓣多散落。

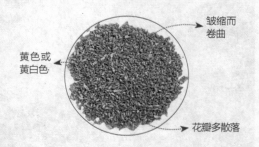

皱缩而卷曲

黄色或黄白色

花瓣多散落

【功能主治】槐花具有凉血止血、清肝泻火的功效。可主治痔血、血痢、血淋、崩漏、鼻出血、肝火头痛、目赤肿痛、喉痹、失音等。

【用法用量】煎服，6～15克；外用适量；止血多炒炭用，清热泻火宜生用。

【使用注意】脾胃虚寒及阴虚发热而无实火者慎用。

【主要来源】本品为豆科植物槐的干燥花及花蕾。

【形态特征】落叶乔木；叶卵形或卵状披针形，下面灰白色，疏生短茸毛；圆锥花序顶生，花梗被毛；花冠乳白色，旗瓣阔心形，具短爪，有紫脉。

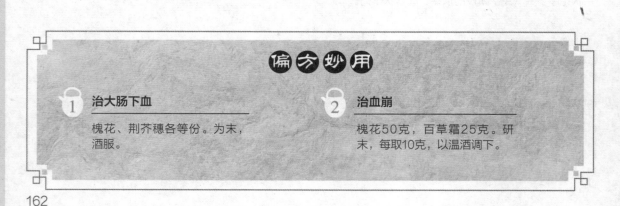

偏方妙用

1 治大肠下血

槐花、荆芥穗各等份。为末，酒服。

2 治血崩

槐花50克，百草霜25克。研末，每取10克，以温酒调下。

丁香

【别名】公丁香、丁子香等。

【生长分布】主产于坦桑尼亚、马来西亚、印度等国。我国广东、海南等地也有栽培。

【性味归经】性温，味辛。归脾、胃、肺、肾经。

【采收加工】于9月至次年3月，花蕾由绿转红时采收，晒干。

【性状鉴别】略呈研棒状；花冠圆球形；萼筒圆柱状，略扁；气芳香浓烈。

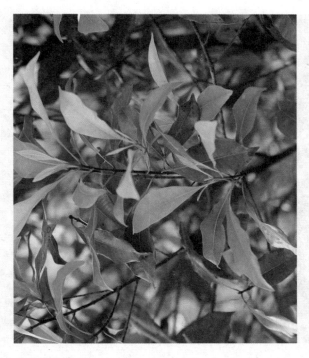

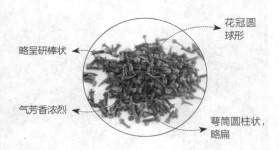

略呈研棒状

气芳香浓烈

花冠圆球形

萼筒圆柱状，略扁

【功能主治】丁香有温中降逆、散寒止痛、温肾助阳的功效。可主治胃寒胀痛、吐泻、脘腹冷痛、阳痿、宫冷、口臭、牙痛、痹痛等。

【用法用量】煎服，1～3克；外用适量。

【使用注意】热证及阴虚内热者忌用；畏郁金。

【主要来源】本品为桃金娘科植物丁香的干燥花蕾。

【形态特征】多年生常绿乔木；树皮灰色而光滑；叶革质，卵状长椭圆形至披针形；花顶生，集成聚伞形圆锥花序；花萼筒状，肉质肥厚，有油腺。

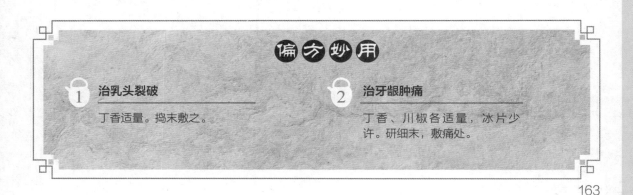

偏方妙用

1 治乳头裂破

丁香适量。捣末敷之。

2 治牙龈肿痛

丁香、川椒各适量，冰片少许。研细末，敷痛处。

金银花

【别名】忍冬花、双花、二宝花等。

【生长分布】主产于河南、山东等地。

【性味归经】性寒，味甘。归肺、心、胃经。

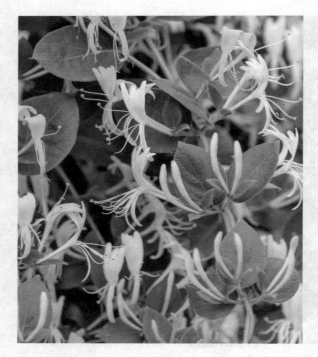

【采收加工】5～6月采未开放的花蕾或初开的花，置通风处阴干或摊成薄层晒干。

【性状鉴别】黄白色或绿白色；上粗下细，略弯曲；表面密被短茸毛。

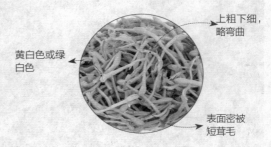

黄白色或绿白色

上粗下细，略弯曲

表面密被短茸毛

【功能主治】金银花具有清热解毒、疏散风热的功效。可主治痈肿疔疮、肠痈腹痛、外感风热、温病初起、热毒血痢、咽喉肿痛、痱子等。

【主要来源】本品为忍冬科植物忍冬的干燥花蕾或带初开的花。

【形态特征】多年生半常绿木质藤本；老茎棕褐色，幼枝绿色，密被茸毛；叶卵形；花成对腋生；花冠初开时白色，后变黄色；花冠筒细长。

【用法用量】煎服，6～15克；疏散风热、清泄里热以生品为佳，炒炭宜用于热毒血痢。

【使用注意】脾胃虚寒及气虚疮疡脓清者忌用。

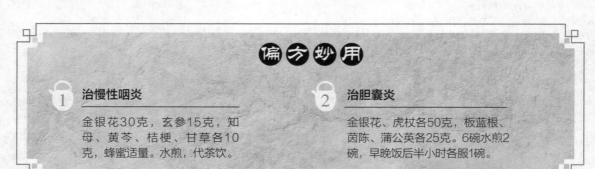

偏方妙用

1 治慢性咽炎

金银花30克，玄参15克，知母、黄芩、桔梗、甘草各10克，蜂蜜适量。水煎，代茶饮。

2 治胆囊炎

金银花、虎杖各50克，板蓝根、茵陈、蒲公英各25克。6碗水煎2碗，早晚饭后半小时各服1碗。

谷精草

【别名】文星草、珍珠草等。

【性味归经】性平，味辛、甘。归肝、胃经。

【形态特征】一年生草本；叶簇生，线状披针形，先端稍钝，无毛；花茎多数，簇生，鞘部筒状，上部斜裂；头状花序半球形。

【性状鉴别】花茎呈淡黄绿色；头状花序呈半球形；揉碎后可见多数黑色花药。

【功能主治】谷精草具有疏散风热、明目、退翳的功效。可主治风热上攻所致的目赤肿痛、羞明多泪、眼生翳膜、风热头痛等。

【用法用量】煎服，5~10克。

【使用注意】阴虚血亏之眼疾者不宜使用。

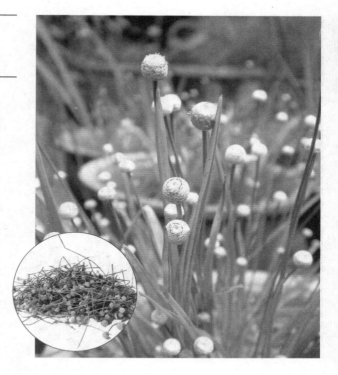

鸡冠花

【别名】鸡公花、鸡冠头等。

【性味归经】性凉，味甘、涩。归肝、大肠经。

【形态特征】一年生草本；全株无毛；茎直立，粗壮，绿色或带红色；叶卵状披针形或长椭圆形，先端渐尖；花序扁平，鸡冠状，顶生。

【性状鉴别】呈鸡冠状；表面红色、紫红色或黄白色；中部以下密生多数小花。

【功能主治】鸡冠花具有收敛止带、止血、止痢的功效。可主治脾虚带下、湿热带下、崩漏、便血、痔疮出血、赤白下痢、久痢等。

【用法用量】煎服，6~12克。

【使用注意】瘀血阻滞崩漏及湿热下痢初起兼有寒热表证者不宜使用。

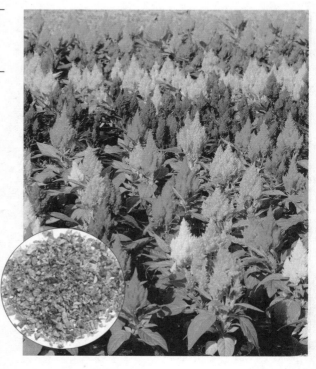

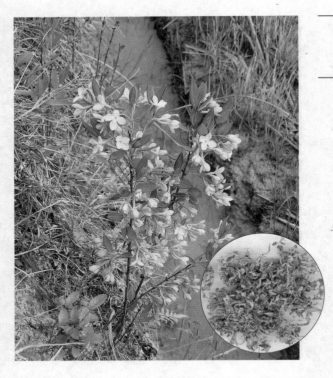

芫花

【别名】芫条花、头痛花等。

【性味归经】性温，味苦、辛，有毒。归肺、脾、肾经。

【形态特征】落叶灌木；枝条稍带黄绿色或紫褐色；叶柄短，有灰色短茸毛；花先叶开放，以侧生为多，无味；花梗短，被灰黄色茸毛。

【性状鉴别】呈棒槌状；表面淡紫色或灰绿色；密被短茸毛。

【功能主治】芫花具有泻水逐饮、祛痰止咳、杀虫疗疮的功效。可主治胸胁停饮、水肿、咳嗽痰喘、头疮、顽癣、痈肿等。

【用法用量】煎服，1.5～3克；亦可外用。

【使用注意】虚弱者及孕妇忌用；不宜与甘草同用。

洋金花

【别名】曼陀罗花、风茄花等。

【性味归经】性温，味辛，有大毒。归肺、肝经。

【形态特征】一年生粗壮草本；叶片卵形至广卵形，全缘或有波状齿；花单生；花萼筒状。

【性状鉴别】多皱缩成条状；表面微有茸毛。

【功能主治】洋金花具有平喘止咳、镇痛、解痉的功效。可主治哮喘咳嗽、心腹疼痛、风湿痹痛、跌扑损伤、麻醉、慢惊风等。

【用法用量】入丸、散，0.3～0.6克；外用适量，煎汤洗或研末外敷。

【使用注意】外感及痰热咳喘、青光眼、高血压、心动过速者忌用。

旋覆花

【别名】金佛花、金福花等。

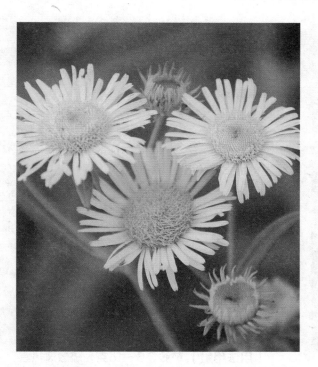

【主要来源】本品为菊科植物旋覆花或欧亚旋覆花的干燥头状花序。

【形态特征】多年生草本；根茎短，横走或斜生，具须根；叶端尖，无柄，上面有疏毛或近无毛，下面有疏伏毛；单生或数个排列成疏散伞房花序。

【生长分布】主产于河南、河北、江苏、浙江等地。

【性味归经】性微温，味苦、辛、咸。归肺、肝、胃经。

【采收加工】夏、秋两季开花时采收，除去杂质，阴干或晒干。

【性状鉴别】花序呈类球形或扁球形；花梗表面被白色茸毛；管状花呈棕黄色。

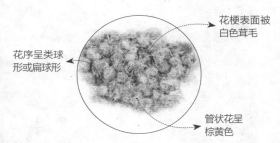

花梗表面被白色茸毛

花序呈类球形或扁球形

管状花呈棕黄色

【功能主治】旋覆花具有降气化痰、降逆止呕的功效。可主治胸中痰结、胁下胀满、咳喘痰多、胸膈痞满、呃逆、噫气不除、呕吐、风火牙痛等。

【用法用量】煎服，3~9克；宜用纱布包煎。

【使用注意】阴虚劳嗽、津伤燥咳者忌用。

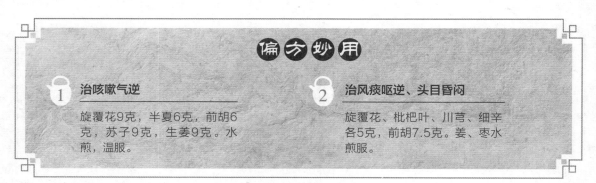

偏方妙用

1 治咳嗽气逆

旋覆花9克，半夏6克，前胡6克，苏子9克，生姜9克。水煎，温服。

2 治风痰呕逆、头目昏闷

旋覆花、枇杷叶、川芎、细辛各5克，前胡7.5克。姜、枣水煎服。

菊花

【别名】甘菊花、白菊花等。

【生长分布】主产于浙江、安徽、河南等地。

【性味归经】性微寒，味甘、苦。归肺、肝经。

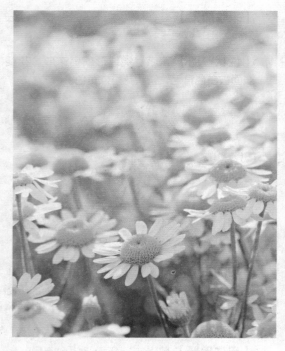

【主要来源】本品为菊科植物菊的干燥头状花序。

【形态特征】多年生草本；茎直立，多分枝，具细毛或茸毛；叶卵形至披针形，边缘有粗锯齿；有叶柄；头状花序单生于枝端或叶腋。

【采收加工】9~11月花盛开时分批采收，阴干或焙干，或熏、蒸后晒干。

【性状鉴别】类白色或黄色；呈不规则球形或扁扇形；气清香。

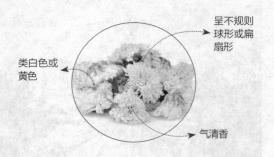

呈不规则球形或扁扇形

类白色或黄色

气清香

【功能主治】菊花具有疏散风热、平抑肝阳、清肝明目、清热解毒的功效。可主治风热感冒、头痛眩晕、目赤肿痛、眼目昏花等。

【用法用量】煎服，6~15克；疏散风热宜用黄菊花，平肝、清肝明目宜用白菊花。

【使用注意】痰湿型、血瘀型高血压患者不宜使用。

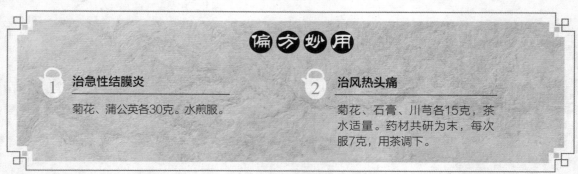

偏方妙用

1 治急性结膜炎

菊花、蒲公英各30克。水煎服。

2 治风热头痛

菊花、石膏、川芎各15克，茶水适量。药材共研为末，每次服7克，用茶调下。

款冬花

【别名】冬花、九九花等。

【生长分布】主产于河南、甘肃、山西、陕西等地。

【性味归经】性温，味辛、微苦。归肺经。

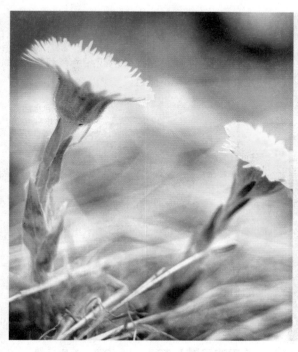

【主要来源】本品为菊科植物款冬的干燥花蕾。

【形态特征】多年生草本；根茎细长，横生；叶阔心形，边缘具波状疏锯齿，下面密生白色茸毛；花黄色，先叶开放。

【采收加工】12月或地冻前当花尚未出土时采挖，除去花梗及泥沙，阴干。

【性状鉴别】单生或2~3个基部连生；撕开后可见白色茸毛；嚼之有棉絮感。

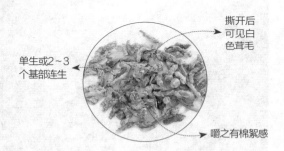

撕开后可见白色茸毛

单生或2~3个基部连生

嚼之有棉絮感

【功能主治】款冬花具有润肺下气、止咳化痰的功效。可主治咳嗽、气喘、肺痿、咳吐痰血等。

【用法用量】煎服，3~9克，或入丸、散；外用适量，研末调敷。

【使用注意】阴虚及肺火盛者慎用。

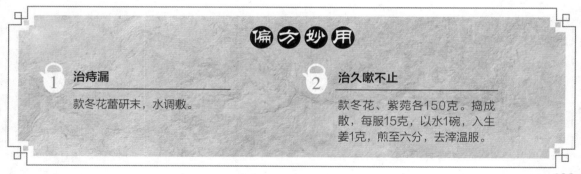

偏方妙用

1 治痔漏

款冬花蕾研末，水调敷。

2 治久嗽不止

款冬花、紫菀各150克。捣成散，每服15克，以水1碗，入生姜1克，煎至六分，去滓温服。

红花

【别名】红蓝花、草红花等。

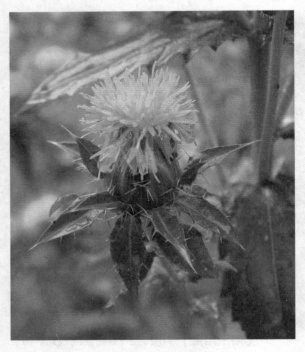

【主要来源】本品为菊科植物红花的干燥花。

【形态特征】一年生草本；茎直立，上部有分枝，表面有细浅槽纹；叶片长椭圆形或卵状披针形；头状花序顶生，排成伞房状。

【生长分布】主产于河南、湖北、四川、云南、浙江等地。

【性味归经】性温，味辛。归心、肝经。

【采收加工】夏季花色由黄转为鲜红时采摘，阴干或微火烘干。

【性状鉴别】表面红黄色或红色；泡水后，水变金黄色，花不褪色。

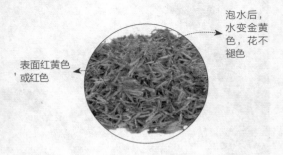

泡水后，水变金黄色，花不褪色

表面红黄色或红色

【功能主治】红花具有活血通经、祛瘀止痛的功效。可主治血滞闭经、痛经、产后瘀滞腹痛、癥瘕积聚、胸痹心痛、血瘀腹痛、胁痛、跌扑损伤等。

【用法用量】煎服，3～10克；外用适量。

【使用注意】孕妇忌用；有出血倾向者慎用。

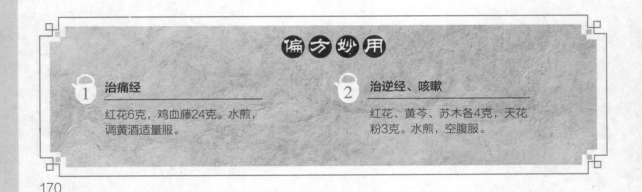

偏方妙用

1 治痛经

红花6克，鸡血藤24克。水煎，调黄酒适量服。

2 治逆经、咳嗽

红花、黄芩、苏木各4克，天花粉3克。水煎，空腹服。

蒲黄

【别名】水蜡烛、香蒲等。

【生长分布】主产于浙江、江苏、安徽、湖北、山东等地。

【性味归经】性平，味甘。归肝、心包经。

【采收加工】夏季采收蒲棒上部的黄色雄性花序，晒干后碾轧，筛取花粉。

【性状鉴别】黄色粉末；手捻有滑腻感；入水不沉。

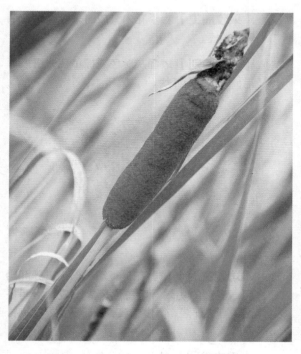

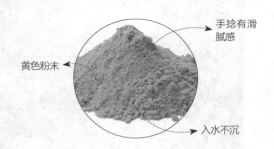

手捻有滑腻感

黄色粉末

入水不沉

【功能主治】蒲黄具有止血、化瘀、利尿的功效。可主治吐血、鼻出血、便血、崩漏、闭经腹痛、产后瘀痛、痛经、跌扑肿痛、血淋涩痛等。

【用法用量】煎服，3~10克，包煎；外用适量，止血多炒用，化瘀、利尿多生用。

【使用注意】劳伤发热、阴虚内热、无瘀血者忌用；孕妇慎用。

【主要来源】本品为香蒲科植物水烛香蒲、东方香蒲或同属植物的干燥花粉。

【形态特征】多年沼泽生草本；根茎匍匐，须根多；叶狭线形，半抱茎；花小，雌雄同株，集合成圆柱状肥厚的穗状花序。

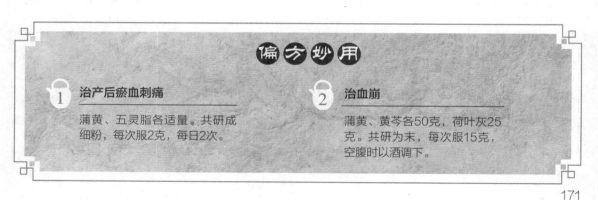

偏方妙用

1 治产后瘀血刺痛

蒲黄、五灵脂各适量。共研成细粉，每次服2克，每日2次。

2 治血崩

蒲黄、黄芩各50克，荷叶灰25克。共研为末，每次服15克，空腹时以酒调下。

密蒙花

【别名】蒙花、黄饭花等。

【生长分布】主产于湖北、四川、陕西、河南等地。

【性味归经】性微寒，味甘。归肝经。

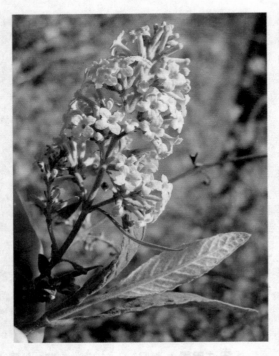

【采收加工】春季花未开放时采收，除去杂质，干燥。

【性状鉴别】表面灰黄色或棕黄色；密被茸毛；花蕾呈短棒状。

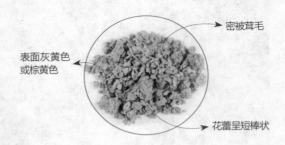

密被茸毛

表面灰黄色
或棕黄色

花蕾呈短棒状

【功能主治】密蒙花具有清热泻火、养肝明目、退翳的功效。可主治风火上攻、羞明多泪、肝火郁滞、眼生翳膜、目暗干涩、视物昏花等。

【用法用量】煎服，3~9克。

【使用注意】目疾属阳虚内寒者慎用。

【主要来源】本品为马钱科植物密蒙花的干燥花蕾及花序。

【形态特征】落叶灌木；小枝略呈四棱形，密被灰白色茸毛；叶长椭圆形至披针形，全缘或有小齿；圆锥花序顶生；花冠淡紫色至白色，略带黄色。

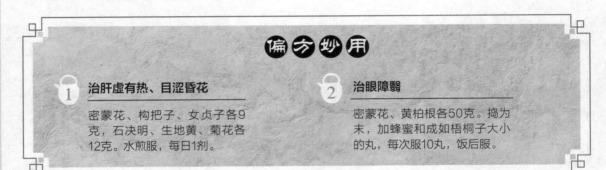

偏方妙用

1 治肝虚有热、目涩昏花

密蒙花、枸杞子、女贞子各9克，石决明、生地黄、菊花各12克。水煎服，每日1剂。

2 治眼障翳

密蒙花、黄柏根各50克。捣为末，加蜂蜜和成如梧桐子大小的丸，每次服10丸，饭后服。

松花粉

【别名】松黄、松花等。

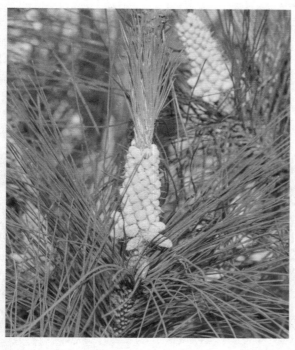

【主要来源】本品为松科植物马尾松、油松或同属数种植物的干燥花粉。

【形态特征】常绿乔木；小枝轮生，红棕色，无毛；冬芽长椭圆形，褐色；雄球花序椭圆形卵状，开后延长成葇荑状，黄色。

【生长分布】主产于江苏、福建、广东、云南等地。

【性味归经】性温，味甘。归肝、脾经。

【采收加工】春季开花时采下雄花穗，晾干后搓取花粉，筛去杂质。

【性状鉴别】淡黄色细粉；手捻有滑润感；体轻，易飞扬。

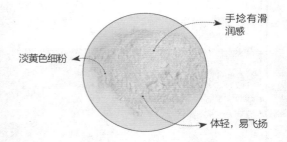

手捻有滑润感

淡黄色细粉

体轻，易飞扬

【功能主治】松花粉具有收敛止血、燥湿敛疮的功效。可主治黄水疮、皮肤湿疹、糜烂、婴儿尿布性皮炎、外伤出血等。

【用法用量】外用调敷，3~5克；也可调服或浸酒饮。

【使用注意】血虚、内热者慎用。

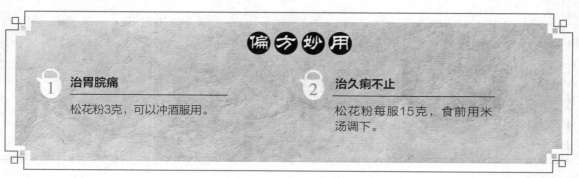

偏方妙用

1 治胃脘痛

松花粉3克，可以冲酒服用。

2 治久痢不止

松花粉每服15克，食前用米汤调下。

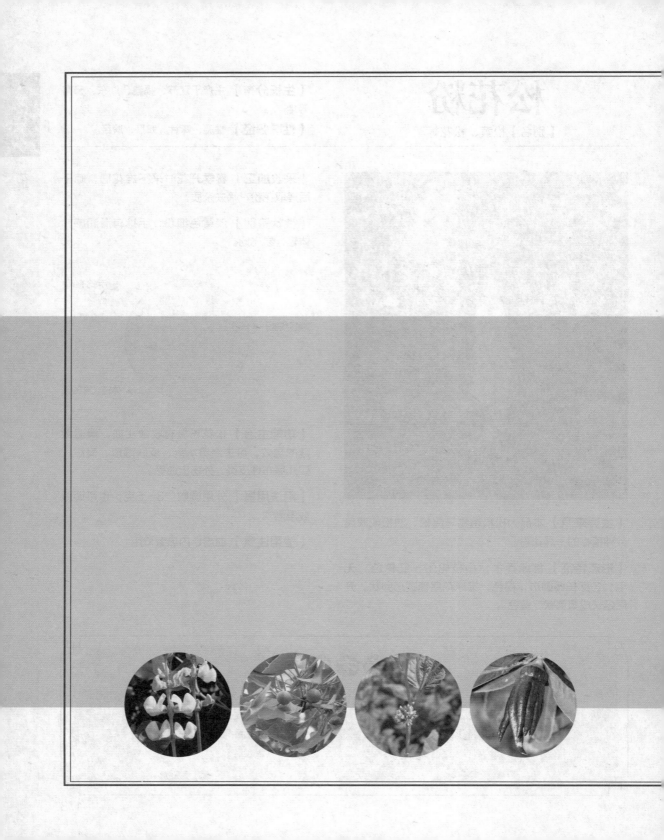

第七章 果实及种子类

　　果实类中药采用成熟、近成熟或未成熟的果实或果实的一部分。多数为完整果实，如五味子、吴茱萸；少数为整个果穗，如桑椹；有的为果实的一部分，如柿蒂、陈皮。

　　种子类中药的药用部位大多是完整的成熟种子，包括种皮和种仁两部分，种仁又包括胚乳和胚；也有不少是用种子的一部分，如莲子心、肉豆蔻；极少数为发酵加工品，如淡豆豉。

　　果实和种子是植物体中两种不同的器官，但在商品药材中并未严格区分，常常是果实、种子一起入药，也有的仅在临用时取出种子。这两类中药材关系密切，故列为一章。

化橘红

【别名】毛橘红、光七爪等。

【生长分布】主产于广东、广西、四川、湖南、湖北等地。

【性味归经】性温，味辛、苦。归肺、脾经。

【采收加工】夏季果实未成熟时采收，置沸水中略烫后，将果皮割成5瓣或7瓣，除去果瓤及部分中果皮，压制成形，干燥。

【性状鉴别】外皮黄绿色；断面外缘有不整齐的下凹油室；气芳香。

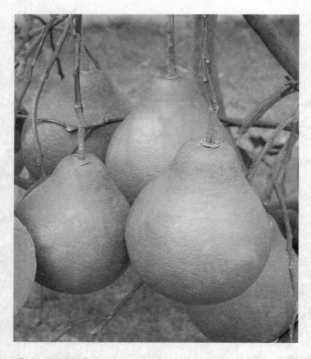

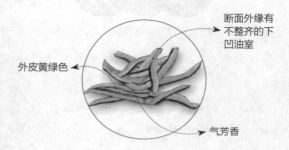

断面外缘有不整齐的下凹油室

外皮黄绿色

气芳香

【主要来源】本品为芸香科植物化州柚或柚的未成熟或近成熟果的干燥外层果皮。

【形态特征】常绿乔木；小枝较扁，被茸毛，有硬刺；叶阔卵形或卵状椭圆形，顶端钝或微凹；花单生于叶腋，甚芳香。

【功能主治】化橘红具有散寒、燥湿、利气、消痰的功效。可主治风寒咳嗽、喉痒痰多、食积伤酒、呕恶痞闷等。

【用法用量】煎服，3～6克。

【使用注意】气虚及阴虚有燥痰者不宜服用。

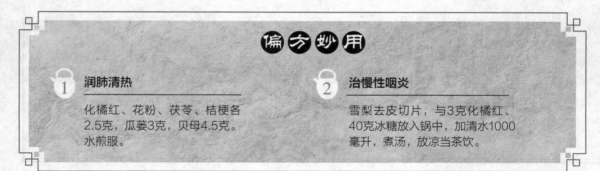

偏方妙用

1 润肺清热

化橘红、花粉、茯苓、桔梗各2.5克，瓜蒌3克，贝母4.5克。水煎服。

2 治慢性咽炎

雪梨去皮切片，与3克化橘红、40克冰糖放入锅中，加清水1000毫升，煮汤，放凉当茶饮。

陈皮

【别名】橘皮、柑皮等。

【生长分布】主产于广东、福建、四川、浙江、江西等地。

【性味归经】性温,味辛、苦。归脾、肺经。

【采收加工】秋末冬初果实成熟时采收,剥取果皮,晒干或低温干燥。

【性状鉴别】外皮橙红色或棕红色;有细皱纹和点状油室;气香浓郁。

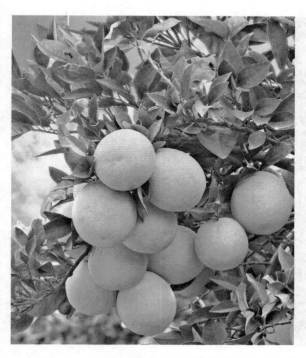

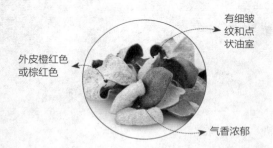

有细皱纹和点状油室

外皮橙红色或棕红色

气香浓郁

【功能主治】陈皮具有理气健脾、燥湿化痰的功效。可主治胸膈痞满、消化不良、恶心呕吐、脘腹胀满、咳嗽、咳痰等。

【用法用量】煎服,3~9克。

【使用注意】内有实热者忌用。

【主要来源】本品为芸香科植物橘及其栽培变种的干燥成熟果皮。

【形态特征】常绿小乔木或灌木;叶片披针形或椭圆形,先端渐尖;花单生或数朵生于枝端和叶腋,白色或带淡红色;花瓣长椭圆形,向外反卷。

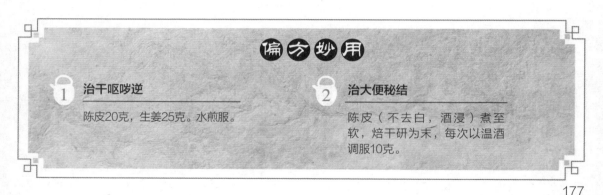

偏方妙用

1 治干呕哕逆

陈皮20克,生姜25克。水煎服。

2 治大便秘结

陈皮(不去白,酒浸)煮至软,焙干研为末,每次以温酒调服10克。

枸杞子

【别名】枸杞果、甜菜子等。

【生长分布】主产于宁夏、甘肃、新疆等地。

【性味归经】性平，味甘。归肝、肾经。

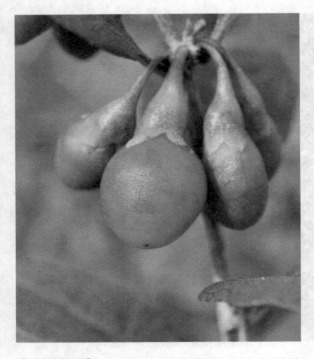

【采收加工】夏、秋两季果实呈橙红色时采收，晾至皮皱后，再晒至外皮干硬、果肉柔软，生用。

【性状鉴别】表面鲜红色或暗红色；顶端有小突起状的花柱痕；果肉柔润。

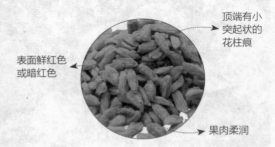

顶端有小突起状的花柱痕

表面鲜红色或暗红色

果肉柔润

【功能主治】枸杞子具有滋补肝肾、益精明目的功效。可主治视力减退、头晕目眩、腰膝酸软、遗精滑泄、耳聋耳鸣、血虚萎黄等。

【用法用量】煎服，6～12克。

【使用注意】外邪实热、脾虚有湿者忌用。

【主要来源】本品为茄科植物宁夏枸杞的干燥成熟果实。

【形态特征】灌木；主茎粗壮，先端通常弯曲下垂；叶片卵状披针形，全缘；花腋生；花冠漏斗状，具暗紫色脉纹，边缘有疏纤毛。

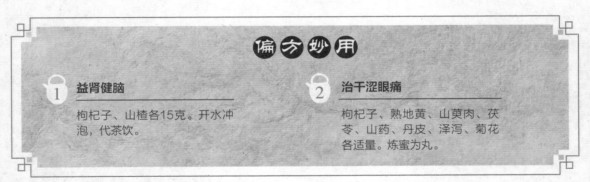

偏方妙用

1 益肾健脑

枸杞子、山楂各15克。开水冲泡，代茶饮。

2 治干涩眼痛

枸杞子、熟地黄、山萸肉、茯苓、山药、丹皮、泽泻、菊花各适量。炼蜜为丸。

佛手

【别名】佛手柑、五指柑等。

【生长分布】主产于广东、福建、云南、四川等地。

【性味归经】性温，味辛、苦、酸。归肝、脾、肺、胃经。

【采收加工】秋季果实尚未变黄或刚变黄时采收，纵切成薄片，晒干或低温干燥。

【性状鉴别】外皮黄绿色或橙黄色；有纵横交错的维管束；气香。

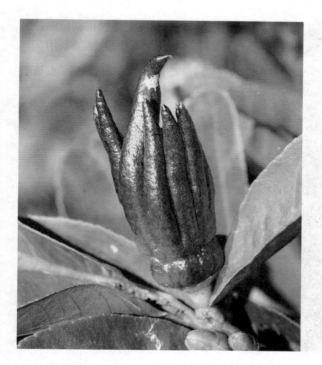

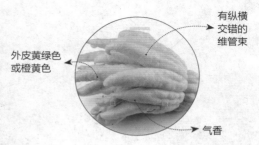

有纵横交错的维管束

外皮黄绿色或橙黄色

气香

【功能主治】佛手具有疏肝解郁、理气和中、燥湿化痰的功效。可主治肝胃气滞、胸胁胀痛、胃脘痞满、食少呕吐等。

【用法用量】煎服，3~9克。

【使用注意】阴虚血燥、气无郁滞者慎用。

【主要来源】本品为芸香科植物佛手的干燥果实。

【形态特征】常绿小乔木或灌木；老枝灰绿色，幼枝略带紫红色，有短而硬的刺；叶革质，具透明油点；叶柄短；花单生、簇生或为总状花序。

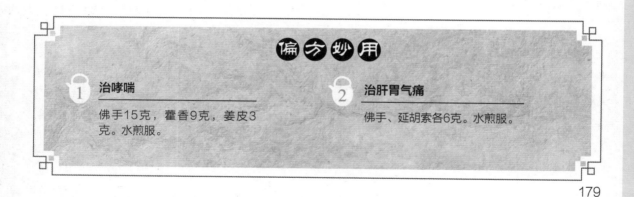

偏方妙用

1 治哮喘

佛手15克，藿香9克，姜皮3克。水煎服。

2 治肝胃气痛

佛手、延胡索各6克。水煎服。

小茴香

【别名】蘹香、谷香等。

【生长分布】主产于山西、内蒙古、黑龙江等地。

【性味归经】性温，味辛。归肝、肾、脾、胃经。

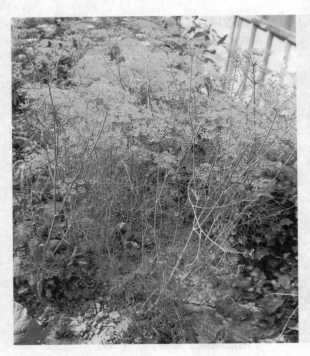

【采收加工】秋季果实初熟时采割植株，晒干，打下果实，除去杂质。生用或盐水炙用。

【性状鉴别】有5条隆起的棱线；横切面略呈五边形；有特异香气。

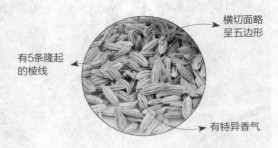

横切面略呈五边形

有5条隆起的棱线

有特异香气

【功能主治】小茴香具有散寒止痛、理气和胃的功效。可主治寒疝腹痛、睾丸偏坠、痛经、少腹冷痛、脘腹胀痛、食少吐泻、遗尿、腰膝酸软等。

【主要来源】本品为伞形科植物茴香的干燥成熟果实。

【形态特征】多年生草本；全株无毛，有强烈香气；叶有柄，卵圆形至阔三角形；复伞形花序顶生或侧生；花黄色，倒卵形，先端微凹。

【用法用量】煎服，3~6克；外用适量。

【使用注意】热证及阴虚火旺者忌用。

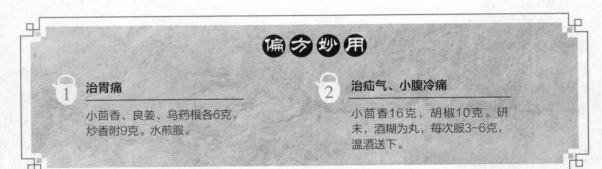

偏方妙用

1 治胃痛

小茴香、良姜、乌药根各6克，炒香附9克。水煎服。

2 治疝气、小腹冷痛

小茴香16克，胡椒10克。研末，酒糊为丸，每次服3~6克，温酒送下。

蛇床子

【别名】野茴香、蛇床仁等。

【生长分布】主产于河北、山东、浙江、江苏、四川等地。

【性味归经】性温，味辛、苦，有小毒。归肾经。

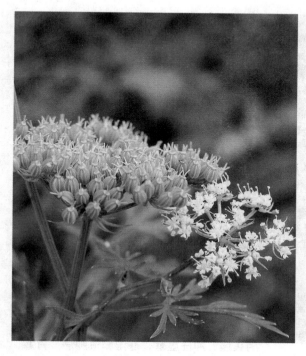

【主要来源】本品为伞形科植物蛇床的干燥成熟果实。

【形态特征】一年生草本；茎直立，中空；叶有长柄，基部膨大呈叶鞘而抱茎；复伞形花序顶生或侧生。

【采收加工】夏、秋两季果实成熟时采收，除去杂质，晒干。

【性状鉴别】有薄而突起的纵棱5条；果皮揉搓易脱落；有麻舌感。

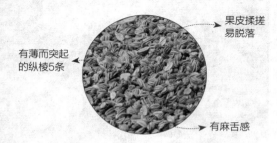

果皮揉搓易脱落

有薄而突起的纵棱5条

有麻舌感

【功能主治】蛇床子具有杀虫止痒、燥湿、温肾壮阳的功效。可主治阳痿、宫冷、寒湿带下，外治外阴湿疹、妇人阴痒、滴虫性阴道炎等。

【用法用量】煎服，3~9克；外用适量，煎汤熏洗或研末调敷。

【使用注意】阴虚火旺或下焦有湿热者不宜内服。

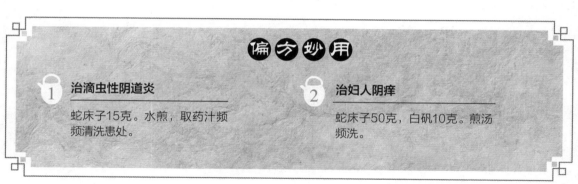

偏方妙用

1 治滴虫性阴道炎

蛇床子15克。水煎，取药汁频频清洗患处。

2 治妇人阴痒

蛇床子50克，白矾10克。煎汤频洗。

吴茱萸

【别名】吴萸、茶辣等。

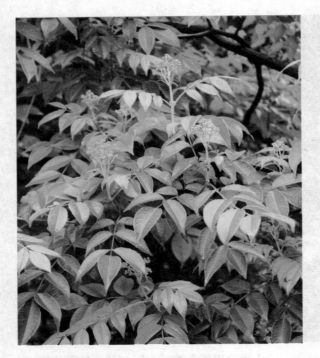

【主要来源】本品为芸香科植物吴茱萸、石虎或疏毛吴茱萸的干燥近成熟果实。

【形态特征】常绿灌木或小乔木；叶片椭圆形至卵形，全缘，两面密被淡黄色长茸毛，有油点；聚伞花序顶生；花小，黄白色。

【生长分布】主产于贵州、广西、湖南、云南、陕西、浙江、四川等地。

【性味归经】性热，味辛、苦，有小毒。归肝、脾、胃、肾经。

【采收加工】8~11月果实尚未开裂时，剪下果枝，晒干或低温干燥，除去枝、叶、果梗等杂质。

【性状鉴别】略呈五角状扁球形；表面有点状突起；具浓郁香气。

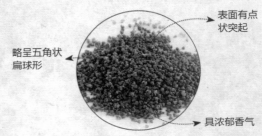

略呈五角状扁球形

表面有点状突起

具浓郁香气

【功能主治】吴茱萸具有散寒止痛、降逆止呕、助阳止泻的功效。可主治疝气腹痛、厥阴头痛、冲任虚寒、寒湿脚气肿痛、胃寒、湿疹等。

【用法用量】煎服，1.5~4.5克；外用适量。

【使用注意】阴虚有热者忌用。

偏方妙用

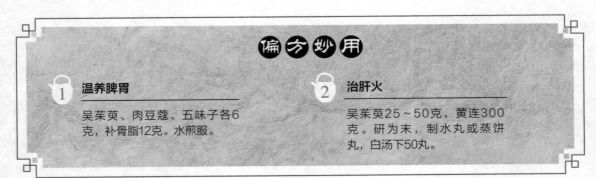

1 温养脾胃

吴茱萸、肉豆蔻、五味子各6克，补骨脂12克。水煎服。

2 治肝火

吴茱萸25~50克，黄连300克。研为末，制水丸或蒸饼丸，白汤下50丸。

山茱萸

【别名】山萸肉、肉枣等。

【生长分布】主产于浙江、安徽、河南、陕西等地。

【性味归经】性微温，味酸、涩。归肝、肾经。

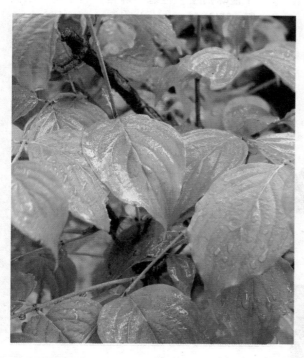

【主要来源】本品为山茱萸科植物山茱萸的干燥成熟果肉。

【形态特征】落叶灌木或乔木；叶卵形至椭圆形，顶端渐尖，脉腋具黄褐色毛；伞形花序先叶开放，腋生。

【采收加工】秋末霜降后采收成熟果实，置竹篓内用文火烘焙，捏去种子，将果肉晒干或烘干。

【性状鉴别】呈不规则的片状或囊状；表面紫红色至紫黑色；质柔软。

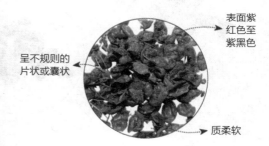

表面紫红色至紫黑色

呈不规则的片状或囊状

质柔软

【功能主治】山茱萸具有补益肝肾、收敛固涩的功效。可主治眩晕耳鸣、腰膝酸痛、阳痿遗精、遗尿尿频、崩漏带下、大汗虚脱、内热消渴等。

【用法用量】煎服，5~10克；急救固脱20~30克。

【使用注意】有湿热、小便淋涩者忌用。

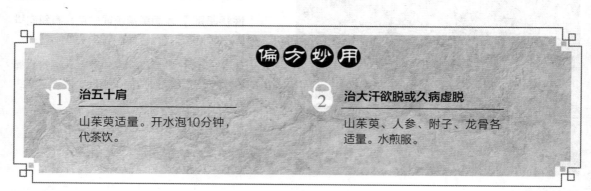

偏方妙用

1 治五十肩

山茱萸适量。开水泡10分钟，代茶饮。

2 治大汗欲脱或久病虚脱

山茱萸、人参、附子、龙骨各适量。水煎服。

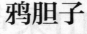

鸦胆子

【别名】苦参子、老鸦胆等。

【**性味归经**】性寒，味苦，有小毒。归大肠、肝经。

【**形态特征**】常绿灌木或小乔木；全株密被黄色茸毛；叶片呈卵状披针形或长卵形，边缘有粗锯齿；花小，红黄色至紫色。

【**性状鉴别**】表面黑色或棕色；两侧有明显的棱线；果壳质硬而脆。

【**功能主治**】鸦胆子具有清热解毒、止痢、截疟、腐蚀赘疣的功效。可主治热毒血痢、便下脓血、里急后重、疟疾等。

【**用法用量**】内服，0.5~2克；外用适量。

【**使用注意**】孕妇及小儿慎用；胃肠出血及肝肾病患者忌用。

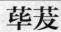

荜茇

【别名】荜拨、鼠尾等。

【**性味归经**】性热，味辛。归胃、大肠经。

【**形态特征**】多年生草质藤本；茎下部匍匐，枝横卧；叶纸质，卵圆形、卵形或卵状长圆形，两面叶脉上被极细的粉状短茸毛；穗状花序与叶对生。

【**性状鉴别**】表面黑褐色或棕色；有斜向排列整齐的小突起；有特异香气。

【**功能主治**】荜茇具有温中散寒、下气止痛的功效。可主治脘腹冷痛、呕吐、泄泻、偏头痛等，外用可治牙痛。

【**用法用量**】煎服，1.5~3克；外用适量。

【**使用注意**】阴虚火旺者忌用。

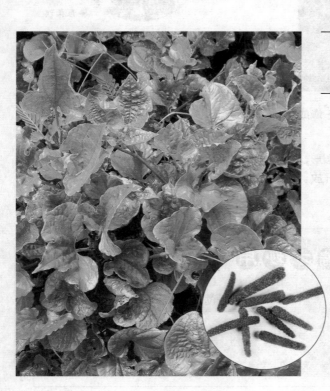

川楝子

【别名】金铃子、楝实等。

【生长分布】主产于四川、云南、贵州等地。

【性味归经】性寒，味苦，有小毒。归肝、胃、小肠、膀胱经。

【采收加工】冬季果实成熟时采收，除去杂质，干燥。

【性状鉴别】呈类球形；表面金黄色至棕黄色；基部凹陷。

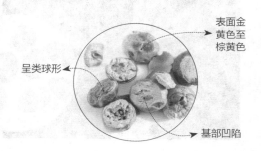

表面金黄色至棕黄色

呈类球形

基部凹陷

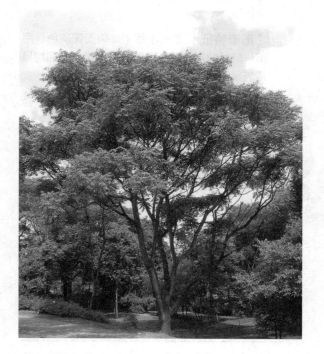

【主要来源】本品为楝科植物川楝的干燥成熟果实。

【形态特征】落叶乔木；树皮灰褐色，幼嫩部分密被星状鳞片；叶片狭卵形或长卵形；圆锥花序腋生；花紫色或淡紫色。

【功能主治】川楝子具有行气止痛、杀虫的功效。可主治胸胁痛、脘腹胀痛、疝痛、虫积腹痛等。

【用法用量】煎服，4.5~9克；外用适量。

【使用注意】脾胃虚寒者慎用。

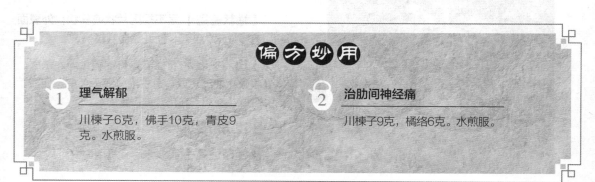

偏方妙用

1 理气解郁

川楝子6克，佛手10克，青皮9克。水煎服。

2 治肋间神经痛

川楝子9克，橘络6克。水煎服。

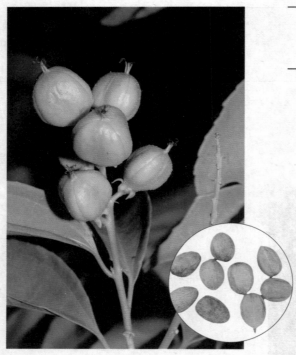

巴豆

【别名】巴果、刚子等。

【性味归经】性热，味辛，有大毒。归胃、大肠经。

【形态特征】常绿小乔木；树皮深灰色，平滑；叶片卵形，叶缘有疏浅细锯齿，两面均具稀疏星状毛；总状花序顶生；花绿色。

【性状鉴别】呈卵圆形；有隆起的种脊；有持久辛辣感。

【功能主治】巴豆具有峻下冷积、逐水退肿、外用蚀疮的功效。可主治寒积便秘、腹水臌胀、喉痹痰阻、疥癣恶疮等。

【用法用量】入丸、散，每次0.1~0.3克；外用适量。

【使用注意】孕妇禁用；不宜与牵牛子同用。

石榴皮

【别名】石榴壳、酸榴皮等。

【性味归经】性温，味酸、涩。归大肠经。

【形态特征】落叶灌木或小乔木；幼枝近圆形或微四棱形，顶端常呈刺状；叶具短柄，先端渐尖；花梗单生或数朵生于小枝顶端或叶腋，花大。

【性状鉴别】呈不规则片状或瓢状；外表面有多数疣状突起；断面略显颗粒状。

【功能主治】石榴皮具有涩肠止泻、杀虫、收敛止血的功效。可主治久泻、久痢、便血、脱肛、崩漏、白带、虫积腹痛等。

【用法用量】煎服，3~9克；止血多炒炭用。

【使用注意】痢疾未尽者忌用。

诃子

【别名】诃黎勒、诃黎等。

【生长分布】主产于印度及我国的云南、广东等地。

【性味归经】性平，味苦、酸、涩。归肺、大肠经。

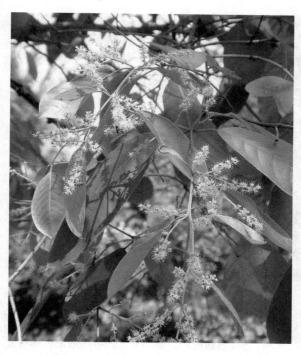

【采收加工】秋、冬两季果实成熟时采收，除去杂质，晒干。

【性状鉴别】表面黄棕色或暗棕色；有5～6条纵棱线；质坚实。

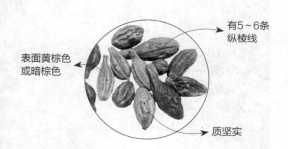

表面黄棕色或暗棕色

有5～6条纵棱线

质坚实

【功能主治】诃子具有涩肠止泻、敛肺止咳、利咽开音的功效。可主治久泻久痢、便血脱肛、肺虚喘咳、久嗽不止、咽痛音哑等。

【用法用量】煎服，3～10克；涩肠止泻宜煨用，敛肺清热、利咽开音宜生用。

【使用注意】内有湿热火邪者忌用。

【主要来源】本品为使君子科植物诃子或绒毛诃子的干燥成熟果实。

【形态特征】乔木；树皮暗褐色；叶片卵形或椭圆形至长椭圆形，两面密被细瘤点；穗状花序顶生或腋生。

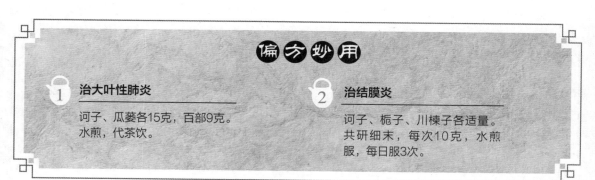

偏方妙用

1 治大叶性肺炎

诃子、瓜蒌各15克，百部9克。水煎，代茶饮。

2 治结膜炎

诃子、栀子、川楝子各适量。共研细末，每次10克，水煎服，每日服3次。

连翘

【别名】落翘、连壳等。

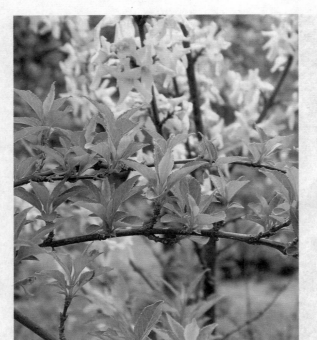

【主要来源】本品为木犀科植物连翘的干燥果实。

【形态特征】落叶灌木；枝条细长开展或下垂；枝节间中空无髓；叶片具柄，卵形至长圆卵形，边缘有不整齐的锯齿；花先于叶开放，簇生于叶腋。

【生长分布】主产于我国东北、华北、长江流域至云南。

【性味归经】性微寒，味苦。归肺、心、小肠经。

【采收加工】秋季果实初熟尚带绿色时采收，除去杂质，蒸熟，晒干，习称"青翘"；果实熟透时采收，晒干，除去杂质，习称"老翘"。

【性状鉴别】有多数突起的小斑点；有明显的纵沟；顶端锐尖。

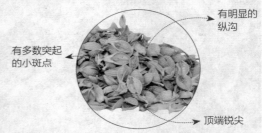

有明显的纵沟

有多数突起的小斑点

顶端锐尖

【功能主治】连翘具有清热解毒、消肿散结、疏散风热的功效。可主治丹毒、风热感冒、温病初起、温热入营、高热烦渴、神昏发斑、热淋尿闭等。

【用法用量】煎服，6~15克。

【使用注意】脾胃虚寒及气虚脓清者不宜使用。

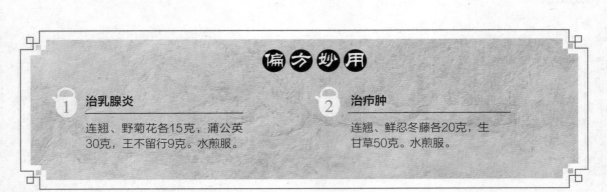

偏方妙用

1 治乳腺炎

连翘、野菊花各15克，蒲公英30克，王不留行9克。水煎服。

2 治疖肿

连翘、鲜忍冬藤各20克，生甘草50克。水煎服。

枳壳

【别名】川枳壳、江枳壳等。

【生长分布】主产于江西、四川、贵州等地。

【性味归经】性微寒，味苦、辛、酸。归脾、胃经。

【采收加工】7～8月果实尚未成熟时采收，横切成两瓣，仰面晒干或低温干燥。

【性状鉴别】外果皮褐色；有颗粒状突起；有明显的花柱残基或果梗痕。

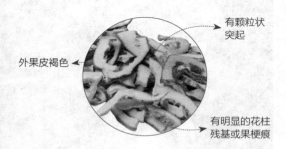

有颗粒状突起

外果皮褐色

有明显的花柱残基或果梗痕

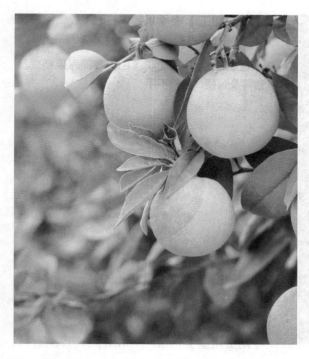

【主要来源】本品为芸香科植物酸橙及其栽培变种的干燥未成熟果实。

【形态特征】常绿小乔木；枝具棱和刺；叶片先端窄而锐或急尖，叶柄短；花白色，单生或簇生于叶腋。

【功能主治】枳壳具有理气宽中、行滞消胀的功效。可主治胸胁气滞、胀满产痛、食积不化、痰饮内停、胃下垂、子宫脱垂、脱肛等。

【用法用量】煎服，3～9克；或入丸、散；外用适量。

【使用注意】孕妇慎用。

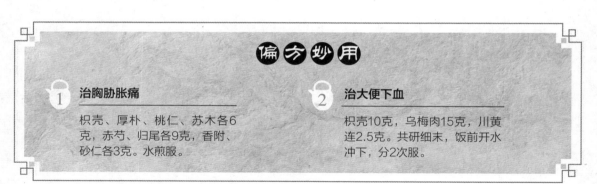

偏方妙用

1 治胸胁胀痛

枳壳、厚朴、桃仁、苏木各6克，赤芍、归尾各9克，香附、砂仁各3克。水煎服。

2 治大便下血

枳壳10克，乌梅肉15克，川黄连2.5克。共研细末，饭前开水冲下，分2次服。

女贞子

【别名】女贞实、冬青子等。

【生长分布】 主产于浙江、江苏、湖南等地。

【性味归经】 性凉，味甘、苦。归肝、肾经。

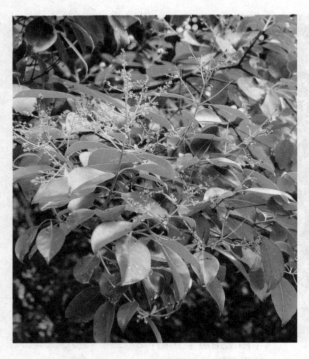

【采收加工】 冬季果实成熟时采收，除去枝叶，稍蒸或置沸水中略烫后，干燥；或直接干燥。

【性状鉴别】 表面灰黑色；基部有果梗或具宿萼及短梗；皱缩不平。

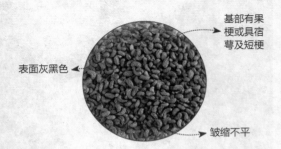

基部有果梗或具宿萼及短梗

表面灰黑色

皱缩不平

【功能主治】 女贞子具有滋补肝肾、乌须明目的功效。可主治肝肾阴虚而致耳鸣、耳聋、头晕、腰膝酸软、须发早白等。

【用法用量】 煎服，6~12克；亦可入丸。

【使用注意】 脾胃虚寒、阳虚者忌用。

【主要来源】 本品为木犀科植物女贞的干燥成熟果实。

【形态特征】 常绿大灌木或小乔木；树皮灰色，枝条光滑；叶片革质，先端渐尖至锐尖，下面密布细小的透明腺点，主脉明显；圆锥花序顶生。

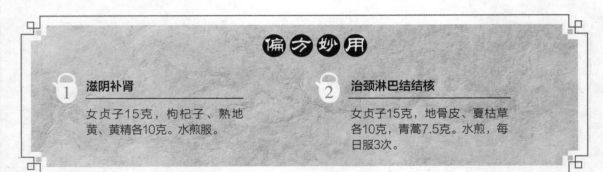

偏方妙用

1 滋阴补肾

女贞子15克，枸杞子、熟地黄、黄精各10克。水煎服。

2 治颈淋巴结结核

女贞子15克，地骨皮、夏枯草各10克，青蒿7.5克。水煎，每日服3次。

蔓荆子

【别名】蔓青子、万荆子等。

【生长分布】主产于山东、江西、广东、广西等地。

【性味归经】性微寒，味辛、苦。归膀胱、肝、胃经。

【采收加工】秋季果实成熟时采收，除去杂质，晒干。

【性状鉴别】呈球形；表面被灰白色粉霜状茸毛；有纵向浅沟4条。

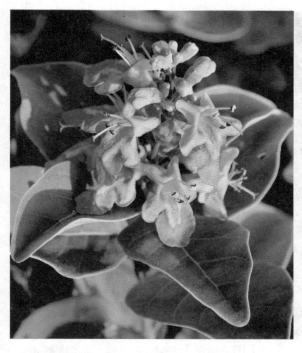

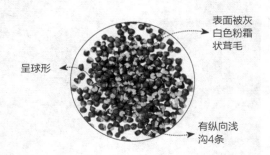

呈球形

表面被灰白色粉霜状茸毛

有纵向浅沟4条

【主要来源】本品为马鞭草科植物单叶蔓荆或蔓荆的干燥成熟果实。

【形态特征】灌木；小枝四棱柱形；叶倒卵形或倒披针形，先端急尖或钝，叶柄极短；圆锥花序顶生，花萼钟状，常在一侧撕裂。

【功能主治】蔓荆子具有疏散风热、清利头目的功效。可主治风热感冒头痛、齿龈肿痛、目赤多泪、目暗不明、头晕目眩等。

【用法用量】煎服，5~9克。

【使用注意】血虚有火者忌用。

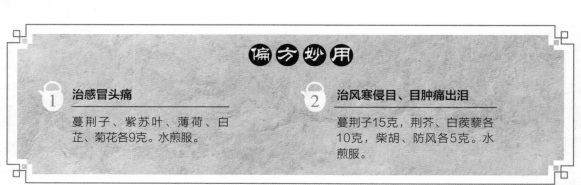

偏方妙用

1 治感冒头痛

蔓荆子、紫苏叶、薄荷、白芷、菊花各9克。水煎服。

2 治风寒侵目、目肿痛出泪

蔓荆子15克，荆芥、白蒺藜各10克，柴胡、防风各5克。水煎服。

夏枯草

【别名】棒槌草、大头花等。

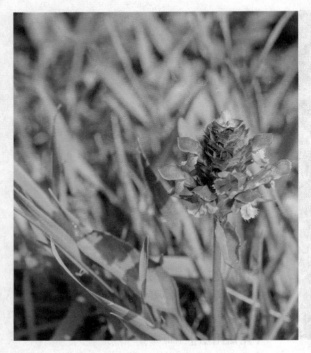

【主要来源】本品为唇形科植物夏枯草的干燥果穗。

【形态特征】多年生草本；有匍匐茎，茎方形，带红色，被有向上的细毛；叶两面均有毛，基部叶有长柄；轮状花序密集成顶生，呈穗状。

【生长分布】主产于江苏、浙江、安徽、河南等地。

【性味归经】性寒，味辛、苦。归肝、胆经。

【采收加工】夏季果穗呈棕红色时采收，除去杂质，晒干。

【性状鉴别】呈圆柱形；有白色粗毛；覆瓦状排列。

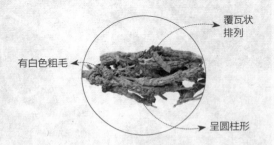

覆瓦状排列

有白色粗毛

呈圆柱形

【功能主治】夏枯草具有清热泻火、明目、散结消肿的功效。可主治目赤肿痛、目珠夜痛、头痛眩晕、瘰疬、瘿瘤、乳痈肿痛、高血压等。

【用法用量】煎服，9~15克；亦可熬膏服用。

【使用注意】脾胃寒弱者慎用。

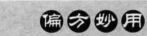

偏方妙用

 1 治肝阳上亢型高血压

夏枯草、女贞子各10克，菊花5克。水煎服。

 2 治颈淋巴结结核

夏枯草300克，水1200毫升。煎至七分，去滓，服食。煎浓膏服，并涂患处，多服益善。

紫苏子

【别名】苏子、黑苏子等。

【生长分布】主产于江苏、安徽、河南等地。

【性味归经】性温，味辛。归肺、大肠经。

【采收加工】秋季果实成熟时采收，除去杂质，晒干。

【性状鉴别】呈卵圆形或类球形；有网状纹理；压碎有香气。

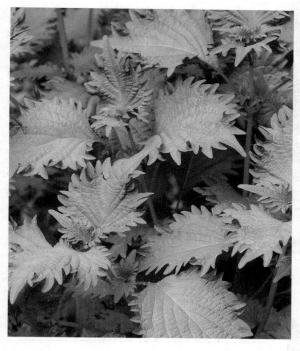

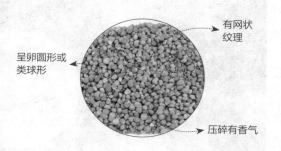

有网状纹理

呈卵圆形或类球形

压碎有香气

【主要来源】本品为唇形科植物紫苏的干燥成熟果实。

【形态特征】一年生草本；茎直立，具槽，绿色或带紫色，密被长茸毛；叶先端短尖或突尖，两面绿色或紫色；轮伞花序偏向一侧。

【功能主治】紫苏子具有降气化痰、止咳平喘、润肠通便的功效。可主治肠燥便秘、咳嗽气喘、妊娠呕吐、风寒感冒、胎动不安等。

【用法用量】煎服，4.5～9克；亦可入丸、散。

【使用注意】阴虚喘咳及脾虚便溏者慎用。

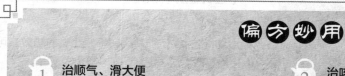

偏方妙用

1 治顺气、滑大便

紫苏子、麻子仁各适量。上二味不拘多少，研烂，水滤取汁，煮粥食之。

2 治咳喘痰多

紫苏子、白芥子、莱菔子各10克。水煎服。

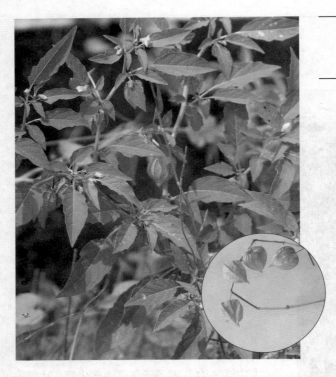

锦灯笼

【别名】灯笼果、挂金灯等。

【性味归经】性寒，味苦。归肺经。

【形态特征】多年生草本；茎直立，节膨大；叶片广卵形或卵形，多偏斜，仅脉上有短毛；花单生于叶腋。

【采收加工】秋季果实成熟、宿萼呈红色或橙红色时采收，干燥。

【性状鉴别】呈灯笼状；表面橙红色至朱红色；有5条明显的纵棱。

【功能主治】锦灯笼具有清热解毒、利咽化痰、利尿通淋的功效。可主治咽喉肿痛、肺热咳嗽、小便不利，外治天疱疮、湿疹等。

【用法用量】煎服，5~9克；外用适量。

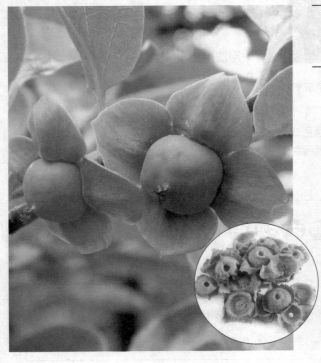

柿蒂

【别名】柿萼、柿丁等。

【性味归经】性平，味苦、涩。归胃经。

【形态特征】落叶乔木；枝粗壮，具褐色或黄褐色毛；叶卵状椭圆形、倒卵状椭圆形或长圆形，沿叶脉常有毛；花萼于果熟时增大，花冠黄白色。

【性状鉴别】顶端中央有果柄；裂片向上反卷；宿萼呈盖状。

【功能主治】柿蒂具有降气止呃的功效。可主治胃寒呃逆、虚寒呃逆、胃热呃逆等。

【用法用量】煎服，5~10克。

【使用注意】脾胃泄泻及产后外感风寒者忌用。

蒺藜

【别名】刺蒺藜、硬蒺藜等。

【生长分布】主产于河南、河北、山东、安徽等地。

【性味归经】性微温，味辛、苦，有小毒。归肝经。

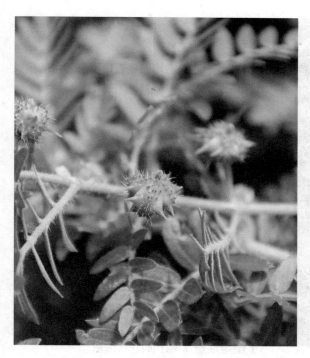

【采收加工】秋季果实成熟时采收，割下全株，晒干，打下果实，碾去硬刺，除去杂质。

【性状鉴别】呈五棱状球形；有一对对称的长刺和短刺；两侧面有网纹。

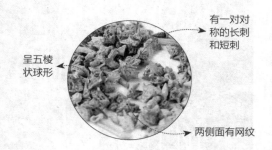

呈五棱状球形 ←

→ 有一对对称的长刺和短刺

→ 两侧面有网纹

【功能主治】蒺藜具有平肝疏肝、祛风明目的功效。可主治头痛眩晕、胸胁胀痛、乳闭乳痛、目赤翳障、风疹瘙痒等。

【用法用量】煎服，6~9克；或入丸、散；外用适量。

【使用注意】孕妇慎用。

【主要来源】本品为蒺藜科植物蒺藜的干燥成熟果实。

【形态特征】一年生匍匐草本；多分枝，全株有茸毛；叶长椭圆形；花单生于叶腋，花瓣黄色，早落。

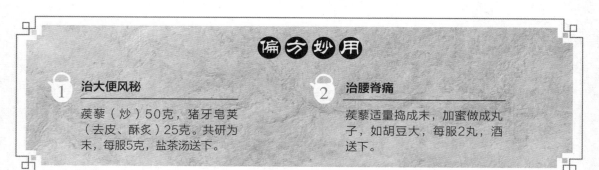

偏方妙用

1 治大便风秘

蒺藜（炒）50克，猪牙皂荚（去皮、酥炙）25克。共研为末，每服5克，盐茶汤送下。

2 治腰脊痛

蒺藜适量捣成末，加蜜做成丸子，如胡豆大，每服2丸，酒送下。

使君子

【别名】五棱子、留求子等。

【生长分布】主产于广东、广西、云南、四川等地。

【性味归经】性温，味甘，有小毒。归脾、胃经。

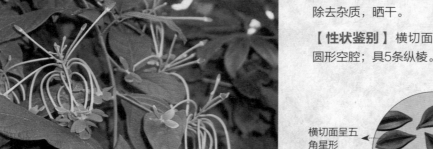

【采收加工】9～10月果皮变紫黑时采收，除去杂质，晒干。

【性状鉴别】横切面呈五角星形；中间呈类圆形空腔；具5条纵棱。

中间呈类圆形空腔

横切面呈五角星形

具5条纵棱

【功能主治】使君子具有杀虫消积的功效。可主治蛔虫病、蛲虫病、虫积腹痛、小儿疳积等。

【用法用量】煎服，9～12克；用时应捣碎。

【使用注意】服药时忌饮浓茶。

【主要来源】本品为使君子科植物使君子的干燥成熟果实。

【形态特征】攀缘状灌木；幼株被黄褐色短茸毛；叶片长椭圆状披针形或卵状椭圆形；穗状花序顶生，花瓣初为白色，后渐转为紫红色。

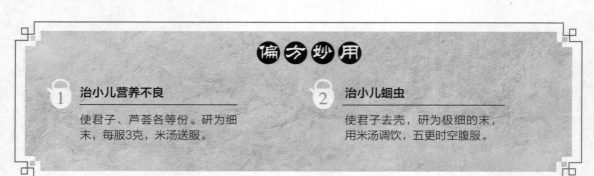

偏方妙用

1 治小儿营养不良

使君子、芦荟各等份。研为细末，每服3克，米汤送服。

2 治小儿蛔虫

使君子去壳，研为极细的末，用米汤调饮，五更时空腹服。

栀子

【别名】支子、山栀等。

【生长分布】主产于湖南、江西、四川等地。

【性味归经】性寒，味苦。归心、肺、三焦经。

【采收加工】9~11月采摘呈红黄色的成熟果实，置沸水中略烫或蒸至上气后，取出晒干。

【性状鉴别】有6条纵棱；呈长卵形或椭圆形；表面深红色或红黄色。

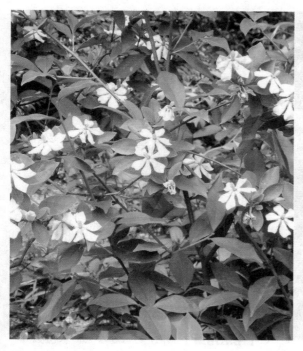

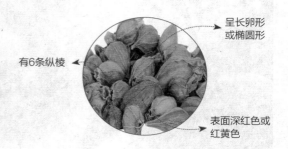

呈长卵形或椭圆形

有6条纵棱

表面深红色或红黄色

【主要来源】本品为茜草科植物栀子的干燥成熟果实。

【形态特征】常绿灌木；叶革质，长椭圆形或长圆状披针形；花单生于枝顶，花瓣呈旋转形排列，花开时呈高脚杯状或碟状。

【功能主治】栀子具有泻火除烦、清热利湿、凉血解毒的功效。可主治热病心烦、湿热黄疸、淋证涩痛、目赤肿痛等，外治扭挫伤痛。

【用法用量】煎服，5~10克；外用适量。

【使用注意】脾虚便溏者不宜服用。

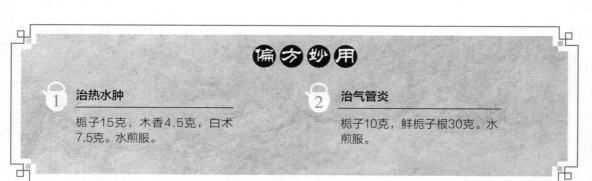

偏方妙用

1 治热水肿

栀子15克，木香4.5克，白术7.5克。水煎服。

2 治气管炎

栀子10克，鲜栀子根30克。水煎服。

罗汉果

【别名】拉汗果、假苦瓜等。

【生长分布】 主产于广西、广东、江西等地。

【性味归经】 性凉，味甘。归肺、大肠经。

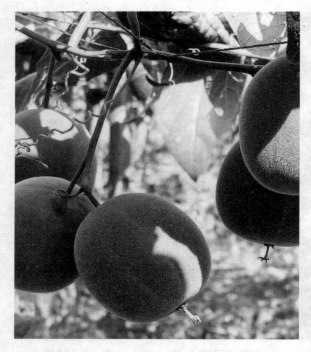

【采收加工】 秋季果实由嫩绿色变深绿色时采收，晾数天后，低温干燥。

【性状鉴别】 有深色斑块及黄色茸毛；果皮薄，易破；顶端有花柱残痕。

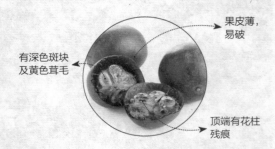

有深色斑块及黄色茸毛

果皮薄，易破

顶端有花柱残痕

【功能主治】 罗汉果具有清肺利咽、化痰止咳、润肠通便的功效。可主治伤风感冒咳嗽、咽痛失音、暑热口渴、肠燥便秘等。

【用法用量】 煎服，10~30克；或开水泡服。

【使用注意】 肺寒及脾胃虚寒者忌用。

【主要来源】 本品为葫芦科植物罗汉果的干燥果实。

【形态特征】 多年生攀缘草质藤本；茎暗紫色，具纵棱，被白色或黄色茸毛及红色腺点；叶片心状卵形，叶柄稍扭曲；花萼漏斗状，被灰黄色茸毛。

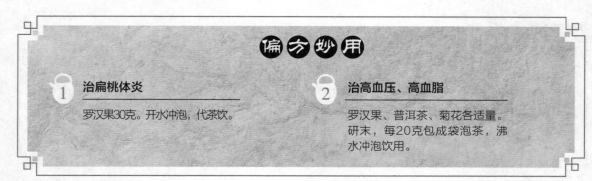

偏方妙用

1 治扁桃体炎

罗汉果30克。开水冲泡，代茶饮。

2 治高血压、高血脂

罗汉果、普洱茶、菊花各适量。研末，每20克包成袋泡茶，沸水冲泡饮用。

丝瓜络

【别名】丝瓜筋、瓜络等。

【生长分布】主产于浙江、江苏、福建等地。

【性味归经】性平，味甘。归肺、胃、肝经。

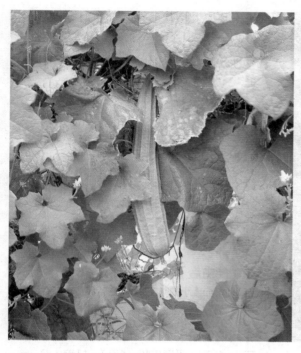

【主要来源】本品为葫芦科植物丝瓜的干燥成熟果实的维管束。

【形态特征】一年生攀缘草本；幼时全株密被茸毛；茎圆形，常有角棱，幼茎绿色；叶柄多角形，叶片圆心形，边缘具细锯齿；花单性，雌雄同株。

【采收加工】夏、秋两季果实成熟、果皮变黄、内部干枯时采摘，除去外皮及果肉，洗净，晒干，除去种子。

【性状鉴别】由维管束交织而成；质韧，富弹性；表面黄白色至暗黄色。

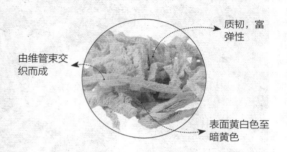

质韧，富弹性

由维管束交织而成

表面黄白色至暗黄色

【功能主治】丝瓜络具有祛风、通络、活血的功效。可主治风湿痹痛、筋脉拘挛、肢体麻痹、胸胁胀痛、乳汁不通、乳痈、跌扑损伤、胸痹等。

【用法用量】煎服，4.5~9克；外用适量。

【使用注意】脾胃虚寒者慎用。

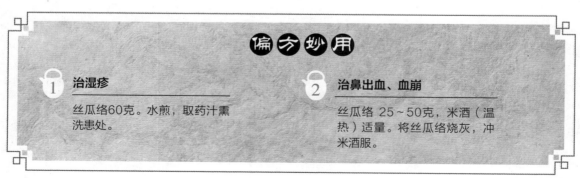

偏方妙用

1 治湿疹

丝瓜络60克。水煎，取药汁熏洗患处。

2 治鼻出血、血崩

丝瓜络 25~50克，米酒（温热）适量。将丝瓜络烧灰，冲米酒服。

瓜蒌

【别名】栝楼、药瓜皮等。

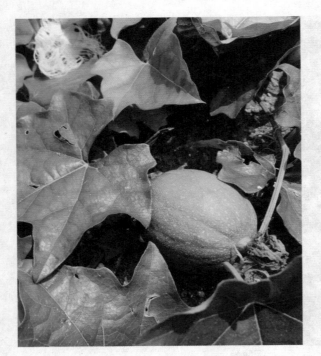

【**主要来源**】本品为葫芦科植物栝楼或双边栝楼的干燥成熟果实。

【**形态特征**】多年生草质藤本；叶形多变，具粗壮长柄；卷须腋生；雌雄异株，花期5~8月。

【**生长分布**】主产于河北、河南、安徽、江苏等地。

【**性味归经**】性寒，味甘、苦。归肺、胃、大肠经。

【**采收加工**】秋季果实成熟时，连果梗剪下，置通风处阴干。

【**性状鉴别**】表面橙黄色至橙红色；呈类球形；气如焦糖。

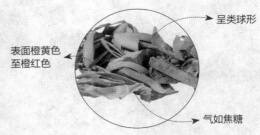

呈类球形

表面橙黄色至橙红色

气如焦糖

【**功能主治**】瓜蒌具有清热化痰、宽胸散结、润肠通便的功效。可主治肺热咳嗽、痰浊黄稠、胸痹心痛、肺痈、大便秘结等。

【**用法用量**】煎服，全瓜蒌10~20克，瓜蒌皮6~12克，瓜蒌仁10~15克，打碎入煎。

【**使用注意**】脾虚便溏及寒痰、湿痰证者忌用；不宜与乌头类药材同用。

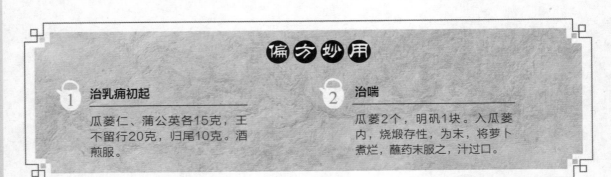

偏方妙用

1 治乳痈初起

瓜蒌仁、蒲公英各15克，王不留行20克，归尾10克。酒煎服。

2 治喘

瓜蒌2个，明矾1块。入瓜蒌内，烧煅存性，为末，将萝卜煮烂，蘸药末服之，汁过口。

胡椒

【别名】玉椒、白胡椒等。

【生长分布】主产于海南、广东、广西、云南等地。

【性味归经】性热，味辛。归胃、大肠经。

【采收加工】秋末至次年春季果实呈暗绿色时采收，晒干后为黑胡椒；果实变红时采收，水浸，擦去果肉，晒干后为白胡椒。

【性状鉴别】呈球形；基部有自果轴脱落的瘢痕；气芳香。

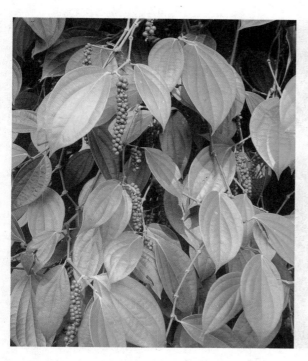

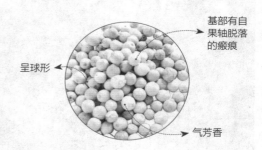

基部有自果轴脱落的瘢痕

呈球形

气芳香

【功能主治】胡椒具有温中散寒、下气消痰的功效。可主治胃腹冷痛、肠鸣肠泻、风寒感冒、食欲不振、消化不良等。

【用法用量】煎服，2～4克；外用适量。

【使用注意】风热感冒、湿热实火及阴虚有火者忌用。

【主要来源】本品为胡椒科植物胡椒的干燥近成熟或成熟果实。

【形态特征】攀缘状木质藤本；节部略膨大，生有不定根；叶革质，先端短渐尖；叶鞘延长，常为叶柄之半；穗状花序侧生于茎节上，与叶对生。

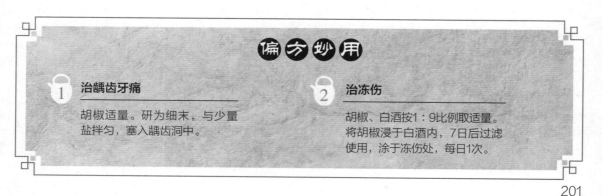

偏方妙用

1 治龋齿牙痛

胡椒适量。研为细末，与少量盐拌匀，塞入龋齿洞中。

2 治冻伤

胡椒、白酒按1：9比例取适量。将胡椒浸于白酒内，7日后过滤使用，涂于冻伤处，每日1次。

牛蒡子

【别名】大力子、鼠粘子等。

【生长分布】主产于东北、浙江、四川等地。
【性味归经】性寒，味辛、苦。归肺、胃经。

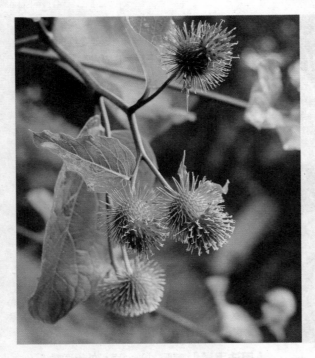

【采收加工】秋季果实成熟时采收果序，晒干，打下果实，除去杂质，再晒干。

【性状鉴别】呈长倒卵形，两端平截；具多数细小黑斑；有明显的纵棱线。

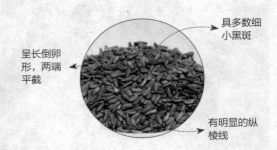

具多数细小黑斑

呈长倒卵形，两端平截

有明显的纵棱线

【功能主治】牛蒡子具有疏散风热、宣肺祛痰、利咽透疹、解毒消肿的功效。可主治风热感冒、肺热咳嗽、咳痰不畅、咽喉肿痛、斑疹不透、风疹瘙痒等。

【主要来源】本品为菊科植物牛蒡的干燥成熟果实。

【形态特征】二年生草本；茎直立，上部多分枝，带紫褐色，有纵条棱；叶片先端钝，具刺尖；头状花序簇生于茎顶或排列成伞房状。

【用法用量】煎服，6～12克。

【使用注意】气虚便溏者慎用。

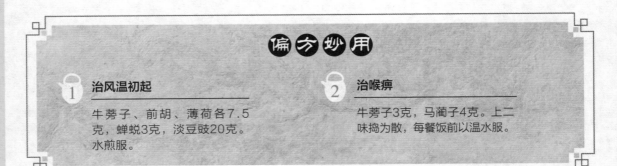

偏方妙用

1 治风温初起

牛蒡子、前胡、薄荷各7.5克，蝉蜕3克，淡豆豉20克。水煎服。

2 治喉痹

牛蒡子3克，马蔺子4克。上二味捣为散，每餐饭前以温水服。

砂仁

【别名】阳春砂、春砂仁等。

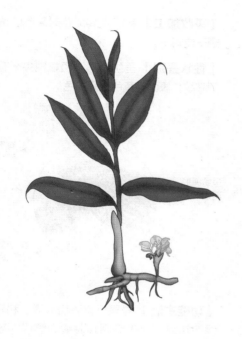

【生长分布】主产于广东、广西、云南、福建等地。

【性味归经】性温，味辛。归胃、脾、肾经。

【采收加工】8～9月果实成熟时，将果穗连柄剪下，连壳低温反复烘焙至干或晒干。

【性状鉴别】具不明显的三钝棱；中有白色隔膜；气芳香而浓烈。

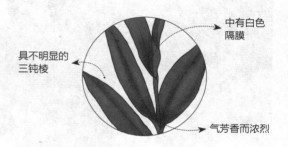

中有白色隔膜

具不明显的三钝棱

气芳香而浓烈

【功能主治】砂仁具有化湿行气、温中止泻、安胎的功效。可主治寒湿气滞、脘腹胀痛、气逆喘咳、吐泻、胎动不安、妊娠恶阻等。

【用法用量】煎服，3~6克；入汤剂宜后下。

【使用注意】阴虚血燥者慎用。

【主要来源】本品为姜科植物阳春砂、绿壳砂或海南砂的干燥成熟果实。

【形态特征】多年生草本；根状茎圆柱形，匍匐地面；叶披针形或线形，边缘波状，具斜出平行脉；穗状花序椭圆形。

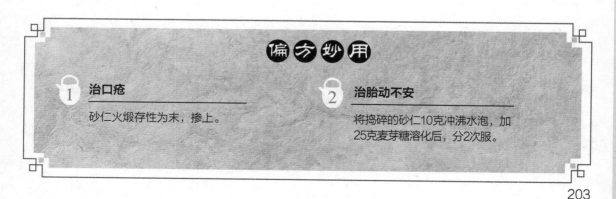

偏方妙用

1 治口疮

砂仁火煅存性为末，掺上。

2 治胎动不安

将捣碎的砂仁10克冲沸水泡，加25克麦芽糖溶化后，分2次服。

青果

【别名】橄榄、甘榄等。

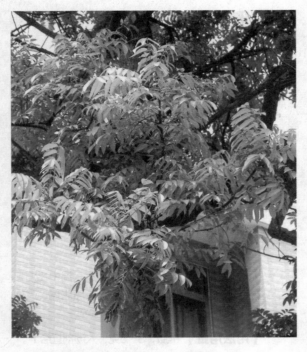

【主要来源】本品为橄榄科植物橄榄的干燥成熟果实。

【形态特征】常绿乔木；树冠呈圆塔形；树干直立，有黏性的芳香树脂溢出；叶椭圆状披针形，革质；圆锥花序顶生或腋生，与叶等长或略短。

【生长分布】主产于广东、广西、福建、云南、四川等地。

【性味归经】性平，味甘、酸。归肺、胃经。

【采收加工】秋季果实成熟时采收，洗净，晒干或阴干。

【性状鉴别】呈纺锤形，两端钝尖；有不规则皱纹；表面棕黄色或黑褐色。

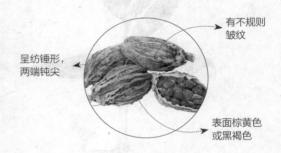

呈纺锤形，两端钝尖

有不规则皱纹

表面棕黄色或黑褐色

【功能主治】青果具有清热解毒、利咽、生津的功效。可主治咽喉肿痛、烦渴、咳嗽吐血、癫痫、细菌性痢疾、鱼蟹中毒等。

【用法用量】煎服，4.5~9克。

【使用注意】脾胃虚寒、大便秘结者慎用。

偏方妙用

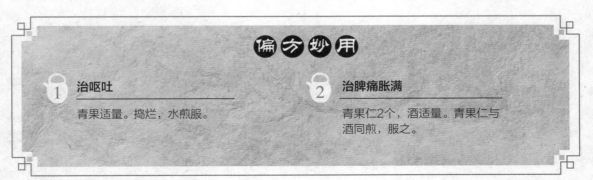

1 治呕吐

青果适量。捣烂，水煎服。

2 治脾痛胀满

青果仁2个，酒适量。青果仁与酒同煎，服之。

豆蔻

【别名】白豆蔻、圆豆蔻等。

【生长分布】 主产于泰国、柬埔寨以及我国的云南、广东等地。

【性味归经】 性温，味辛。归脾、胃、肺经。

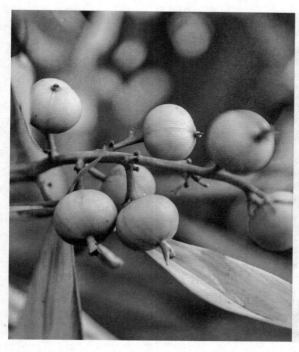

【主要来源】 本品为姜科植物白豆蔻或瓜哇白豆蔻的干燥成熟果实。

【形态特征】 多年生丛生草本；根茎匍匐，粗壮；叶片披针形，先端尾尖，两面无毛；花序从根茎上抽出，常半掩于土中。

【采收加工】 于10~12月采收尚未完全成熟的果实，干燥后除去顶端的花萼及基部的果梗，晒干或低温干燥。

【性状鉴别】 呈类球形；表面黄白色至淡黄棕色；味辛凉，略似樟脑。

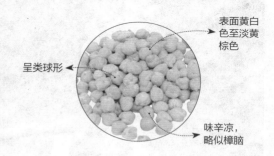

表面黄白色至淡黄棕色

呈类球形

味辛凉，略似樟脑

【功能主治】 豆蔻具有化湿行气、温中止呕的功效。可主治湿浊中阻、不思饮食、湿温初起、胸闷不饥、寒湿呕逆、胸腹胀痛、食积不消等。

【用法用量】 煎服，3~6克；入汤剂宜后下。

【使用注意】 阴虚血燥者慎用。

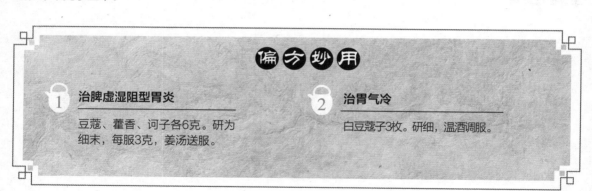

偏方妙用

1　治脾虚湿阻型胃炎

豆蔻、藿香、诃子各6克。研为细末，每服3克，姜汤送服。

2　治胃气冷

白豆蔻子3枚。研细，温酒调服。

益智

【别名】益智仁、益智子等。

【生长分布】主产于海南、广东、广西等地。

【性味归经】性温，味辛。归脾、肾经。

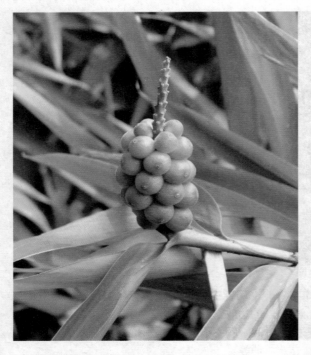

【采收加工】5~6月果实由绿变红时采摘，晒干或低温干燥。

【性状鉴别】有纵向凹凸不平的突起棱线；顶端有花被残基；有特异香气。

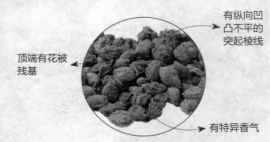

顶端有花被残基

有纵向凹凸不平的突起棱线

有特异香气

【主要来源】本品为姜科植物益智的干燥成熟果实。

【形态特征】多年生草本；根茎横走，茎直立；叶片宽披针形，先端尾尖，边缘有细锯齿；总状花序顶生，被短茸毛。

【功能主治】益智具有暖肾固精缩尿、温脾开胃摄唾的功效。可主治脾寒泄泻、腹中冷痛、口多唾涎、肾虚遗尿、小便频数、遗精白浊等。

【用法用量】煎服，3~10克。

【使用注意】阴虚火旺者忌用。

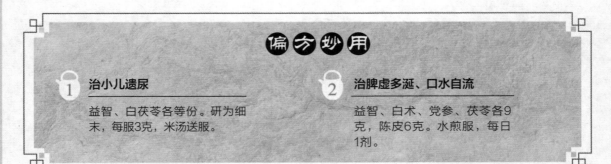

偏方妙用

1 治小儿遗尿

益智、白茯苓各等份。研为细末，每服3克，米汤送服。

2 治脾虚多涎、口水自流

益智、白术、党参、茯苓各9克，陈皮6克。水煎服，每日1剂。

金樱子

【别名】山石榴、糖罐子等。

【生长分布】主产于陕西、广东等地。

【性味归经】性平，味酸、涩。归肾、膀胱、大肠经。

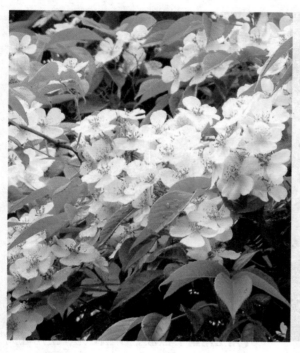

【主要来源】本品为蔷薇科植物金樱子的干燥成熟果实。

【形态特征】常绿攀缘灌木；茎红褐色，有倒钩状皮刺和刺毛；叶柄有棕色腺点及细刺；叶片椭圆状卵形，革质；花单生于侧枝顶端。

【采收加工】于10~11月果实成熟变红时采收，干燥，除去毛刺。

【性状鉴别】呈倒卵形，略似花瓶；外皮红黄色或红棕色；内壁附有淡黄色茸毛。

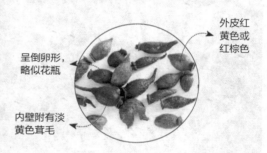

呈倒卵形，略似花瓶

外皮红黄色或红棕色

内壁附有淡黄色茸毛

【功能主治】金樱子具有固精缩尿止带、涩肠止泻的功效。可主治遗精、滑精、白浊、遗尿、尿频、带下、久泻、崩漏、脱肛等。

【用法用量】煎服，6~12克。

【使用注意】有实火、邪热者忌用。

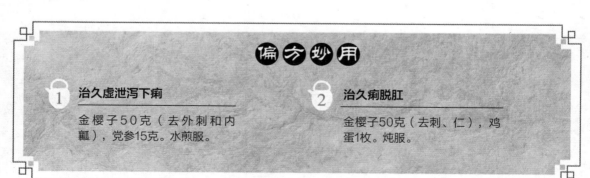

偏方妙用

1 治久虚泄泻下痢

金樱子50克（去外刺和内瓤），党参15克。水煎服。

2 治久痢脱肛

金樱子50克（去刺、仁），鸡蛋1枚。炖服。

莱菔子

【别名】萝卜子、菜头子等。

【生长分布】全国各地均有栽培。

【性味归经】性平，味辛、甘。归脾、胃、肺经。

【采收加工】夏季采收成熟果实，晒干，搓出种子，除去杂质，再晒干。

【性状鉴别】表面红棕色、黄棕色或深灰棕色；具细密网纹；种皮薄而脆；气微，味略辛。

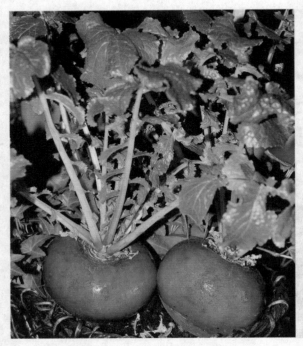

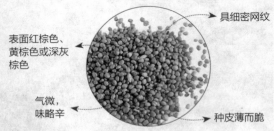

具细密网纹

表面红棕色、黄棕色或深灰棕色

气微，味略辛

种皮薄而脆

【功能主治】莱菔子具有消食除胀、降气化痰的功效。可主治咳嗽痰喘、食积气滞、嗳气吞酸、胸闷腹胀、下痢后重等。

【用法用量】煎服，6～10克；生用吐风痰，炒用消食下气化痰。

【使用注意】气虚及无食积、痰滞者慎用。

【主要来源】本品为十字花科植物莱菔的干燥成熟种子。

【形态特征】一年生或二年生草本；茎粗壮，具纵棱；茎生叶长椭圆形至披针形，边缘有锯齿或缺刻；花淡紫红色或白色。

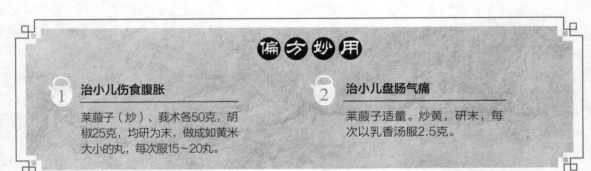

偏方妙用

1 治小儿伤食腹胀

莱菔子（炒）、莪术各50克，胡椒25克，均研为末，做成如黄米大小的丸，每次服15～20丸。

2 治小儿盘肠气痛

莱菔子适量。炒黄，研末，每次以乳香汤服2.5克。

花椒

【别名】蜀椒、川椒等。

【生长分布】主产于四川、山西、陕西等地。

【性味归经】性温，味辛。归脾、胃、肾经。

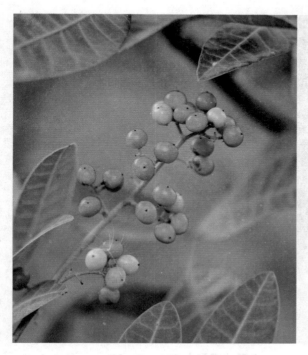

【采收加工】秋季采收成熟果实，晒干，除去种子及杂质。

【性状鉴别】有多数疣状突起的油点；香气浓，味麻辣而持久。

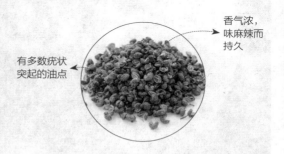

香气浓，味麻辣而持久

有多数疣状突起的油点

【功能主治】花椒具有温中止痛、杀虫止痒的功效。可主治食欲减退、脘腹冷痛、呕吐、腹泻、虫积腹痛、蛔虫病等。

【用法用量】煎服，3~6克；外用适量。

【使用注意】阴虚火旺者忌用；孕妇慎用。

【主要来源】本品为芸香科植物青椒或花椒的干燥成熟果皮。

【形态特征】灌木或小乔木；茎干疏生增大的皮刺；枝上有细小的皮孔；叶片卵状长圆形，背面中脉基部两侧有簇生锈褐色长茸毛；聚伞状圆锥花序顶生。

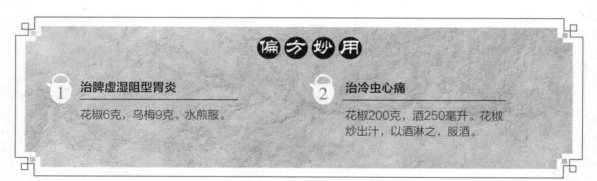

偏方妙用

1 治脾虚湿阻型胃炎

花椒6克，乌梅9克。水煎服。

2 治冷虫心痛

花椒200克，酒250毫升。花椒炒出汁，以酒淋之，服酒。

香橼

【别名】枸橼、香泡树等。

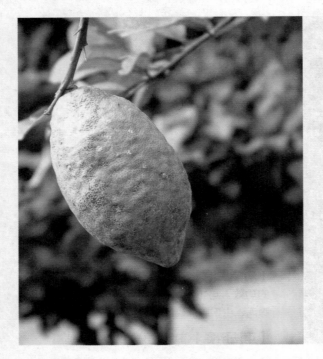

【生长分布】主产于浙江、江苏、云南、四川等地。

【性味归经】性温，味辛、苦、酸。归肝、脾、肺经。

【采收加工】秋季果实成熟时采收，整个或对剖两瓣，晒干或烘干。

【性状鉴别】表面密被凹陷的小油点；具网状隆起的粗皱纹；边缘油点明显。

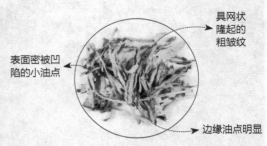

具网状隆起的粗皱纹

表面密被凹陷的小油点

边缘油点明显

【功能主治】香橼具有疏肝解郁、理气和中、燥湿化痰的功效。可主治肝郁胸胁胀痛、气滞腹脘胀痛、嗳气吞酸、呕恶食少、痰饮咳嗽、胸膈不利等。

【主要来源】本品为芸香科植物枸橼或香圆的干燥成熟果实。

【用法用量】煎服，3~9克。

【使用注意】阴虚血燥及孕妇气虚者慎用。

【形态特征】常绿乔木；树枝有棱及短刺；叶片长椭圆形，两面有半透明油点；花单生或簇生；花萼浅杯状，花瓣白色。

偏方妙用

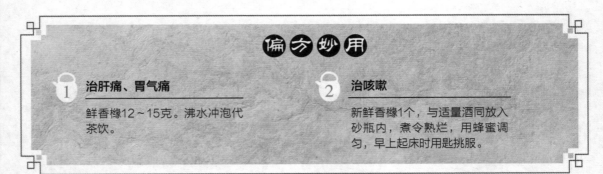

1 治肝痛、胃气痛

鲜香橼12~15克。沸水冲泡代茶饮。

2 治咳嗽

新鲜香橼1个，与适量酒同放入砂瓶内，煮令熟烂，用蜂蜜调匀，早上起床时用匙挑服。

鹤虱

【别名】北鹤虱、鬼虱等。

【性味归经】性平，味辛、苦，有小毒。归脾、胃经。

【形态特征】多年生草本；茎直立，密生短茸毛；叶片宽椭圆形或长圆形，边缘有不规则的锯齿，无柄；头状花序多数，沿茎枝腋生。

【性状鉴别】呈圆柱状，细小；顶端收缩呈细喙状；气特异。

【功能主治】鹤虱具有杀虫消积的功效。可主治蛔虫病、蛲虫病、绦虫病、虫积腹痛、小儿疳积等。

【用法用量】煎服，3~9克；或入丸、散；外用适量。

【使用注意】孕妇、腹泻者忌用。

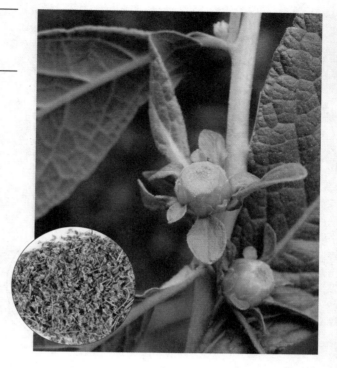

楮实子

【别名】楮桃、纱纸树等。

【性味归经】性寒，味甘。归肝、肾经。

【形态特征】落叶乔木；茎、叶具乳液；嫩枝被茸毛，后脱落；叶互生，叶片卵形，先端尖，基部圆形或心形。

【性状鉴别】表面红棕色，皱缩；呈卵圆形，稍扁。

【功能主治】楮实子具有补肾清肝、明目、利尿的功效。可主治虚劳、头晕目昏、眼翳、水肿、肾虚阳痿、腰膝酸痛等。

【用法用量】煎服，6~12克；或入丸、散；外用捣敷。

【使用注意】脾胃虚寒者慎用。

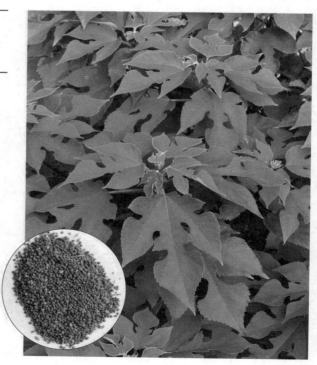

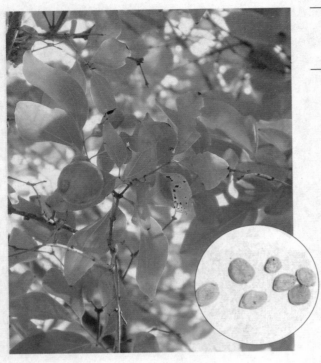

马钱子

【别名】番木鳖、苦实把豆儿等。

【性味归经】性温，味苦，有大毒。归脾、肝经。

【形态特征】乔木；树干直立，粗壮；叶片革质，椭圆形、卵形至广卵形，先端急尖；聚伞花序顶生，被茸毛；花较小，白色。

【性状鉴别】呈纽扣状圆板形；有丝样光泽；边缘有突起的珠孔；底面中心有突起的圆点状种脐。

【功能主治】马钱子具有散结消肿、通络止痛的功效。可主治风热郁肺咽痛、咳嗽、音哑，外治鼻出血、外伤出血等。

【用法用量】炮制后入丸、散，0.3~0.6克；外用适量。

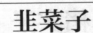

韭菜子

【别名】起阳草子、韭菜仁等。

【性味归经】性温，味辛、甘。归肾、肝经。

【形态特征】多年生草本；根茎横卧，生多数须根，呈卵状圆柱形；叶先端锐尖，边缘粗糙；花茎自叶丛抽出，三棱形，伞形花序顶生。

【性状鉴别】呈半圆形，略扁；有细密的网状皱纹；气特异。

【功能主治】韭菜子具有温补肝肾、壮阳固精的功效。可主治阳痿、遗精、腰膝酸软等。

【用法用量】煎服，3~9克；或入丸、散。

【使用注意】阴虚火旺者忌用。

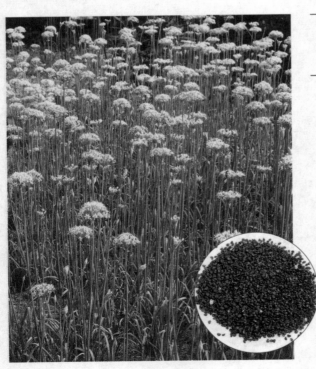

车前子

【别名】车前实、凤眼前仁等。

【性味归经】性寒，味甘。归肾、肝、肺、小肠经。

【形态特征】多年生草本；叶具长柄，几与叶片等长或长于叶片；花茎数个，有疏毛，穗状花序；花淡绿色。

【性状鉴别】表面黑棕色或棕褐色；嚼之带黏液；置于水中后，外皮有黏液释出。

【功能主治】车前子具有利尿通淋、渗湿止泻、明目、祛痰的功效。可主治热淋、石淋、小便不通、水肿、眼目昏花、肺热咳嗽等。

【用法用量】煎服，9~15克，宜包煎。

【使用注意】肾虚遗滑者慎用。

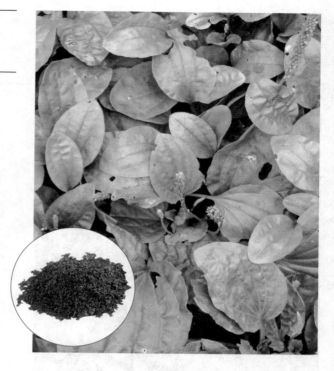

路路通

【别名】枫香果、枫球子等。

【性味归经】性平，味苦。归肝、肾经。

【形态特征】乔木；树皮灰褐色，粗糙；叶片宽卵形，有叶柄，边缘有细锯齿；花单性，雌雄同株，无花被。

【性状鉴别】表面灰棕色或棕褐色；有多数尖刺及喙状小钝刺；小蒴果顶部开裂，呈蜂窝状小孔。

【功能主治】路路通具有祛风活络、利水、通经的功效。可主治风湿痹痛、半身不遂、跌扑损伤、水肿、闭经、乳汁不通等。

【用法用量】煎服，5~9克；外用适量。

【使用注意】月经过多者及孕妇忌用。

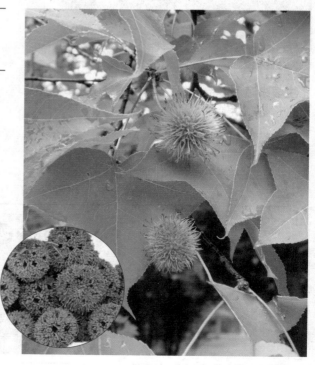

五味子

【别名】北五味子、辽五味子等。

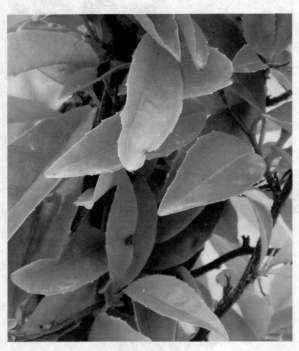

【生长分布】主产于河北、辽宁、黑龙江、山东等地。

【性味归经】性温，味酸、甘。归肺、心、肾经。

【采收加工】秋末霜降前后果实完全成熟、色紫红时采摘，干燥，除去果梗和杂质。

【性状鉴别】呈球形或扁球形；表面紫红色或暗红色；显油润；表面皱缩。

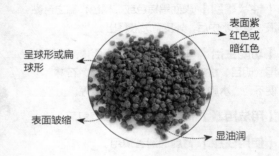

呈球形或扁球形

表面紫红色或暗红色

表面皱缩

显油润

【主要来源】本品为木兰科植物五味子或华中五味子的干燥成熟果实。

【形态特征】落叶木质藤本；小枝褐色，有棱角，全株近无毛；叶倒卵形、宽卵形或椭圆形，先端急尖或渐尖；花单生或簇生于叶腋，花梗细长而柔弱。

【功能主治】五味子具有收敛固涩、益气生津、补肾宁心的功效。可主治咳喘不止、气短乏力、畏寒怕冷、心烦心悸、失眠多梦等。

【用法用量】煎服，3~6克；研末服，1~3克。

【使用注意】外感风寒风热、内有实热或咳嗽初起、麻疹初发者忌用。

偏方妙用

 滋补肝肾

五味子、枸杞子各10克，生晒参5克，大枣5枚。水煎，代茶饮。

 治痰嗽并喘

五味子、白矾各适量。研为末，每服15克，以生猪肺炙熟，蘸末细嚼，白汤下。

覆盆子

【别名】小托盘、乌藨子等。

【生长分布】主产于浙江、福建、江苏等地。

【性味归经】性温，味甘、酸。归肝、肾、膀胱经。

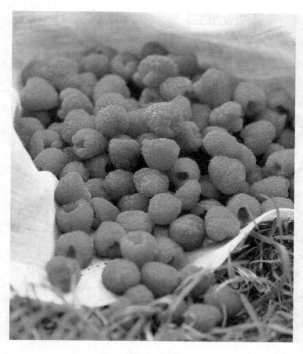

【主要来源】本品为蔷薇科植物华东覆盆子的干燥果实。

【形态特征】落叶灌木；茎直立，枝条细长，疏生微变倒刺；叶片先端长渐尖，边缘有重锯齿；花白色。

【采收加工】夏初将未成熟的青色聚合果摘下，沸水略烫，晒干，除去杂质。

【性状鉴别】由众多核果聚合而成；密被灰白色或灰绿色短毛；气清香，味微酸涩。

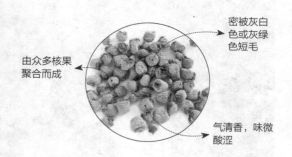

由众多核果聚合而成

密被灰白色或灰绿色短毛

气清香，味微酸涩

【功能主治】覆盆子具有固精缩尿、益肝肾明目的功效。可主治阳痿、遗精、遗尿、尿频、不孕不育、视物不清等。

【用法用量】煎服，6~12克。

【使用注意】肾虚火旺、小便短赤者慎用。

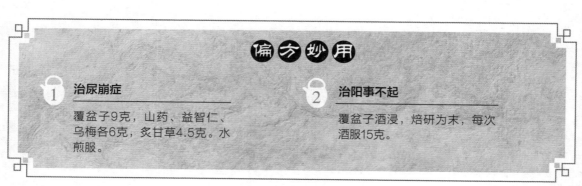

偏方妙用

1　治尿崩症

覆盆子9克，山药、益智仁、乌梅各6克，炙甘草4.5克。水煎服。

2　治阳事不起

覆盆子酒浸，焙研为末，每次酒服15克。

木瓜

【别名】铁脚梨、宣木瓜等。

【生长分布】主产于安徽、四川、湖北、浙江等地。

【性味归经】性温，味酸。归肝、脾经。

【采收加工】夏、秋两季果实绿黄时采收，置沸水中烫至外皮灰白色，对半纵剖，晒干。

【性状鉴别】有不规则的深皱纹；剖面边缘向内卷曲；嚼之有沙粒感。

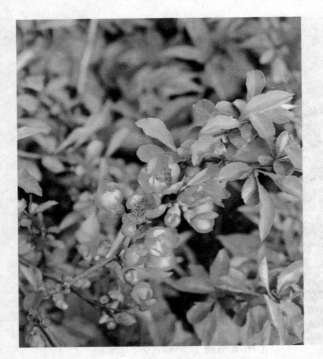

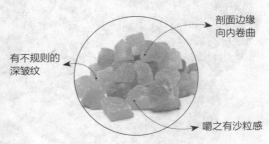

剖面边缘向内卷曲

有不规则的深皱纹

嚼之有沙粒感

【功能主治】木瓜具有舒筋活络、和胃化湿的功效。可主治风湿痹痛、筋脉拘挛、脚气肿痛、吐泻转筋等。

【用法用量】煎服，6～9克。

【使用注意】内有郁热、小便短赤者忌用。

【主要来源】本品为蔷薇科植物贴梗海棠的干燥近成熟果实。

【形态特征】小乔木或灌木；小枝圆柱形，有刺；叶片革质，椭圆状卵形或长椭圆形；叶柄疏被茸毛，有腺体；花单生于叶腋；花萼钟状。

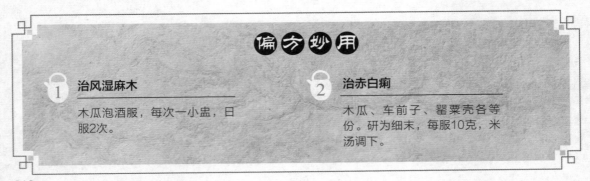

偏方妙用

1 治风湿麻木

木瓜泡酒服，每次一小盅，日服2次。

2 治赤白痢

木瓜、车前子、罂粟壳各等份。研为细末，每服10克，米汤调下。

山楂

【别名】山里红、红果子等。

【生长分布】主产于河南、山东、河北等地。

【性味归经】性微温，味酸、甘。归脾、胃、肝经。

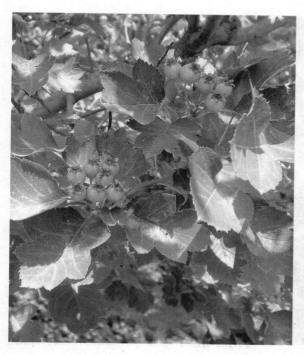

【主要来源】本品为蔷薇科植物山里红或山楂的干燥成熟果实。

【形态特征】落叶乔木；叶片宽卵形或三角状卵形，先端短渐尖，边缘有不规则重锯齿；伞房花序，花白色。

【采收加工】秋季果实成熟时采收，切片，干燥。

【性状鉴别】有灰白色小斑点；皱缩不平；气微清香，味酸；顶端有花萼残迹。

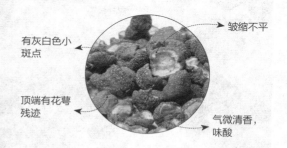

皱缩不平

有灰白色小斑点

顶端有花萼残迹

气微清香，味酸

【功能主治】山楂具有消食化积、行气散瘀的功效。可主治肉食积滞不化、脘腹胀满、痢疾、泄泻、痛经、产后瘀血腹痛、高脂血症等。

【用法用量】煎服，10～15克；山楂、炒山楂多用于消食散瘀，焦山楂多用于止泻痢。

【使用注意】气虚便溏、脾虚者忌用；孕妇慎用。

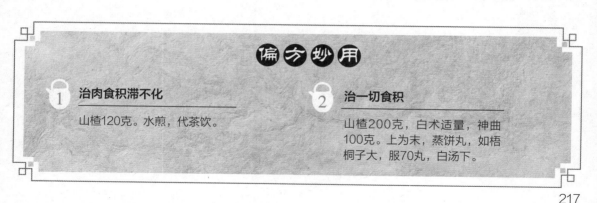

偏方妙用

1 治肉食积滞不化

山楂120克。水煎，代茶饮。

2 治一切食积

山楂200克，白术适量，神曲100克。上为末，蒸饼丸，如梧桐子大，服70丸，白汤下。

乌梅

【别名】熏梅、梅实等。

【生长分布】主产于浙江、福建、云南等地。

【性味归经】性温，味酸、涩。归肝、脾、肺、大肠经。

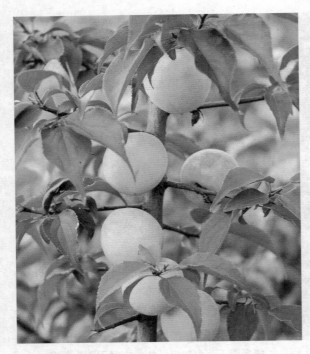

【采收加工】夏季果实近成熟时采收，低温烘干后焖至皱皮，色变黑时即可。

【性状鉴别】表面棕黑色至乌黑色；表面皱缩不平；气微，味极酸。

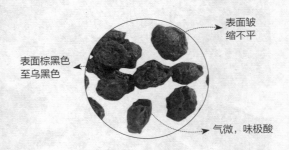

表面皱缩不平

表面棕黑色至乌黑色

气微，味极酸

【功能主治】乌梅具有敛肺止咳、涩肠止泻、安蛔止痛、生津止渴的功效。可主治咳嗽少痰、干咳无痰、气虚泄泻、痢疾、烦热口渴等。

【用法用量】煎服，3～10克；止泻止血宜炒炭用。

【使用注意】外有表邪或内有实热积滞者忌用。

【主要来源】本品为蔷薇科植物梅的干燥近成熟果实。

【形态特征】落叶乔木；树皮淡灰色或淡绿色，多分枝；有叶柄，叶片边缘具细锐锯齿，沿脉背呈褐黄色；花先叶开放，白色或粉红色，芳香。

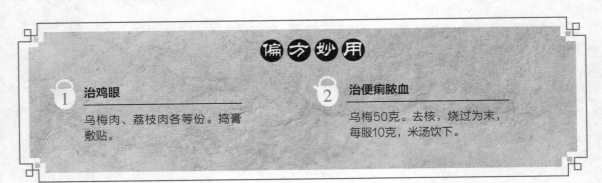

偏方妙用

1 治鸡眼

乌梅肉、荔枝肉各等份。捣膏敷贴。

2 治便痢脓血

乌梅50克。去核，烧过为末，每服10克，米汤饮下。

补骨脂

【别名】破故纸、胡韭子等。

【生长分布】主产于陕西、河南、广东、四川、云南等地。

【性味归经】性温，味辛、苦。归肾、脾经。

【采收加工】秋季果实成熟时采收，除去杂质，晒干。

【性状鉴别】表面黑褐色或灰褐色；具细微网纹；呈肾形，略扁。

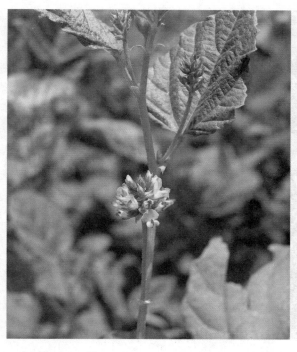

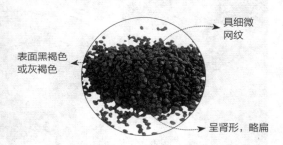

具细微网纹

表面黑褐色或灰褐色

呈肾形，略扁

【功能主治】补骨脂具有补肾壮阳、固精缩尿、温脾止泻、纳气平喘的功效。可主治腰膝冷痛、少腹虚冷、性功能衰退、肠鸣腹痛、咳嗽气喘等。

【主要来源】本品为豆科植物补骨脂的干燥成熟果实。

【用法用量】煎服，4.5～9克。

【使用注意】阴虚火旺及大便秘结者忌用。

【形态特征】一年生草本；全体被黄白色毛及黑褐色腺点；茎具纵棱；叶先端圆形或钝，两面均有显著的黑色腺点；花多数，密集成穗状的总状花序。

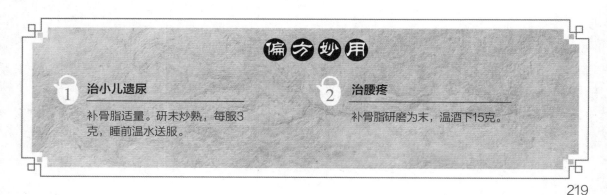

偏方妙用

1 治小儿遗尿

补骨脂适量。研末炒熟，每服3克，睡前温水送服。

2 治腰疼

补骨脂研磨为末，温酒下15克。

苍耳子

【别名】老苍子、苍子等。

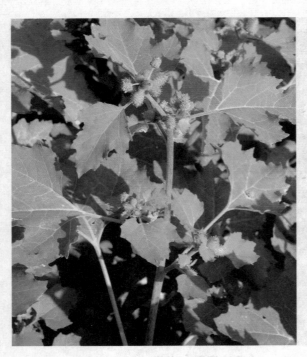

【主要来源】本品为菊科植物苍耳的干燥成熟带总苞的果实。

【形态特征】一年生草本；茎粗糙，被短毛；叶具长柄，先端锐尖，边缘有缺刻及不规则粗锯齿；头状花序近于无柄，聚生，单性同株。

【生长分布】主产于山东、江西、湖北、江苏等地。

【性味归经】性温，味甘、辛、苦，有小毒。归肺、肝经。

【采收加工】秋季果实成熟时采收，干燥，除去梗、叶等杂质。

【性状鉴别】表面黄棕色；呈纺锤形或卵圆形；通体有钩刺。

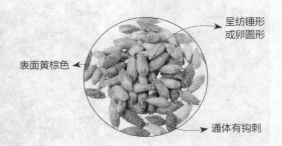

呈纺锤形或卵圆形

表面黄棕色

通体有钩刺

【功能主治】苍耳子具有发散风寒、通鼻窍、祛风湿、止痛的功效。可主治风寒头痛、鼻渊流涕、风疹瘙痒、湿痹拘挛等。

【用法用量】煎服，3~9克；或入丸、散。

【使用注意】血虚头痛者忌用。

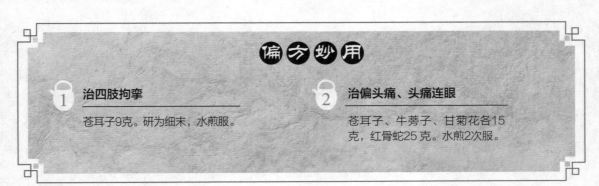

偏方妙用

1 治四肢拘挛

苍耳子9克。研为细末，水煎服。

2 治偏头痛、头痛连眼

苍耳子、牛蒡子、甘菊花各15克，红骨蛇25克。水煎2次服。

薏苡仁

【别名】薏米、苡仁等。

【生长分布】主产于福建、河北、辽宁等地。

【性味归经】性凉，味甘、淡。归脾、胃、肺经。

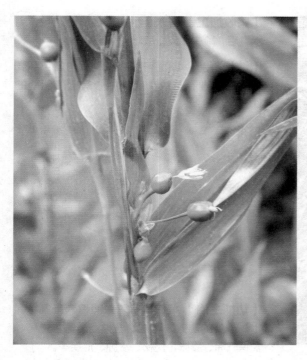

【采收加工】秋季果实成熟时采割植株，晒干，打下果实，除去外壳及种皮，收集种仁。

【性状鉴别】呈卵形或椭圆形；顶端有淡棕色点状种脐；腹面有1条深纵沟；断面白色，富粉性。

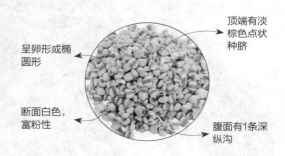

顶端有淡棕色点状种脐

呈卵形或椭圆形

断面白色，富粉性

腹面有1条深纵沟

【功能主治】薏苡仁具有利水消肿、渗湿、健脾、除痹、清热排脓的功效。可主治水湿停蓄之白带、小便不利、淋浊、脚气水肿、脾虚泄泻等。

【用法用量】煎服，9~30克；清利湿热宜生用，健脾止泻宜炒用。

【使用注意】津液不足者慎用。

【主要来源】本品为禾本科植物薏苡的干燥成熟种仁。

【形态特征】一年或多年生草本；叶片线状披针形，两面光滑，边缘粗糙；总状花序腋生成束。

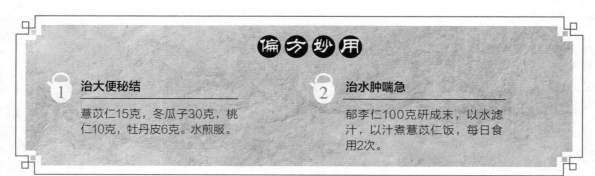

偏方妙用

1 治大便秘结

薏苡仁15克，冬瓜子30克，桃仁10克，牡丹皮6克。水煎服。

2 治水肿喘急

郁李仁100克研成末，以水滤汁，以汁煮薏苡仁饭，每日食用2次。

槟榔

【别名】大腹子、槟玉等。

【生长分布】主产于海南、福建、云南、广西、台湾等地。

【性味归经】性温，味苦、辛。归胃、大肠经。

【采收加工】春末至秋初采收成熟果实，用水煮后，除去果皮，取出种子，晒干。

【性状鉴别】断面可见棕色种皮与白色胚乳相间的大理石花纹；底部中心有圆形凹陷的珠孔。

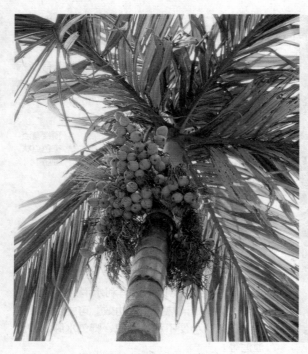

断面可见棕色种皮与白色胚乳相间的大理石花纹

底部中心有圆形凹陷的珠孔

【主要来源】本品为棕榈科植物槟榔的干燥成熟种子。

【形态特征】常绿乔木；茎干直立，不分枝；叶丛生于茎顶端，叶轴三棱形，具长叶鞘；花单性，雌雄同株，花序圆锥状。

【功能主治】槟榔具有杀虫消积、行气、利水、截疟的功效。可主治各种肠道寄生虫病、食积气滞、腹胀、便秘、水肿、疟疾等。

【用法用量】煎服，3～10克。

【使用注意】脾虚便溏或气虚下陷者忌用；孕妇慎用。

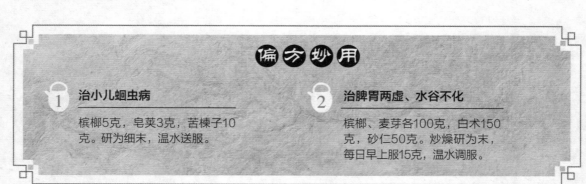

偏方妙用

1 治小儿蛔虫病

槟榔5克，皂荚3克，苦楝子10克。研为细末，温水送服。

2 治脾胃两虚、水谷不化

槟榔、麦芽各100克，白术150克，砂仁50克。炒燥研为末，每日早上服15克，温水调服。

白果

【别名】白果仁、佛指甲等。

【生长分布】主产于广西、四川、河南、山东、湖北等地。

【性味归经】性平，味甘、苦、涩，有小毒。归肺、肾经。

【采收加工】秋季种子成熟时采收，除去肉质外种皮，洗净，稍蒸或略煮后，烘干。

【性状鉴别】呈椭圆形或倒卵形；具2~3条棱线；顶端有圆形突起。

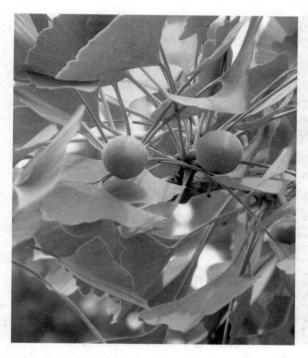

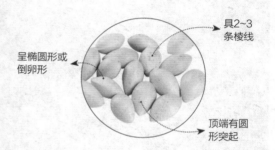

呈椭圆形或倒卵形

具2~3条棱线

顶端有圆形突起

【主要来源】本品为银杏科植物银杏的干燥成熟种子。

【形态特征】落叶高大乔木；叶簇生于短枝或螺旋状散生于长枝上；叶片扇形，叶柄长；花单生，雌雄异株。

【功能主治】白果具有敛肺化痰定喘、止带缩尿的功效。可主治哮喘、肺热燥咳、带下、白浊、尿频、遗尿等。

【用法用量】煎服，5~10克，用时捣碎。

【使用注意】有实邪者忌用。

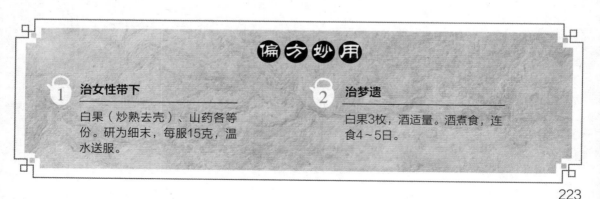

偏方妙用

1 治女性带下

白果（炒熟去壳）、山药各等份。研为细末，每服15克，温水送服。

2 治梦遗

白果3枚，酒适量。酒煮食，连食4~5日。

柏子仁

【别名】柏实、侧柏子等。

【生长分布】 主产于山东、河南、河北等地。

【性味归经】 性平，味甘。归心、肾、大肠经。

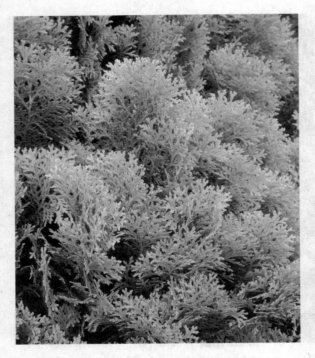

【采收加工】 冬初种子成熟时采收，晒干，除去种皮，收集种仁。

【性状鉴别】 表面黄白色或淡黄棕色；顶端有深褐色的小点；质软，富油性。

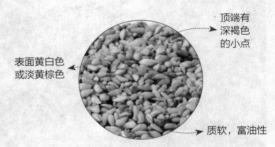

顶端有深褐色的小点

表面黄白色或淡黄棕色

质软，富油性

【功能主治】 柏子仁具有养心安神、润肠通便的功效。可主治虚烦失眠、心悸怔忡、阴虚盗汗、肠燥便秘等。

【用法用量】 煎服，10~20克。

【使用注意】 便溏及多痰者慎用。

【主要来源】 本品为柏科植物侧柏的干燥成熟种仁。

【形态特征】 常绿乔木；树皮浅灰色；枝条开展，小枝扁平；叶为鳞片状，交互对生；雌雄同株，球花单生于枝顶。

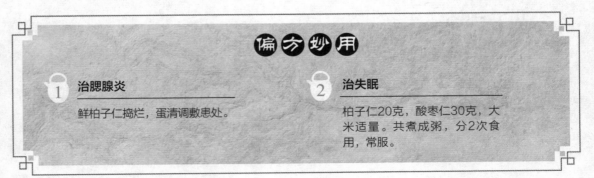

偏方妙用

1 治腮腺炎

鲜柏子仁捣烂，蛋清调敷患处。

2 治失眠

柏子仁20克，酸枣仁30克，大米适量。共煮成粥，分2次食用，常服。

苦杏仁

【别名】杏仁、山杏仁等。

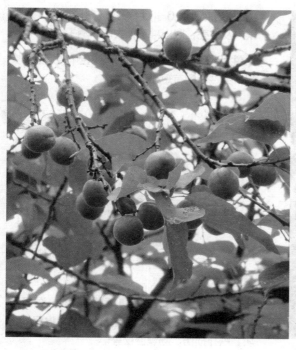

【生长分布】主产于东北、内蒙古、河北等地。

【性味归经】性微温，味苦，有小毒。归肺、大肠经。

【采收加工】夏季采收成熟果实，除去果肉及核壳，晾干，生用或炒用。

【性状鉴别】呈扁心形；表面黄棕色至深棕色；圆端合点处向上具多数棕色脉纹。

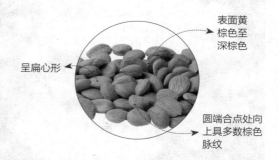

表面黄棕色至深棕色

呈扁心形

圆端合点处向上具多数棕色脉纹

【功能主治】苦杏仁具有止咳平喘、润肠通便的功效。可主治咳嗽气喘、胸满痰多、血虚津枯、肠燥便秘等。

【用法用量】煎服，3~10克，宜打碎入煎；或入丸、散。

【使用注意】阴虚咳喘及大便溏泻者忌用。

【主要来源】本品为蔷薇科植物山杏、西伯利亚杏、东北杏或杏的干燥成熟种子。

【形态特征】落叶乔木；树冠圆形，树皮暗灰色；叶片宽卵形或卵圆形，先端具短尖头，边缘具圆钝锯齿；花单生顶端，先叶开放，几无柄。

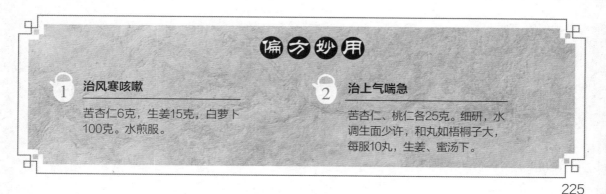

偏方妙用

1 治风寒咳嗽

苦杏仁6克，生姜15克，白萝卜100克。水煎服。

2 治上气喘急

苦杏仁、桃仁各25克。细研，水调生面少许，和丸如梧桐子大，每服10丸，生姜、蜜汤下。

桃仁

【别名】山桃仁、桃核仁等。

【生长分布】主产于辽宁、河北、河南、山东、四川等地。

【性味归经】性平，味苦、甘，有小毒。归心、肝、大肠经。

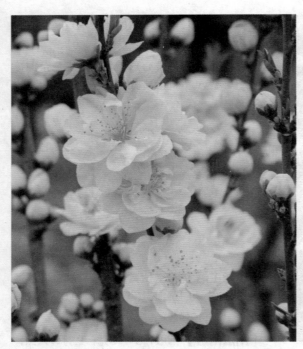

【采收加工】6~7月果实成熟时采摘，除去果肉及核壳，取出种子，去皮，晒干。

【性状鉴别】呈扁长卵形；密布颗粒状突起；尖端一侧有短线形种脐。

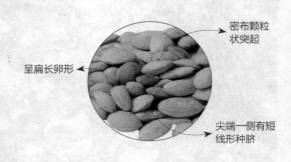

密布颗粒状突起

呈扁长卵形

尖端一侧有短线形种脐

【功能主治】桃仁具有活血祛瘀、润肠通便、止咳平喘的功效。可主治闭经、痛经、痞块、跌扑损伤、肠燥便秘等。

【用法用量】煎服，5~10克，用时捣碎。

【使用注意】孕妇忌用；便溏者慎用。

【主要来源】本品为蔷薇科植物桃或山桃的干燥成熟种子。

【形态特征】落叶小乔木；叶片椭圆状披针形至阔披针形，边缘有锯齿；花单生，先叶开放；花瓣粉红色。

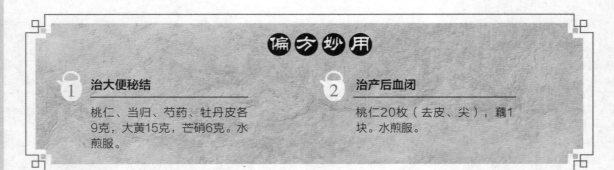

偏方妙用

1 治大便秘结

桃仁、当归、芍药、牡丹皮各9克，大黄15克，芒硝6克。水煎服。

2 治产后血闭

桃仁20枚（去皮、尖），藕1块。水煎服。

决明子

【别名】马蹄决明、草决明等。

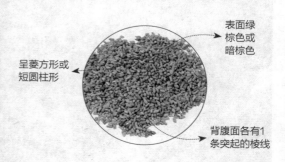

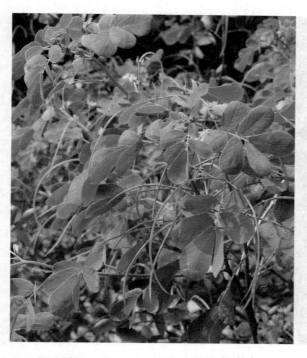

【生长分布】主产于安徽、广西、四川、浙江、广东等地。

【性味归经】性微寒，味苦、甘、咸。归肝、大肠经。

【采收加工】秋末果实成熟时采收，将全株割下晒干，打下种子，除去杂质。

【性状鉴别】呈菱方形或短圆柱形；表面绿棕色或暗棕色；背腹面各有1条突起的棱线。

表面绿棕色或暗棕色

呈菱方形或短圆柱形

背腹面各有1条突起的棱线

【功能主治】决明子具有清热明目、润肠通便的功效。可主治目赤肿痛、羞明多泪、热结便秘、肠燥便秘、头晕头痛等。

【用法用量】煎服，10～15克。

【使用注意】气虚便溏者不宜使用。

【主要来源】本品为豆科植物决明或小决明的干燥成熟种子。

【形态特征】一年生半灌木状草本；叶片倒卵形或倒卵状长圆形，先端圆形，稍偏斜；花成对腋生；总花梗极短。

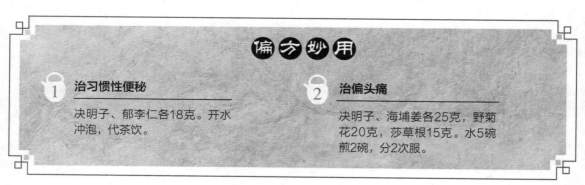

偏方妙用

1 治习惯性便秘

决明子、郁李仁各18克。开水冲泡，代茶饮。

2 治偏头痛

决明子、海埔姜各25克，野菊花20克，莎草根15克。水5碗煎2碗，分2次服。

王不留行

【别名】大麦牛、奶米等。

【生长分布】主产于江苏、河北、山东、辽宁、黑龙江等地。

【性味归经】性平，味苦。归肝、胃经。

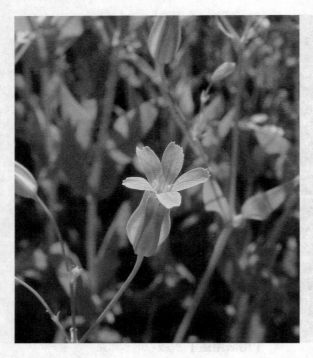

【采收加工】夏季果实成熟、果皮尚未开裂时采割植株，晒干，打下种子，除去杂质。

【性状鉴别】表面黑色，少数红棕色；种脐一侧有1条带形凹沟；种脐近圆形，下陷。

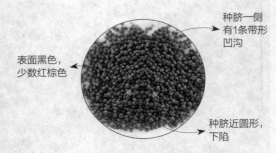

种脐一侧有1条带形凹沟

表面黑色，少数红棕色

种脐近圆形，下陷

【功能主治】王不留行具有活血通经、下乳消痈、利尿通淋的功效。可主治闭经、痛经、难产、产后乳汁不下、乳痈肿痛、瘀血肿块、热淋等。

【主要来源】本品为石竹科植物麦蓝菜的干燥成熟种子。

【形态特征】一年生或二年生草本；全体平滑无毛，唯梢有白粉；茎直立，节略膨大；叶卵状椭圆形至卵状披针形，两面均呈粉绿色。

【用法用量】煎服，5~10克，外用适量。

【使用注意】孕妇慎用。

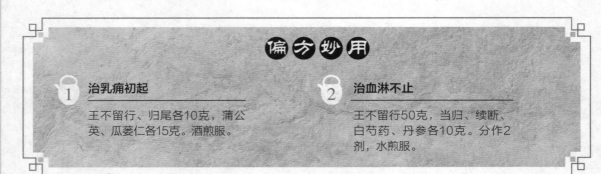

偏方妙用

1 治乳痈初起

王不留行、归尾各10克，蒲公英、瓜蒌仁各15克。酒煎服。

2 治血淋不止

王不留行50克，当归、续断、白芍药、丹参各10克。分作2剂，水煎服。

莲子

【别名】藕实、莲肉等。

【生长分布】主产于湖南、福建、江苏、浙江等地。

【性味归经】性平，味甘、涩。归脾、肾、心经。

【采收加工】秋季果实成熟时，割下莲房，取出果实，除去果皮，干燥。

【性状鉴别】呈椭圆形或类球形；有绿色莲子心；顶端中央呈乳头状突起。

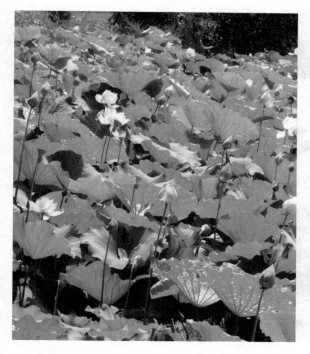

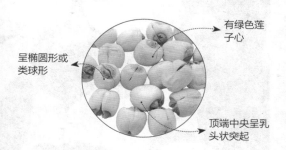

有绿色莲子心

呈椭圆形或类球形

顶端中央呈乳头状突起

【功能主治】莲子具有固精止带、补脾止泻、益肾养心的功效。可主治久泻、遗精、崩漏、带下、心悸、心慌不能自主、虚烦失眠等。

【用法用量】煎服，10～15克，用时去心打碎。

【使用注意】大便秘结者忌用。

【主要来源】本品为睡莲科植物莲的干燥成熟种子。

【形态特征】多年生水生草本；根茎横生，长而肥厚，节略缢缩；叶盾形，粉绿色；叶柄有刺毛；花单生于花梗顶端，粉红色或白色。

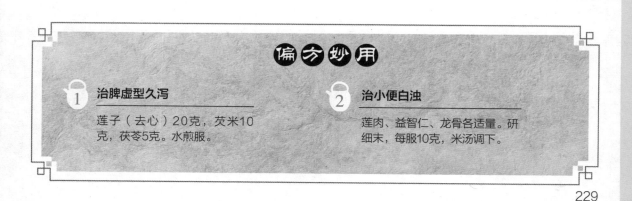

偏方妙用

1 治脾虚型久泻

莲子（去心）20克，芡米10克，茯苓5克。水煎服。

2 治小便白浊

莲肉、益智仁、龙骨各适量。研细末，每服10克，米汤调下。

肉豆蔻

【别名】肉果、玉果等。

【生长分布】主产于马来西亚、印度以及我国的广东、广西等地。

【性味归经】性温，味辛，有小毒。归大肠、胃、脾经。

【采收加工】冬、春两季果实成熟时采收，除去皮壳后，干燥。

【性状鉴别】呈卵圆形或椭圆形；有不规则网状沟纹；气香浓烈。

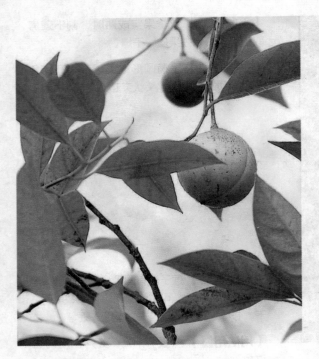

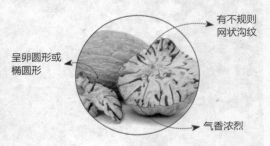

有不规则
网状沟纹

呈卵圆形或
椭圆形

气香浓烈

【功能主治】肉豆蔻具有涩肠止泻、温中行气的功效。可主治虚泻、五更泄泻、冷痢、胃寒胀痛、食少呕吐等。

【用法用量】煎服，3~9克；或入丸、散。

【使用注意】湿热泻痢者忌用。

【主要来源】本品为肉豆蔻科植物肉豆蔻的干燥种仁。

【形态特征】常绿乔木；叶革质，椭圆状披针形或长圆状披针形，先端渐尖；总状花序腋生，花单生，雌雄异株。

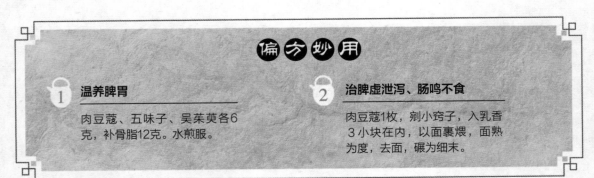

偏方妙用

1 温养脾胃

肉豆蔻、五味子、吴茱萸各6克，补骨脂12克。水煎服。

2 治脾虚泄泻、肠鸣不食

肉豆蔻1枚，剜小窍子，入乳香3小块在内，以面裹煨，面熟为度，去面，碾为细末。

葶苈子

【别名】丁历、独行菜子等。

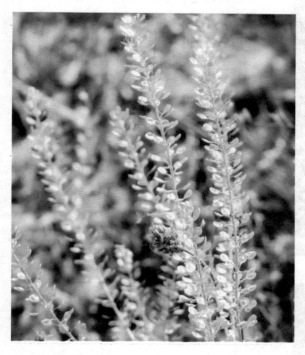

【生长分布】主产于河北、辽宁、江苏、山东等地。

【性味归经】性大寒，味辛、苦。归肺、膀胱经。

【采收加工】夏季果实成熟时采割植株，晒干，搓出种子，除去杂质。

【性状鉴别】表面棕色或红棕色；呈长圆形略扁；压碎后富油性，略带黏性。

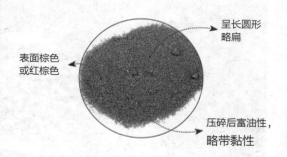

表面棕色或红棕色

呈长圆形略扁

压碎后富油性，略带黏性

【功能主治】葶苈子具有泻肺平喘、利水消肿的功效。可主治咳喘痰多、肺痈、水肿、胸腹积水、小便不利、瘰疬结核等。

【用法用量】煎服，5~10克。

【使用注意】肺虚喘咳、脾虚肿满者忌用。

【主要来源】本品为十字花科植物独行菜或播娘蒿的干燥成熟种子。

【形态特征】一年生或二年生草本；茎直立，上部分枝；叶互生，较密；夏季开黄色小花，总状花序顶生。

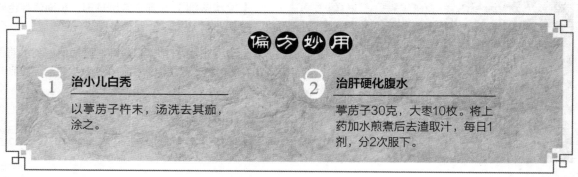

偏方妙用

1 治小儿白秃

以葶苈子杵末，汤洗去其痂，涂之。

2 治肝硬化腹水

葶苈子30克，大枣10枚。将上药加水煎煮后去渣取汁，每日1剂，分2次服下。

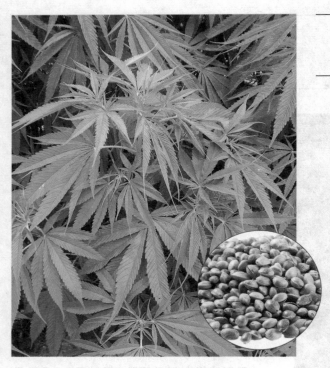

火麻仁

【别名】大麻仁、麻子等。

【性味归经】性平，味甘。归脾、胃、大肠经。

【形态特征】一年生草本；茎直立，多分枝，表面有纵直沟纹毛；叶片披针形至线状披针形，边缘具粗锯齿；花单性，雌雄异株。

【性状鉴别】呈卵圆形；表面灰绿色或稍带灰褐色；嚼后稍有麻舌感。

【功能主治】火麻仁具有润肠通便的功效。可主治老人、妇女产后血虚津亏、大便秘结等。

【用法用量】煎服，10～15克。

【使用注意】脾肾不足之便溏者慎用。

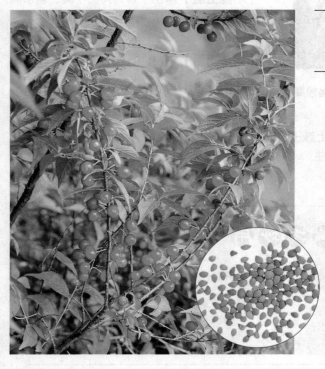

郁李仁

【别名】小李仁、李仁肉等。

【性味归经】性平，味辛、苦、甘。归脾、大肠、小肠经。

【形态特征】落叶灌木；树皮灰褐色；小枝被短茸毛；叶片长圆形或椭圆形，先端尖或短渐尖，边缘具细锯齿；花与叶同时开放，具花柄。

【性状鉴别】呈卵形或圆球形；表面浅棕色或黄棕色；先端尖，基部钝圆。

【功能主治】郁李仁具有润肠通便、利水消肿的功效。可主治津枯肠燥、食积气滞、腹胀便秘、水肿、脚气、小便不利等。

【用法用量】煎服，3～10克。

【使用注意】脾虚泄泻者及孕妇忌用。

芥子

【别名】白芥子、芥菜子等。

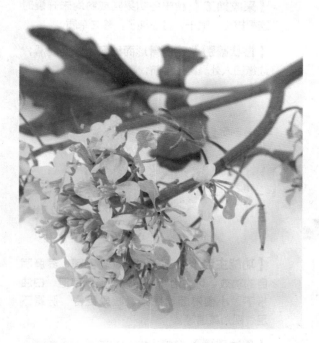

【生长分布】主产于安徽、河南、四川等地。

【性味归经】性温，味辛。归肺经。

【采收加工】夏末秋初果实成熟时割取全株，晒干后打下种子，除去杂质。

【性状鉴别】呈球形；具细微的网纹；研碎后加水浸湿，有辛烈的特异臭气产生。

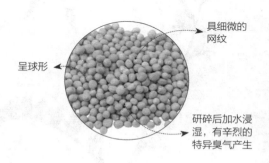

具细微的网纹

呈球形

研碎后加水浸湿，有辛烈的特异臭气产生

【主要来源】本品为十字花科植物白芥或芥的干燥成熟种子。

【形态特征】一年生草本；茎直立，多分枝；叶披针形至线形；总状花序多数，聚成圆锥状。

【功能主治】芥子具有温肺化痰、利气、散结消肿的功效。可主治寒痰喘咳、胸胁胀痛、痰滞经络、关节麻木疼痛、痰温流注、阴疽肿毒等。

【用法用量】煎服，3~9克；外用适量。

【使用注意】久咳肺虚及阴虚火旺者忌用。

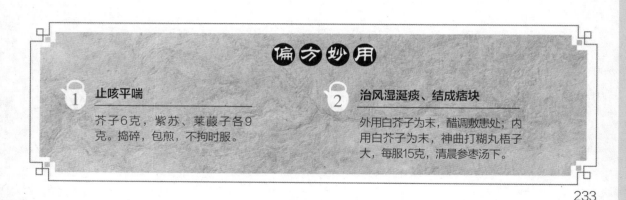

偏方妙用

1 止咳平喘

芥子6克，紫苏、莱菔子各9克。捣碎，包煎，不拘时服。

2 治风湿涎痰、结成痞块

外用白芥子为末，醋调敷患处；内用白芥子为末，神曲打糊丸梧子大，每服15克，清晨参枣汤下。

沙苑子

【别名】沙蒺藜、潼蒺藜等。

【生长分布】主产于陕西、河北、辽宁等地。

【性味归经】性温，味甘。归肝、肾经。

【采收加工】秋末冬初果实成熟尚未开裂时连根拔出，晒干，打下种子，除去杂质。

【性状鉴别】略呈肾形而稍扁；表面光滑；边缘凹入处具圆形种脐；嚼之有豆腥味。

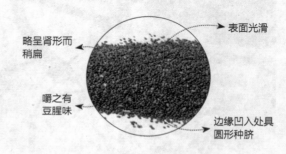

略呈肾形而稍扁

表面光滑

嚼之有豆腥味

边缘凹入处具圆形种脐

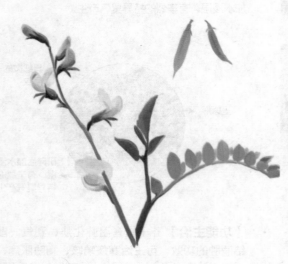

【主要来源】本品为豆科植物扁茎黄芪的干燥成熟种子。

【形态特征】多年生草本；通体疏被茸毛；茎略扁，基部常倾卧，有分枝；叶先端浑圆或微凹，有小细尖；黄色蝶形小花，总状花序腋生，总梗细长。

【功能主治】沙苑子具有补肾固精、养肝明目的功效。可主治肾虚腰痛、遗精早泄、白浊带下、小便淋沥、尿频、眩晕目昏、肝肾不足、视力减退等。

【用法用量】煎服，10～20克。

【使用注意】阴虚火旺及小便不利者忌用。

偏方妙用

1 治老年人遗尿

沙苑子、覆盆子、金樱子、桑螵蛸各10克。水煎，代茶饮。

2 治目昏不明

沙苑子15克，茺蔚子10克，青葙子15克。共研细末，每次5克，日服2次。

白扁豆

【别名】菜豆、羊眼豆等。

【生长分布】主产于江苏、河南、安徽等地。

【性味归经】性微温，味甘。归脾、胃经。

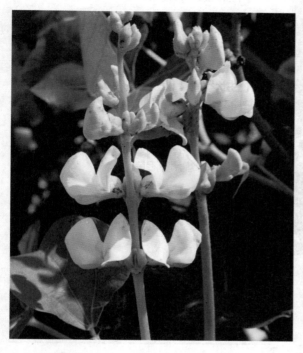

【采收加工】秋季荚果成熟时采摘，晒干，取出种子。

【性状鉴别】扁椭圆形或扁卵圆形；表面淡黄白色或淡黄色；嚼之有豆腥气。

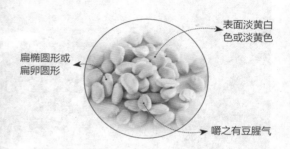

表面淡黄白色或淡黄色

扁椭圆形或扁卵圆形

嚼之有豆腥气

【功能主治】白扁豆具有补脾和中、化湿的功效。可主治少气懒言、疲乏、四肢无力、白带过多、汗出热不解、流浊涕、小便不畅等。

【用法用量】煎服，10～15克；炒后可使健脾止泻作用增强。

【使用注意】寒热病者忌用。

【主要来源】本品为豆科植物扁豆的干燥成熟种子。

【形态特征】一年生缠绕草本；茎近光滑；叶片广阔卵形，先端尖，两面疏被短茸毛；总状花序腋生，直立，花序轴较粗壮。

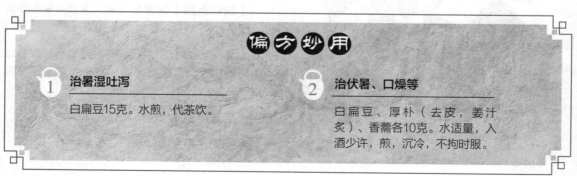

偏方妙用

1 治暑湿吐泻

白扁豆15克。水煎，代茶饮。

2 治伏暑、口燥等

白扁豆、厚朴（去皮，姜汁炙）、香薷各10克。水适量，入酒少许，煎，沉冷，不拘时服。

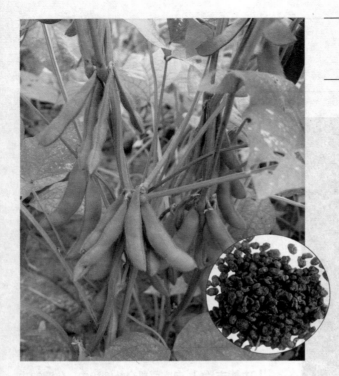

淡豆豉

【别名】香豉、大豆豉等。

【性味归经】性凉，味苦、辛。归肺、胃经。

【形态特征】一年生草本；茎直立或上部蔓性，密生黄色长硬毛；叶先端钝或急尖，中脉常伸出成棘尖；总状花序腋生。

【性状鉴别】呈椭圆形，略扁；表面黑色，皱缩不平。

【功能主治】淡豆豉具有解肌发表、宣郁除烦的功效。可主治风热感冒、寒热头痛、心烦、胸闷、虚烦不眠等。

【用法用量】煎服，6~12克。

【使用注意】胃虚易泛恶者慎用。

葫芦巴

【别名】苦豆、香草等。

【性味归经】性温，味苦。归肾经。

【形态特征】一年生草本；全株有香气；茎直立，中空；叶片长卵形或卵状披针形，先端钝圆，两面均生疏茸毛；花从叶腋中长出，无梗，淡黄白色或白色。

【性状鉴别】略呈斜方形；表面黄绿色或黄棕色；两侧各具深斜沟；气香。

【功能主治】葫芦巴具有温肾助阳、散寒止痛的功效。可主治寒疝、腹胁胀满、寒湿脚气、肾虚腰酸、阳痿等。

【用法用量】煎服，4.5~9克；或入丸、散。

【使用注意】阴虚火旺或有湿热者忌用。

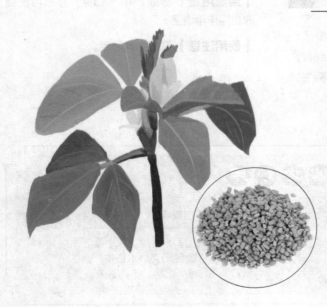

荔枝核

【别名】荔仁、枝核等。

【**性味归经**】性温，味甘、微苦。归肝、肾经。

【**形态特征**】常绿乔木；树皮灰绿色，具褐色斑点；叶片长椭圆形至卵状披针形，先端渐尖；圆锥花序顶生；花被杯状，淡绿色。

【**性状鉴别**】呈长圆形或卵圆形；有类圆形黄棕色的种脐；表面平滑。

【**功能主治**】荔枝核具有行气散结、散寒止痛的功效。可主治疝气痛、睾丸肿痛、胃脘久痛、痛经、产后腹痛等。

【**用法用量**】煎服，4.5～9克；或入丸、散。

【**使用注意**】无寒湿滞气者忌用。

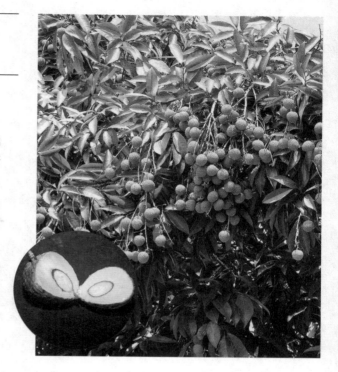

大枣

【别名】红枣、干枣等。

【**性味归经**】性温，味甘。归脾、胃经。

【**形态特征**】落叶灌木或小乔木；叶卵圆形至卵状披针形，边缘具细锯齿；花小形，成短聚伞花序，黄绿色；核果卵形至长圆形。

【**性状鉴别**】呈卵圆形或椭圆形；表面暗红色，带光泽；果核纺锤形，坚硬，两端锐尖。

【**功能主治**】大枣具有补脾和胃、益气生津的功效。可主治胃虚食少、脾弱便溏、气血津液不足等。

【**用法用量**】煎服，15～30克；或捣烂作丸。外用：煎水洗；或烧存性研末调敷。

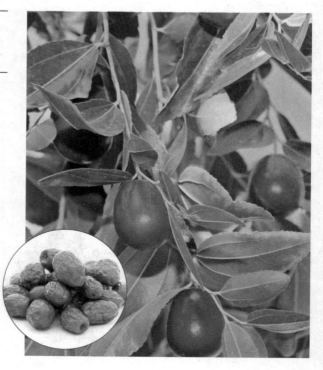

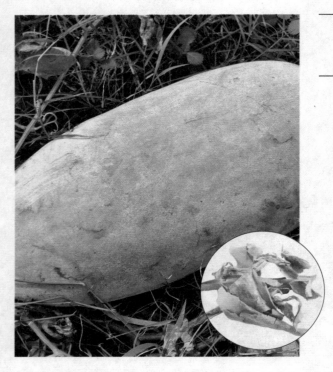

冬瓜皮

【别名】白瓜皮、白东瓜皮等。

【性味归经】性凉，味甘。归肺、脾经。

【形态特征】一年生草本，蔓生或架生；单叶互生，叶片肾状近圆形，裂片宽卵形，先端急尖，边缘有小齿；花单性，雌雄同株；瓠果大型，肉质，长圆柱状或近球形。

【性状鉴别】为不规则的碎片，常向内卷曲；外表面灰绿色或黄白色。

【功能主治】冬瓜皮具有清热利水、消肿的功效。可主治水肿、小便不利、泄泻、疮肿等。

【用法用量】内服：煎汤，15～30克。外用：煎水洗。

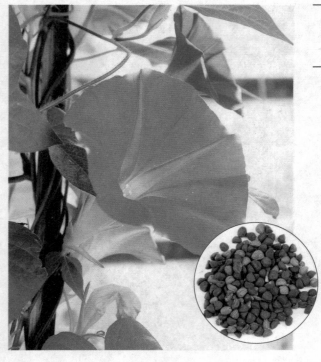

牵牛子

【别名】白丑、黑丑等。

【性味归经】性寒，味苦、辛，有毒。归肺、肾、大肠经。

【形态特征】一年生缠绕草本；茎左旋，多分枝；叶具长柄，心状卵形，先端急尖，两面均被伏生毛；夏季开花，花腋生。

【性状鉴别】呈橘瓣状；表面灰黑色（黑丑）或淡黄白色（白丑）；背面有1条浅纵沟。

【功能主治】牵牛子具有泻下逐水、去积杀虫的功效。可主治水肿胀满、二便不通、痰饮积聚、蛔虫病、绦虫病等。

【用法用量】煎服，3～9克；或入丸、散。

【使用注意】不宜与巴豆同用。

酸枣仁

【别名】酸枣核、山枣、枣仁等。

【生长分布】主产于河北、陕西、辽宁、河南、甘肃等地。

【性味归经】性平，味甘、酸。归肝、胆、心经。

【采收加工】秋末冬初采收成熟果实，除去果肉及核壳，收集种子，晒干。

【性状鉴别】呈扁圆形或扁椭圆形；平滑有光泽；中间有隆起的纵线纹。

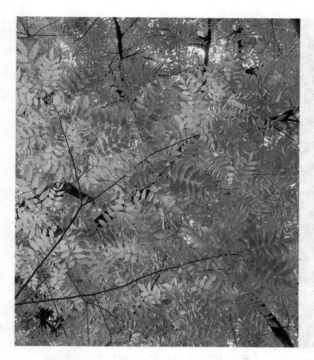

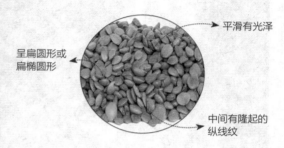

平滑有光泽

呈扁圆形或
扁椭圆形

中间有隆起的
纵线纹

【功能主治】酸枣仁具有养心益肝、安神、敛汗的功效。可主治心悸、失眠、健忘、多梦、眩晕、自汗、盗汗、伤津口渴、咽干等。

【用法用量】煎服，6~15克。

【主要来源】本品为鼠李科植物酸枣的干燥成熟种子。

【使用注意】内有实邪郁火及肾虚滑泄梦遗者慎用。

【形态特征】落叶灌木；老枝褐色，幼枝绿色；叶片长圆状卵形至卵状披针形，先端钝，边缘具细锯齿，两面光滑无毛；花小，簇生于叶腋；花梗极短。

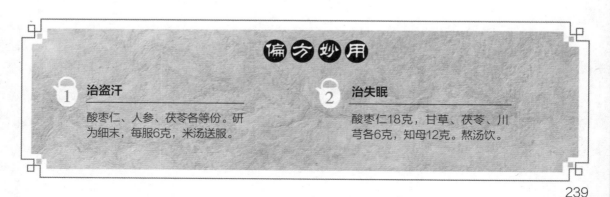

偏方妙用

1 治盗汗

酸枣仁、人参、茯苓各等份。研为细末，每服6克，米汤送服。

2 治失眠

酸枣仁18克，甘草、茯苓、川芎各6克，知母12克。熬汤饮。

胖大海

【别名】大洞果、大海子等。

【生长分布】主产于泰国、柬埔寨、马来西亚、印度等地。

【性味归经】性寒，味甘、淡。归肺、大肠经。

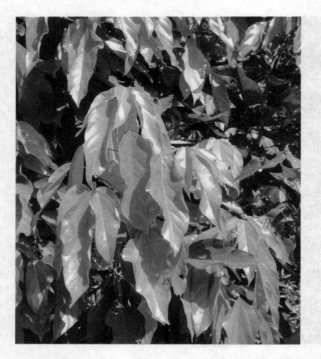

【采收加工】4~6月果实成熟开裂时采收种子，晒干。

【性状鉴别】呈纺锤形或椭圆形；遇水膨胀成海绵状；嚼之有黏性；有不规则的干缩皱纹。

呈纺锤形或椭圆形

遇水膨胀成海绵状

有不规则的干缩皱纹

嚼之有黏性

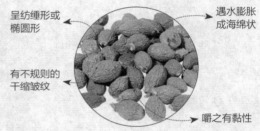

【功能主治】胖大海具有清肺化痰、利咽开音、润肠通便的功效。可主治肺热音哑、干咳无痰、咽喉干痛、热结便闭、头痛目赤等。

【主要来源】本品为梧桐科植物胖大海的干燥成熟种子。

【用法用量】2~4枚，沸水泡服或煎服。

【使用注意】脾胃虚寒者忌用。

【形态特征】落叶乔木；树皮粗糙有细条纹；叶片革质，卵圆形或椭圆状披针形，先端钝或锐尖；圆锥花序顶生或腋生，花杂性同株。

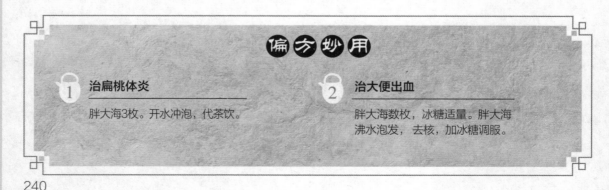

偏方妙用

1 治扁桃体炎

胖大海3枚。开水冲泡，代茶饮。

2 治大便出血

胖大海数枚，冰糖适量。胖大海沸水泡发，去核，加冰糖调服。

木蝴蝶

【别名】千张纸、玉蝴蝶等。

【生长分布】主产于云南、广西、贵州等地。

【性味归经】性凉，味苦、甘。归肺、肝、胃经。

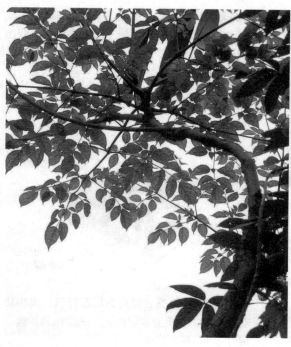

【采收加工】秋、冬两季采收成熟果实，暴晒至果实开裂，取出种子，晒干。

【性状鉴别】呈蝶形薄片；翅半透明，有绢丝样光泽；边缘多破裂。

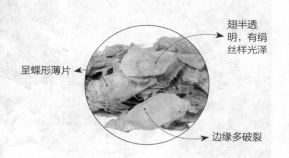

翅半透明，有绢丝样光泽

呈蝶形薄片

边缘多破裂

【功能主治】木蝴蝶具有清肺利咽、疏肝和胃的功效。可主治喉痹音哑、肺热咳嗽、肝气郁滞、肝胃气痛、脘腹胀痛等。

【用法用量】煎服，1.5～3克。

【使用注意】脾胃虚弱者慎用。

【主要来源】本品为紫葳科植物木蝴蝶的干燥成熟种子。

【形态特征】大乔木；树皮厚，有皮孔；叶极大，椭圆形至卵形，两面无毛；总状花序顶生，花萼钟状，顶端截断状，肥厚。

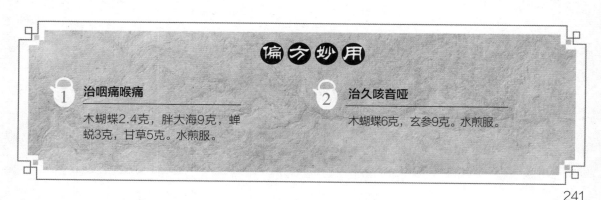

偏方妙用

1 治咽痛喉痛

木蝴蝶2.4克，胖大海9克，蝉蜕3克，甘草5克。水煎服。

2 治久咳音哑

木蝴蝶6克，玄参9克。水煎服。

草豆蔻

【别名】草果、草蔻仁等。

【生长分布】主产于广西、广东等地。

【性味归经】性温，味辛。归脾、胃经。

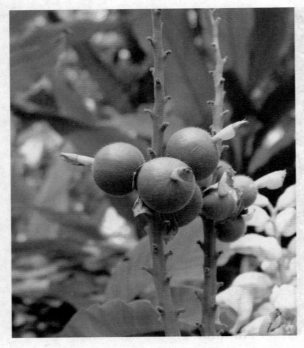

【主要来源】本品为姜科植物草豆蔻的干燥近成熟种子。

【形态特征】多年生草本；根茎粗壮；叶片狭椭圆形或披针形，先端渐尖，叶柄短；总状花序顶生，直立，花序轴密被黄色粗茸毛。

【采收加工】夏、秋两季采收，晒至九成干，或用水略烫，晒至半干，除去果皮，取出种子团，晒干。

【性状鉴别】呈类球形；种子团分成3瓣；中间有黄白色的隔膜。

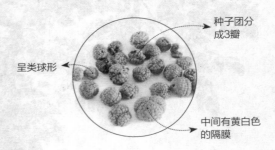

种子团分成3瓣

呈类球形

中间有黄白色的隔膜

【功能主治】草豆蔻具有燥湿行气、温中止呕的功效。可主治寒湿内阻、脘腹胀满冷痛、嗳气呕逆、不思饮食等。

【用法用量】煎服，3～6克。

【使用注意】阴虚血燥者慎用。

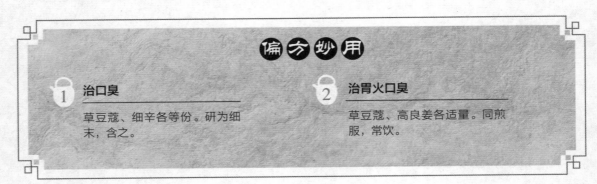

偏方妙用

1 治口臭

草豆蔻、细辛各等份。研为细末，含之。

2 治胃火口臭

草豆蔻、高良姜各适量。同煎服，常饮。

浮小麦

【别名】浮麦、浮水麦等。

【生长分布】全国各地均有栽培。

【性味归经】性凉，味甘、咸。归心经。

【采收加工】夏至前后，成熟果实采收后，取瘪瘦轻浮与未脱净皮的麦粒，筛去灰屑，用水漂洗，晒干。

【性状鉴别】腹面有一深陷的纵沟；顶端有黄色茸毛；表面浅黄棕色或黄色，皱缩。

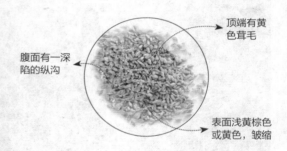

顶端有黄色茸毛

腹面有一深陷的纵沟

表面浅黄棕色或黄色，皱缩

【功能主治】浮小麦具有固表止汗、益气、除热的功效。可主治气虚自汗、阴虚盗汗、阴虚发热、骨蒸劳热、男子血淋等。

【用法用量】煎服，15～30克；研末服，3～5克。

【使用注意】表邪汗出者忌用。

【主要来源】本品为禾本科植物小麦的未成熟干燥颖果。

【形态特征】一年生草本；秆直立；叶鞘光滑，常较节间为短；叶片扁平，长披针形，先端渐尖；穗状花序直立。

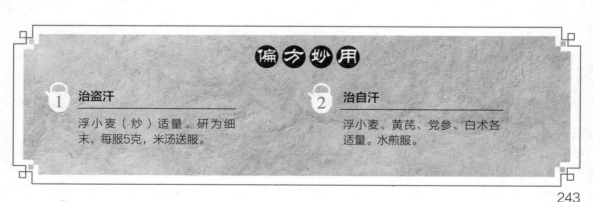

偏方妙用

1 治盗汗

浮小麦（炒）适量。研为细末，每服5克，米汤送服。

2 治自汗

浮小麦、黄芪、党参、白术各适量。水煎服。

菟丝子

【别名】吐丝子、豆须子等。

【生长分布】主产于辽宁、黑龙江、吉林、山西等地。

【性味归经】性平，味辛、甘。归肝、肾、脾经。

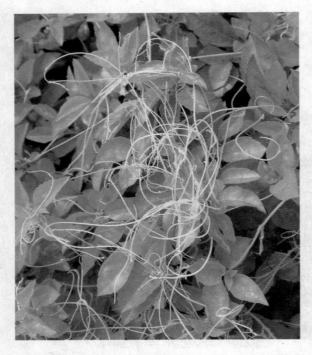

【采收加工】秋季果实成熟时割取地上部分，晒干，打下种子，除去杂质。

【性状鉴别】表面灰棕色或棕褐色；中央有线形的种脐；开水浸泡后显黏性。

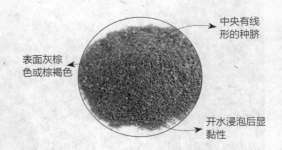

中央有线形的种脐

表面灰棕色或棕褐色

开水浸泡后显黏性

【功能主治】菟丝子具有补肾益精、养肝明目、止泻安胎的功效。可主治阳痿、腰膝痿软、肢冷畏寒、视力减退、大便溏薄等。

【用法用量】煎服，9～15克。

【使用注意】阴虚火旺者忌用。

【主要来源】本品为旋花科植物南方菟丝子或菟丝子的干燥成熟种子。

【形态特征】一年生寄生草本；茎纤细呈丝线状，缠绕于其他植物体上；叶退化为三角状小鳞片；花白色，簇生。

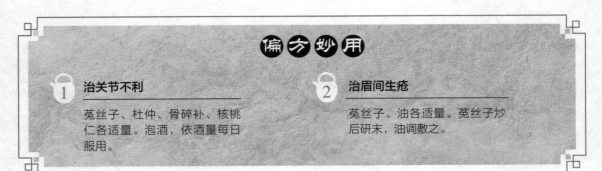

偏方妙用

1 治关节不利

菟丝子、杜仲、骨碎补、核桃仁各适量。泡酒，依酒量每日服用。

2 治眉间生疮

菟丝子、油各适量。菟丝子炒后研末，油调敷之。

地肤子

【别名】扫帚子、铁扫把子等。

【生长分布】主产于河北、山西、山东、河南等地。

【性味归经】性寒，味辛、苦。归肾、膀胱经。

【采收加工】秋季果实成熟时采收植株，晒干，打下果实，除去杂质。

【性状鉴别】呈扁球状五角星形；膜质果皮，半透明；表面浅棕色或灰绿色。

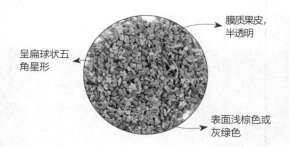

呈扁球状五角星形

膜质果皮，半透明

表面浅棕色或灰绿色

【功能主治】地肤子具有利尿通淋、清热利湿、止痒的功效。可主治小便涩痛、阴痒带下、风疹、湿疹、皮肤瘙痒等。

【用法用量】煎服，9~15克；外用适量。

【使用注意】内无湿热、小便过多者忌用。

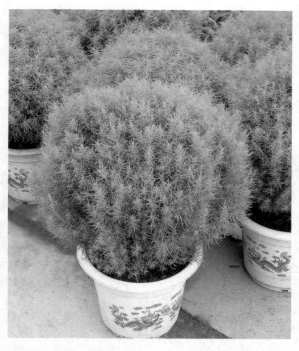

【主要来源】本品为藜科植物地肤的干燥成熟果实。

【形态特征】一年生草本；茎直立，多分枝，秋季常变为红紫色；叶片狭披针形或线状披针形，先端渐尖；花小，黄绿色，无梗，生于叶腋。

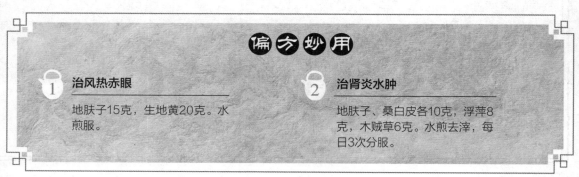

偏方妙用

1 治风热赤眼

地肤子15克，生地黄20克。水煎服。

2 治肾炎水肿

地肤子、桑白皮各10克，浮萍8克，木贼草6克。水煎去滓，每日3次分服。

第八章 动物类

动物类中药是指以动物的全体或其某一部分（如角类、脏器、贝壳类、鳞甲类）、生理或病理产物以及动物体的加工品等供药用的一类中药。

*说明：本章中所涉及野生动物的中药材，如麝香、羚羊角、鹿茸等，仅用于中医药知识的科普。任何有关捕猎野生动物的行为应予以禁止。

地龙

【别名】蚯蚓、土龙等。

【生长分布】主产于广东、广西、福建、上海等地。

【性味归经】性寒，味咸。归肝、脾、膀胱经。

【采收加工】春至秋季捕捉，及时剖开腹部，除去内脏及泥沙，洗净，晒干或低温干燥。

【性状鉴别】呈长条状薄片，边缘略卷；体表灰褐色或灰棕色；气味腥臭。

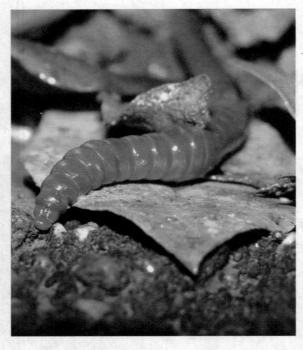

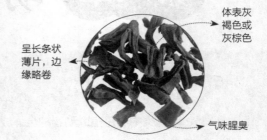

呈长条状薄片，边缘略卷

体表灰褐色或灰棕色

气味腥臭

【主要来源】本品为钜蚓科动物参环毛蚓、通俗环毛蚓、威廉环毛蚓或栉盲环毛蚓的干燥体。

【形态特征】身体前端尖，后端钝圆，全体由100余个环节组成；每节有一环刚毛，刚毛圈稍白；生殖环带较特殊，其上无背孔和刚毛。

【功能主治】地龙具有清热定惊、通络、平喘、利尿的功效。可主治癫狂、气虚血滞、半身不遂、肺热咳喘、小便不利、尿闭不通、经络阻滞、血脉不畅等。

【用法用量】煎服，4.5~9克；外用适量。

【使用注意】脾胃虚寒者慎用；孕妇忌用。

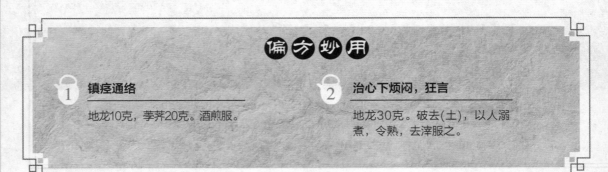

偏方妙用

1 镇痉通络

地龙10克，荸荠20克。酒煎服。

2 治心下烦闷，狂言

地龙30克。破去(土)，以人溺煮，令熟，去滓服之。

水蛭

【别名】马蛭、蚂蟥等。

【生长分布】全国各地区均有生产。

【性味归经】性平，味咸、苦，有小毒。归肝经。

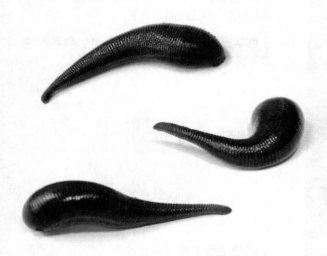

【采收加工】夏、秋两季捕捉，洗净，用沸水烫死，切段晒干或低温干燥。

【性状鉴别】呈扁长圆柱形；有多数环节；体多弯曲扭转；质脆，易折断。

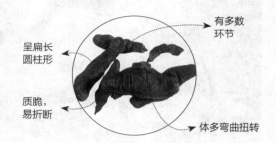

呈扁长圆柱形

有多数环节

质脆，易折断

体多弯曲扭转

【功能主治】水蛭具有破血通经、逐瘀消癥的功效。可主治血瘀闭经、跌扑损伤、血瘀内阻、心腹疼痛、大便不通等。

【用法用量】煎服，1.5～3克。

【使用注意】孕妇及月经过多者忌用。

【主要来源】本品为水蛭科动物蚂蟥、水蛭或柳叶蚂蟥的干燥全体。

【形态特征】水生环节动物；背面黄绿色或黄褐色，有5条黄色纵纹，背中线的1条纵纹延伸至后吸盘上；腹面灰绿色，无杂色斑纹；体环数103。

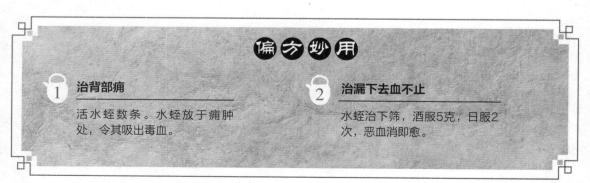

偏方妙用

1 治背部痈

活水蛭数条。水蛭放于痈肿处，令其吸出毒血。

2 治漏下去血不止

水蛭治下筛，酒服5克，日服2次，恶血消即愈。

龟甲

【别名】龟板、乌龟壳等。

【生长分布】主产于浙江、湖北、湖南等地。

【性味归经】性微寒，味咸、甘。归肝、肾、心经。

【采收加工】全年均可捕捉，用沸水烫死，剥取甲壳，除去残肉，晒干。

【性状鉴别】背甲长椭圆形拱状；外表面棕褐色或黑褐色；质坚硬。

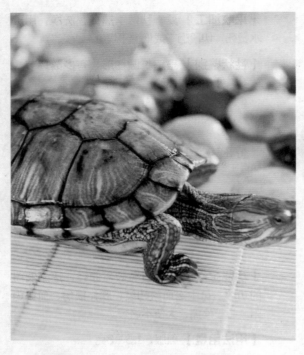

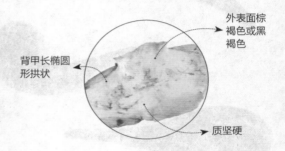

外表面棕褐色或黑褐色

背甲长椭圆形拱状

质坚硬

【主要来源】本品为龟科动物乌龟的腹甲及背甲。

【形态特征】头部光滑，在头后端具小鳞；腹甲与背甲等长；头侧及喉侧有黑边的黄绿纵线；背面棕色或黑色；腹面略带黄色；指、趾间全蹼；尾短而细。

【功能主治】龟甲具有滋阴、潜阳、益肾健骨、养血补心的功效。可主治阴虚潮热、惊悸、失眠、健忘、骨蒸盗汗、头晕目眩、虚风内动、筋骨痿软等。

【用法用量】煎服，9~24克，宜先煎。

【使用注意】脾胃虚寒、内有寒湿者及孕妇忌用。

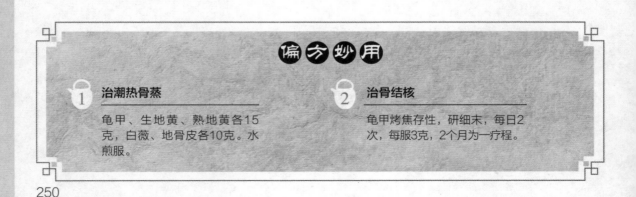

偏方妙用

1 治潮热骨蒸

龟甲、生地黄、熟地黄各15克，白薇、地骨皮各10克。水煎服。

2 治骨结核

龟甲烤焦存性，研细末，每日2次，每服3克，2个月为一疗程。

鳖甲

【别名】上甲、甲鱼壳等。

【生长分布】主产于湖北、湖南、安徽等地。

【性味归经】性微寒，味咸。归肝、肾经。

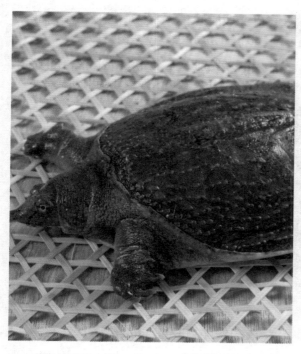

【主要来源】本品为鳖科动物鳖的背甲。

【形态特征】体呈椭圆形，背面中央凸起，边缘凹入；头尖，颈粗长，吻突出；眼小；背腹甲均无角质板而被有软皮；指、趾间具蹼。

【采收加工】全年均可捕捉，杀死后置沸水中烫至背甲上的硬皮能剥落时取出，除去残肉，晒干。

【性状鉴别】外表面黑褐色或墨绿色；有细网纹及灰白色斑点；两侧有左右对称的横凹纹。

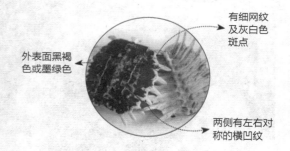

有细网纹及灰白色斑点

外表面黑褐色或墨绿色

两侧有左右对称的横凹纹

【功能主治】鳖甲具有滋阴潜阳、退热除蒸、软坚散结的功效。可主治阴虚发热、骨蒸劳热、虚风内动、闭经等。

【用法用量】煎服，9~24克，宜先煎。

【使用注意】脾胃虚寒、食少便溏者及孕妇忌用。

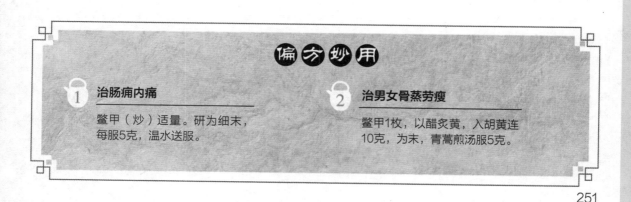

偏方妙用

1 治肠痈内痛

鳖甲（炒）适量。研为细末，每服5克，温水送服。

2 治男女骨蒸劳瘦

鳖甲1枚，以醋炙黄，入胡黄连10克，为末，青蒿煎汤服5克。

瓦楞子

【别名】蚶子壳、瓦垄子等。

【生长分布】 主产于沿海地区。

【性味归经】 性平，味咸。归肺、胃、肝经。

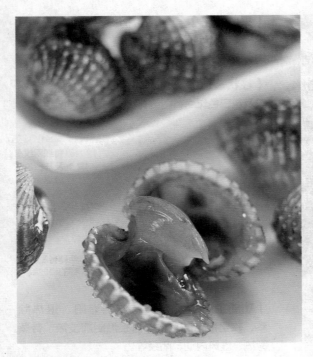

【采收加工】 秋、冬两季至次年春季捕捞，洗净，置沸水中略煮，去肉，干燥。

【性状鉴别】 略呈三角形或扇形；壳内面平滑，显白色；壳边缘有齿状突起；质坚硬。

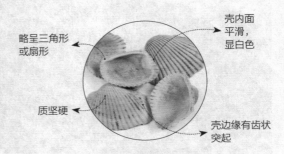

略呈三角形或扇形

壳内面平滑，显白色

质坚硬

壳边缘有齿状突起

【功能主治】 瓦楞子具有消痰软坚、化瘀散结、制酸止痛的功效。可主治瘰疬、瘿瘤、癥瘕痞块、肝胃不和、胃痛吐酸等。

【用法用量】 煎服，9~15克，宜打碎先煎。

【使用注意】 无瘀血痰积者忌用。

【主要来源】 本品为蚶科动物毛蚶、泥蚶或魁蚶等同属种的贝壳。

【形态特征】 贝壳斜卵圆形，坚厚；两壳合抱，左壳比右壳稍大，膨胀；壳上具放射肋纹，光滑而整齐；壳内面白色，近顶部处略带灰色，边缘厚。

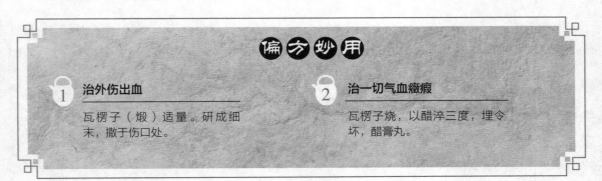

偏方妙用

1 治外伤出血

瓦楞子（煅）适量。研成细末，撒于伤口处。

2 治一切气血癥瘕

瓦楞子烧，以醋淬三度，埋令坏，醋膏丸。

珍珠

【别名】真珠、蚌珠等。

【生长分布】主产于广东、海南、安徽、江苏等地。

【性味归经】性寒，味甘、咸。归心、肝经。

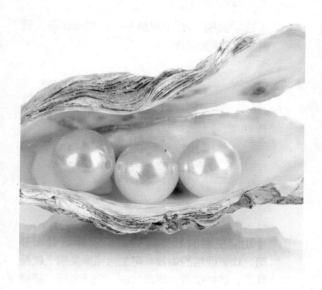

发达，具极强的珍珠光泽，边缘淡黄色。

【采收加工】全年可采，捞取珠蚌，剖取珍珠，洗净，干燥。

【性状鉴别】半透明，光滑或微凹凸；具特有的彩色光泽；破碎面显层纹。

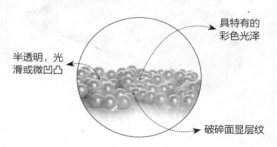

具特有的彩色光泽

半透明，光滑或微凹凸

破碎面显层纹

【主要来源】本品为珍珠贝科动物马氏珍珠贝、蚌科动物三角帆蚌或褶纹冠蚌等动物受刺激形成的珍珠。

【形态特征】贝壳呈斜四方形；壳质薄而脆，壳面同心生长纹细密，常有数条淡褐色放射线；壳内面珍珠层

【功能主治】珍珠具有安神定惊、明目消翳、解毒生肌的功效。可主治心神不宁、惊悸失眠、怔忡、癫痫、惊风抽搐、烦热消渴、喉痹口疮、目生翳障等。

【用法用量】入丸、散，0.1～0.3克；外用适量。

【使用注意】孕妇慎用。

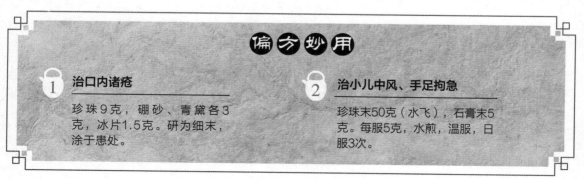

偏方妙用

1 治口内诸疮

珍珠9克，硼砂、青黛各3克，冰片1.5克。研为细末，涂于患处。

2 治小儿中风、手足拘急

珍珠末50克（水飞），石膏末5克。每服5克，水煎，温服，日服3次。

牡蛎

【别名】蚝壳、海蛎子壳等。

【生长分布】主产于沿海地区。

【性味归经】性微寒，味咸。归肝、胆、肾经。

【采收加工】全年均可捕捞，后去肉，取壳，洗净，晒干。

【性状鉴别】外面粗糙不平；内面光滑，显瓷白色；断面层状。

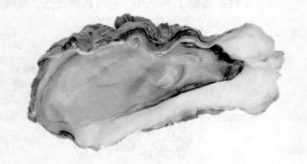

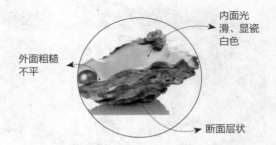

内面光滑、显瓷白色

外面粗糙不平

断面层状

【功能主治】牡蛎具有重镇安神、潜阳补阴、软坚散结的功效。可主治惊悸失眠、眩晕耳鸣、瘰疬痰核、癥瘕痞块、自汗盗汗、遗精崩带、胃痛泛酸等。

【主要来源】本品为牡蛎科动物长牡蛎、大连湾牡蛎或近江牡蛎的贝壳。

【形态特征】壳左右2片，极不规则，厚而坚硬；外表面有多层起伏的鳞片，边缘极粗糙；内表面瓷白色，可见深色闭壳肌痕。

【用法用量】煎服，9～30克，宜打碎先煎；外用适量；收敛固涩煅用。

【使用注意】易出血者忌用。

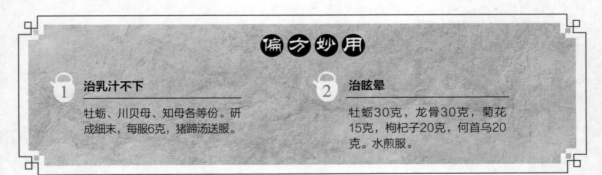

偏方妙用

1 治乳汁不下

牡蛎、川贝母、知母各等份。研成细末，每服6克，猪蹄汤送服。

2 治眩晕

牡蛎30克，龙骨30克，菊花15克，枸杞子20克，何首乌20克。水煎服。

海螵蛸

【别名】墨鱼骨、乌贼鱼骨等。

【生长分布】主产于辽宁、江苏、浙江等地。

【性味归经】性微温，味咸、涩。归肝、肾经。

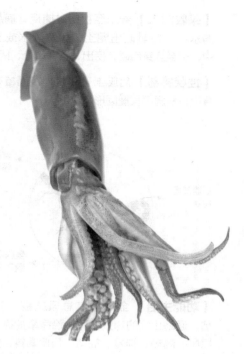

【采收加工】春、夏两季收集其骨状内壳，洗净，干燥。

【性状鉴别】体轻，质松，易折断；有细密的波状横纹；断面白色，粉质。

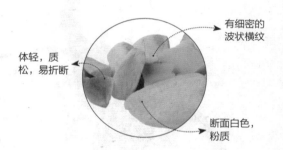

体轻，质松，易折断

有细密的波状横纹

断面白色，粉质

【功能主治】海螵蛸具有固精止带、收敛止血、制酸止痛、收湿敛疮的功效。可主治遗精、带下、鼻血不止、外伤出血、胃痛吐酸、湿疹等。

【用法用量】煎服，5~10克；外用适量。

【使用注意】阴虚多热者慎用。

【主要来源】本品为乌贼科动物无针乌贼或金乌贼的干燥内壳。

【形态特征】无针乌贼胴部卵圆形，触腕吸盘小而密，大小近相等。金乌贼体肉色，有细密的紫色色素斑；背部色深。

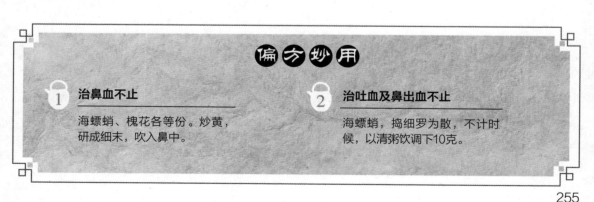

偏方妙用

1 治鼻血不止

海螵蛸、槐花各等份。炒黄，研成细末，吹入鼻中。

2 治吐血及鼻出血不止

海螵蛸，捣细罗为散，不计时候，以清粥饮调下10克。

全蝎

【别名】全虫、蝎子等。

【生长分布】主产于河南、山东、河北、辽宁等地。

【性味归经】性平，味辛、咸，有毒。归肝经。

【采收加工】春末至秋初时捕捉，捕后浸入清水中，待其吐出泥土，再置沸水或沸盐水中，煮至全身僵硬，捞出，置通风处，阴干。

【性状鉴别】后腹部呈尾状；背面覆有梯形背甲；呈扁平长椭圆形。

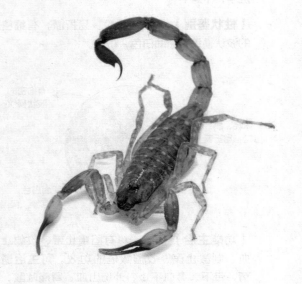

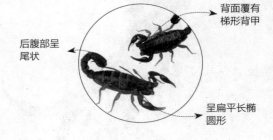

后腹部呈尾状

背面覆有梯形背甲

呈扁平长椭圆形

【主要来源】本品为钳蝎科动物东亚钳蝎的干燥体。

【形态特征】头胸部和前腹部绿褐色，后腹部土黄色；头胸部背甲呈梯形；触肢钳状，上下肢内侧有12行颗粒斜列。

【功能主治】全蝎具有息风镇痉、攻毒散结、通络止痛的功效。可主治痉挛抽搐、小儿惊风、高热、神昏、抽搐、口眼㖞斜、疮疡肿毒等。

【用法用量】煎服，3~6克；外用适量。

【使用注意】血虚生风者忌用。

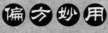

偏方妙用

1 治风痰阻络引起的口眼㖞斜

全蝎、附子、僵蚕各等份。研成细末，每服3克，热酒送服。

2 治乙型脑炎抽搐

全蝎50克，蜈蚣50克，僵蚕100克，天麻50克。共研细末，每服2.5克。

蜈蚣

【别名】千足虫、百足虫等。

【生长分布】主产于江苏、浙江、湖北、湖南、河南、陕西等地。

【性味归经】性温，味辛，有小毒。归肝经。

【采收加工】春、夏两季捕捉，用竹片插入头尾，绷直，干燥。

【性状鉴别】呈扁平长条形；质脆，断面有裂隙；有特殊刺鼻臭气。

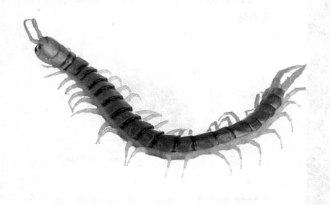

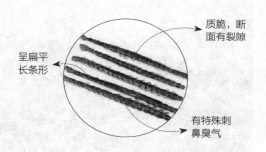

质脆，断面有裂隙

呈扁平长条形

有特殊刺鼻臭气

【主要来源】本品为蜈蚣科动物少棘巨蜈蚣的干燥体。

【形态特征】体扁平而长，全体由22个同形环节构成；头部红褐色，略有光泽，有头板覆盖；躯干部第一背板与头板同色，其余20个背板为棕绿色或墨绿色。

【功能主治】蜈蚣具有息风镇痉、攻毒散结、通络止痛的功效。可主治小儿惊风、抽搐痉挛、中风口㖞、半身不遂、风湿顽痹、瘰疬等。

【用法用量】煎服，3~5克；外用适量。

【使用注意】孕妇忌用。

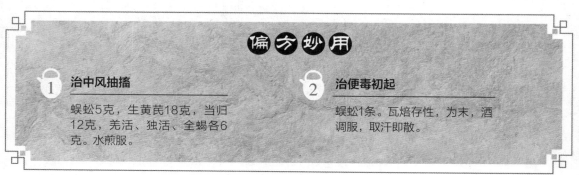

偏方妙用

1 治中风抽搐

蜈蚣5克，生黄芪18克，当归12克，羌活、独活、全蝎各6克。水煎服。

2 治便毒初起

蜈蚣1条。瓦焙存性，为末，酒调服，取汗即散。

土鳖虫

【别名】地鳖虫、土元等。

【生长分布】 主产于两湖、江苏、河南等地。

【性味归经】 性寒，味咸，有小毒。归肝经。

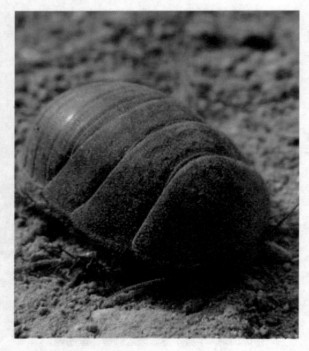

【采收加工】 夏季捕捉，捉后置沸水中烫死，晒干或烘干。

【性状鉴别】 呈扁平卵形；呈覆瓦状排列；气腥臭。

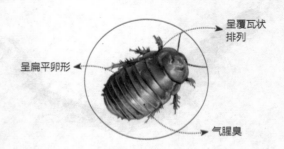

呈覆瓦状排列

呈扁平卵形

气腥臭

【功能主治】 土鳖虫具有破血逐瘀、续筋接骨的功效。可主治跌扑损伤、筋伤骨折、瘀肿疼痛、血瘀闭经、产后瘀滞腹痛等。

【用法用量】 煎服，3~10克；外用适量。

【使用注意】 孕妇忌用。

【主要来源】 本品为鳖蠊科昆虫地鳖或冀地鳖的雌虫干燥体。

【形态特征】 雌雄异形；雌虫无翅，体上下扁平，黑色带光泽，头向腹面弯曲；雄虫前胸呈波状纹，具翅2对。

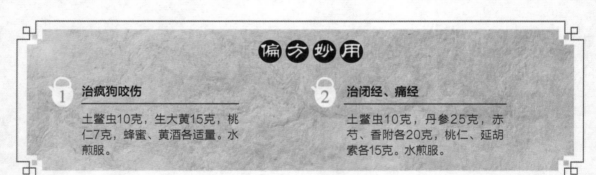

偏方妙用

① 治疯狗咬伤

土鳖虫10克，生大黄15克，桃仁7克，蜂蜜、黄酒各适量。水煎服。

② 治闭经、痛经

土鳖虫10克，丹参25克，赤芍、香附各20克，桃仁、延胡索各15克。水煎服。

桑螵蛸

【别名】螳螂子、赖尿郎等。

【生长分布】主产于浙江、山东、河北、辽宁等地。

【性味归经】性平，味甘、咸。归肝、肾经。

【采收加工】深秋至次年春季采收，除去杂质，置沸水浸杀其卵，或蒸透晒干用。

【性状鉴别】上面带状隆起不明显；断面外层海绵状；气微腥。

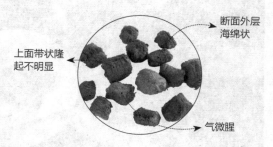

断面外层海绵状

上面带状隆起不明显

气微腥

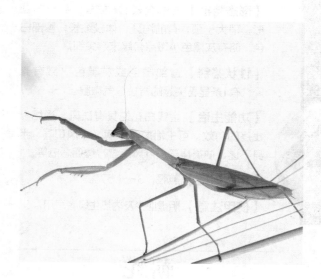

【功能主治】桑螵蛸具有固精缩尿、补肾助阳的功效。可主治遗精、滑精、遗尿、尿频、小便白浊、肾虚阳痿等。

【用法用量】煎服，3~9克。

【使用注意】阴虚火旺、膀胱有热而小便频数者忌用。

【主要来源】本品为螳螂科昆虫大刀螂、小刀螂或巨斧螳螂的干燥卵鞘。

【形态特征】表面黄褐色或绿色；头部三角形，颜面较狭；前翅革质，前缘绿色，翅薄，透明；后翅比前翅稍长，靠近前缘及基部有棕褐色斑。

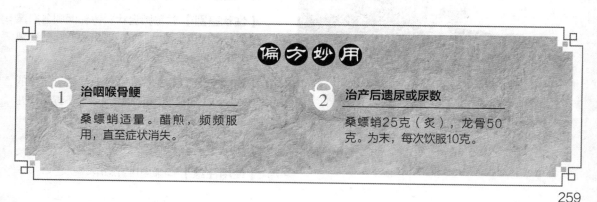

偏方妙用

1 治咽喉骨鲠

桑螵蛸适量。醋煎，频频服用，直至症状消失。

2 治产后遗尿或尿数

桑螵蛸25克（炙），龙骨50克。为末，每次饮服10克。

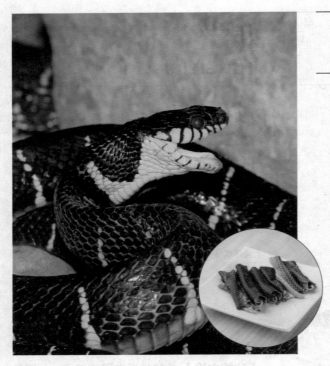

金钱白花蛇

【别名】金钱蛇、小白花蛇等。

【性味归经】性温，味甘、咸，有毒。归肝、脾经。

【形态特征】成蛇全长1米左右；头部椭圆形，稍大于颈；有前沟牙；体较细长；腹部白色，略有灰黑色小斑点；尾末端尖细。

【性状鉴别】背部黑色或灰黑色，微有光泽；有1条显著突起的脊棱；气微腥。

【功能主治】金钱白花蛇具有祛风、通络、止痉的功效。可主治风湿顽痹、中风口喎、半身不遂、抽搐痉挛、麻风疥癣、瘰疬恶疮等。

【用法用量】煎服，3~4.5克。

【使用注意】阴虚血少及内热生风者忌用。

蕲蛇

【别名】五步蛇、大白花蛇等。

【性味归经】性温，味甘、咸，有毒。归肝、脾经。

【形态特征】吻端尖而翘向前上方，头呈三角形；体粗壮，尾较短，头、腹为白色；背脊、腹面、尾腹面均散有不同的斑点。

【性状鉴别】卷呈圆盘状；背部两侧各有黑褐色与浅棕色组成的"V"形斑纹；腹部有黑色类圆形的斑点；尾部骤细。

【功能主治】蕲蛇具有祛风、通络、止痉的功效。可主治风湿顽痹、中风半身不遂、小儿惊风、破伤风、麻风、疥癣等。

【用法用量】煎服，3~9克；或入丸、散。

【使用注意】阴虚内热者忌用。

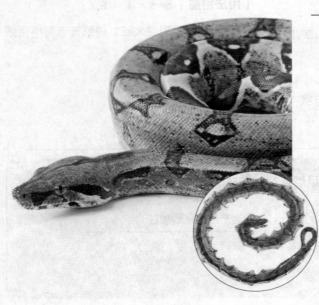

乌梢蛇

【别名】乌蛇、剑脊乌梢蛇等。

【性味归经】性平，味甘。归肝、肺经。

【形态特征】体长可达2米；头扁圆形，鼻孔大而椭圆，位于两鼻鳞间；吻鳞微露于头顶；脊部高耸成屋脊状；尾部渐细，呈青灰色或黑褐色。

【性状鉴别】背脊高耸呈屋脊状；腹部剖开边缘向内反卷；气腥。

【功能主治】乌梢蛇具有祛风、通络、止痉的功效。可主治风湿顽痹、麻木拘挛、中风口眼㖞斜、半身不遂、破伤风、麻风疥癣等。

【用法用量】煎服，9~12克；外用适量。

【使用注意】血虚生风者慎用。

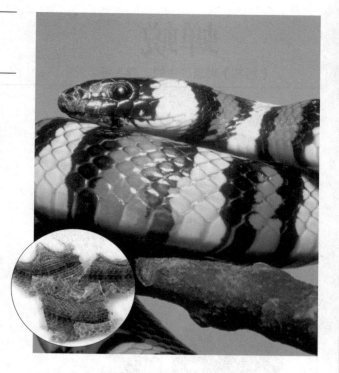

蚕沙

【别名】原蚕屎、晚蚕沙等。

【性味归经】性温，味甘、辛。归肝、脾、胃经。

【形态特征】雌雄成虫全身皆密布白色鳞片；头部较小；触角呈羽毛状；翅2对，翅面有白色鳞片。

【性状鉴别】呈颗粒状六棱形；表面灰黑色或黑绿色；有明显的纵纹及横向浅沟纹。

【功能主治】蚕沙具有祛风除湿、和胃化浊、活血通经的功效。可主治风湿痹痛、肢体不遂、风疹瘙痒、吐泻转筋等。

【用法用量】煎服，10~15克，纱布包煎；或入丸、散。外用：适量炒热熨；煎水洗或研末调敷。

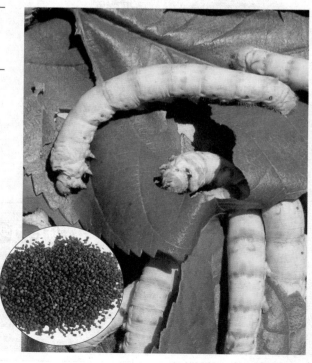

蝉蜕

【别名】蝉退、虫蜕、蝉衣等。

【生长分布】主产于山东、河北、河南、江苏等地。

【性味归经】性寒，味甘、咸。归肺、肝经。

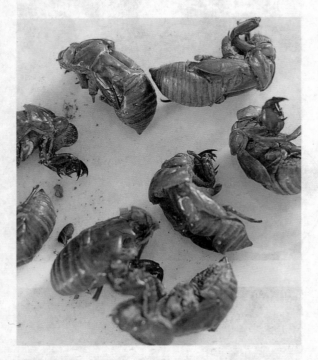

【采收加工】夏、秋两季收集，除去泥土、杂质，晒干。

【性状鉴别】表面黄棕色；半透明，有光泽；体轻，易碎。

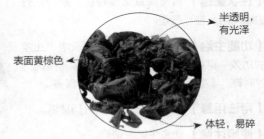

半透明，有光泽

表面黄棕色

体轻，易碎

【功能主治】蝉蜕具有疏散风热、利咽开音、透疹、明目退翳、息风止痉的功效。可主治风热感冒、咽痛音哑、麻疹不透、目赤翳障、惊风抽搐等。

【主要来源】本品为蝉科昆虫黑蚱的若虫羽化时脱落的皮壳。

【用法用量】煎服，3～6克；或单味研末冲服。

【形态特征】全体黑色有光泽；头部横宽，触角1对，刚毛状；口器发达，刺吸式，上唇宽短，下唇延长成管状；翅2对，膜质，透明，黑褐色。

【使用注意】孕妇慎用。

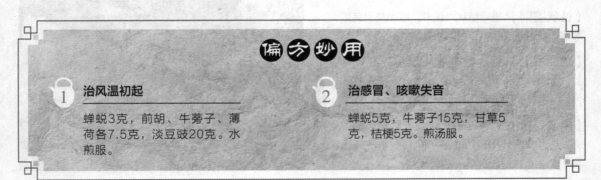

偏方妙用

1 治风温初起

蝉蜕3克，前胡、牛蒡子、薄荷各7.5克，淡豆豉20克。水煎服。

2 治感冒、咳嗽失音

蝉蜕5克，牛蒡子15克，甘草5克，桔梗5克。煎汤服。

蛤蟆油

【别名】田鸡油、雪蛤膏等。

【性味归经】性微温，味甘、咸。归肺、肾经。

【形态特征】头体和四肢较细长，鼓膜部有三角形黑褐色斑；体背多为土黄色，一般在疣上散有深色斑；背侧褶在鼓膜上方向外侧弯曲。

【性状鉴别】摸之有滑腻感；嚼之有黏滑感；表面黄白色，呈脂肪样光泽。

【功能主治】蛤蟆油具有补肾益精、养阴润肺的功效。可主治产后伤血耗气、虚弱羸瘦、神衰盗汗、肺肾阴伤、劳嗽咯血等。

【用法用量】煎服，3~10克；或入丸、散。

【使用注意】外感初起及食少便溏者慎用。

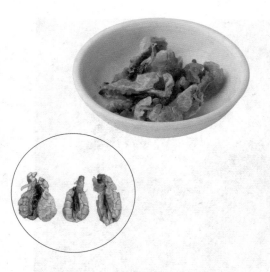

僵蚕

【别名】天虫、僵虫等。

【性味归经】性平，味咸、辛。归肝、肺、胃经。

【形态特征】雌雄成虫全身皆密布白色鳞片；头部较小；触角呈羽毛状；翅2对，翅面有白色鳞片。

【性状鉴别】呈圆柱形，多弯曲皱缩；有白色粉霜状气生菌丝和分生孢子；质硬而脆，易折断。

【功能主治】僵蚕具有祛风定惊、化痰散结的功效。可主治口眼㖞斜、风热头痛、目赤、咽痛、牙痛、风疹瘙痒、痰喘、跌扑损伤等。

【用法用量】煎服，5~9克；外用适量。

【使用注意】心虚不宁、血虚生风者慎用。

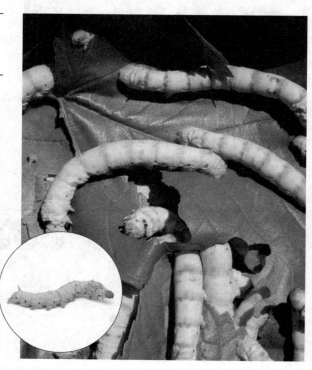

蜂蜜

【别名】蜂糖、蜜糖等。

【生长分布】以广东、云南、福建、江苏等地产量较大。

【性味归经】性平，味甘。归肺、脾、大肠经。

【采收加工】春至秋季采收，过滤后供用。

【性状鉴别】半透明，带光泽；放久或遇冷渐有白色颗粒状结晶析出；味极甜。

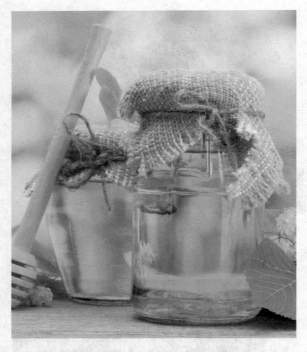

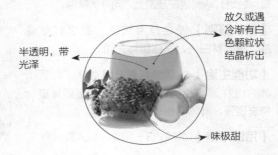

半透明，带光泽

放久或遇冷渐有白色颗粒状结晶析出

味极甜

【主要来源】本品为蜜蜂科昆虫中华蜜蜂或意大利蜂所酿的蜜。

【形态特征】形小，体暗褐色，除腹部外均密生灰黄色的细毛；头略呈三角形；翅2对，膜质透明；腹部末端尖锐，有毒腺和螫针。

【功能主治】蜂蜜具有补中、润燥、止痛、解毒的功效。可主治脾胃虚弱引起的脘腹疼痛、燥邪伤肺引起的干咳、痰少而黏、肠燥便秘等。

【用法用量】煎服或冲服，15～30克。

【使用注意】湿阻中满、便溏泄泻者慎用。

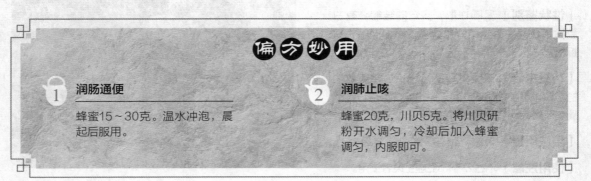

偏方妙用

1 润肠通便

蜂蜜15～30克。温水冲泡，晨起后服用。

2 润肺止咳

蜂蜜20克，川贝5克。将川贝研粉开水调匀，冷却后加入蜂蜜调匀，内服即可。

海马

【别名】水马、马头鱼等。

【生长分布】主产于广东阳江，山东烟台、青岛等地。

【性味归经】性温，味甘、咸。归肝、肾经。

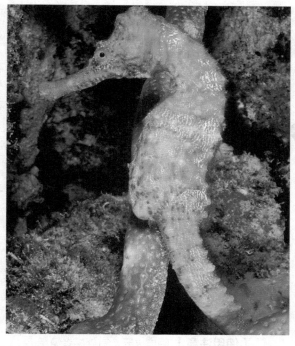

【采收加工】夏、秋两季捕捞，洗净，晒干，或除去皮膜和内脏，晒干。

【性状鉴别】头似马头；尾似蛇尾；体上有瓦楞形的节纹并具短棘。

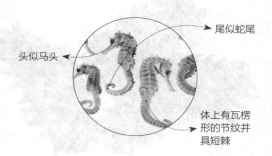

尾似蛇尾

头似马头

体上有瓦楞形的节纹并具短棘

【功能主治】海马具有补肾壮阳、调气活血的功效。可主治肾虚阳痿、遗尿、遗精、宫寒不孕、腰膝酸软、喘息短气、跌扑损伤、血瘀作痛等。

【用法用量】煎服，3~9克；外用研末调敷。

【使用注意】孕妇及阴虚火旺者忌用。

【主要来源】本品为海龙科动物线纹海马、刺海马、大海马、三斑海马或小海马（海蛆）的干燥体。

【形态特征】体侧扁，腹部凸出；躯干部七棱形；尾部四棱形，卷曲；吻细长管状；全体淡黄白色，体侧有白色线状斑点。

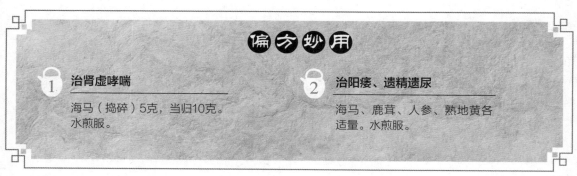

偏方妙用

1 治肾虚哮喘

海马（捣碎）5克，当归10克。水煎服。

2 治阳痿、遗精遗尿

海马、鹿茸、人参、熟地黄各适量。水煎服。

海参

【别名】辽参、海男子等。

【生长分布】主产于辽宁、福建、广东等地。

【性味归经】性温，味咸。归心、肾经。

【采收加工】捕捞后除去内脏，洗净腔内泥沙，煮熟，晒干。

【性状鉴别】体长筒状；腹面平坦；黄褐色或赤褐色。

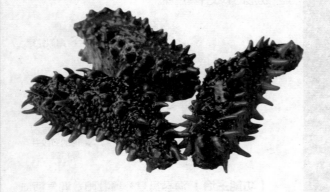

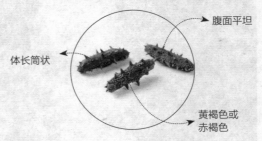

腹面平坦

体长筒状

黄褐色或赤褐色

【功能主治】海参具有补肾益精、养血润燥的功效。可主治精血亏损、虚弱劳怯、阳痿。

【用法用量】煎汤、煮食或入丸。

【使用注意】阴虚火旺、有外感者慎用。

【主要来源】本品为刺参科动物刺参或其他种海参的全体。

【形态特征】体长筒状，腹面平坦，黄褐色或赤褐色；背面黄褐色或栗褐色；口在前端，生殖孔即位于乳突处。

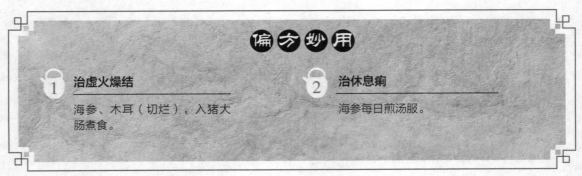

偏方妙用

1 治虚火燥结

海参、木耳（切烂），入猪大肠煮食。

2 治休息痢

海参每日煎汤服。

鸡内金

【别名】鸡肫皮、鸡黄皮等。

【生长分布】全国各地均有生产。

【性味归经】性平，味甘。归脾、胃、小肠、膀胱经。

【采收加工】杀鸡后，取出鸡肫，趁热立即剥下内壁，洗净，干燥。

【性状鉴别】呈不规则的卷片；具明显的条状皱纹；质脆，易碎。

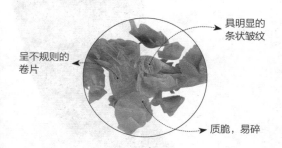

具明显的条状皱纹

呈不规则的卷片

质脆，易碎

【功能主治】鸡内金具有消食健胃、涩精止遗的功效。可主治饮食积滞、消化不良、嗳气、脘腹胀满、泌尿系统结石、肾虚遗精遗尿等。

【用法用量】煎服，3~10克。

【使用注意】脾虚无积滞者慎用。

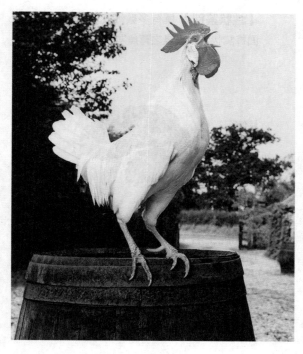

【主要来源】本品为雉科动物家鸡的干燥沙囊内壁。

【形态特征】家禽；嘴短而坚，略呈圆锥状，上嘴稍弯曲；鼻孔裂状，被有鳞状瓣；眼有瞬膜；头上有肉冠，喉部两侧有肉垂，通常褐红色。

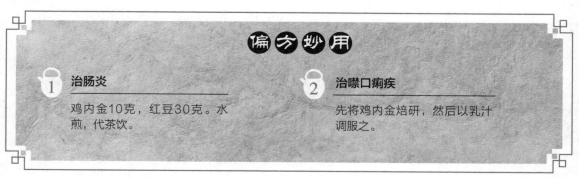

偏方妙用

1 治肠炎

鸡内金10克，红豆30克。水煎，代茶饮。

2 治噤口痢疾

先将鸡内金焙研，然后以乳汁调服之。

血余炭

【别名】头发炭、发灰等。

【生长分布】全国各地均可收集。

【性味归经】性平，味苦。归肝、胃经。

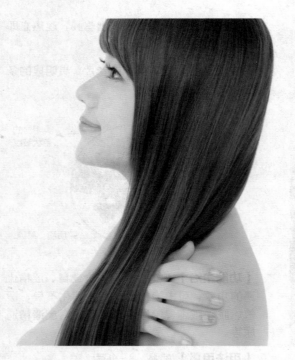

【性状鉴别】具有多数细孔，如海绵状；断面蜂窝状；用火烧之有焦发气。

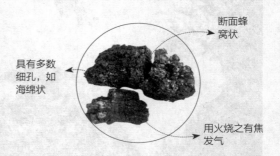

断面蜂窝状

具有多数细孔，如海绵状

用火烧之有焦发气

【功能主治】血余炭具有收敛止血、化瘀利尿的功效。可主治吐血、鼻出血、血痢、血淋、女性崩漏及小便不利等。

【用法用量】煎服，5～10克。

【使用注意】孕妇慎用。

【主要来源】本品为人的头发制成的炭化物。

【采收加工】收集人发，用碱水洗去油垢，清水漂净，晒干。焖煅成炭用。

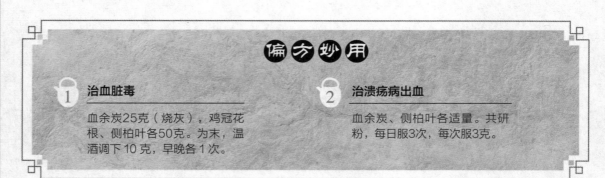

偏方妙用

1 治血脏毒

血余炭25克（烧灰），鸡冠花根、侧柏叶各50克。为末，温酒调下10克，早晚各1次。

2 治溃疡病出血

血余炭、侧柏叶各适量。共研粉，每日服3次，每次服3克。

蛤蚧

【别名】大壁虎、蚧蛇等。

【生长分布】主产于广东、云南等地。

【性味归经】性平，味咸。归肺、肾经。

【采收加工】全年均可捕捉，杀死后除去内脏，拭净，用竹片撑开，使全体扁平顺直，低温干燥。

【性状鉴别】背呈灰黑色或银灰色；尾部细长而结实；气腥，味微咸。

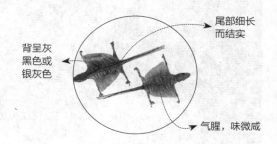

尾部细长
而结实

背呈灰
黑色或
银灰色

气腥，味微咸

【功能主治】蛤蚧具有补肺益肾、纳气平喘、助阳益精的功效。可主治肺虚咳嗽、肾虚作喘、虚劳喘咳、肾虚阳痿等。

【用法用量】煎服，5~10克。

【使用注意】风寒感冒者忌用。

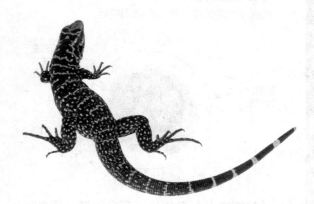

【主要来源】本品为壁虎科动物蛤蚧除去内脏的干燥全体。

【形态特征】体背腹略扁；皮肤粗糙，通身被覆细小粒鳞；腹面白色而有粉红色斑；四肢指、趾膨大，呈扁平状，指、趾底部有许多皱褶。

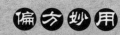
偏方妙用

① 治久咳肺痨

蛤蚧烘干10克，党参、山药、麦冬、百合各30克，共研末蜜丸，一日2次，温开水送服。

② 治咳嗽面浮、老人肺虚咳喘

蛤蚧一对连尾，涂以蜜、酒，放火上烤脆，研细末，加东北红参等量，共研匀，蜂蜜炼为丸如小豆大。每服3克，一日2次。

麝香

【别名】元寸香、当门子等。

【生长分布】主产于西藏、云南、四川、吉林等地。

【性味归经】性温，味辛。归心、脾经。

【采收加工】野生麝禁止捕猎，家麝直接从香囊中取出麝香仁，阴干或用干燥器密封干燥。

【性状鉴别】呈圆球形或扁圆形；开口面密生白或灰棕色短毛；气香浓烈而特异。

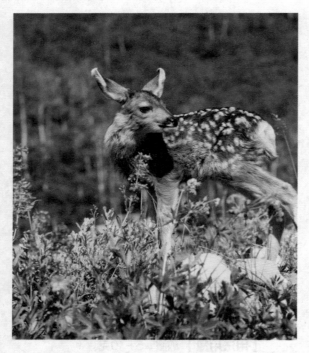

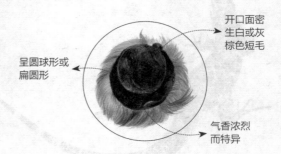

开口面密生白或灰棕色短毛

呈圆球形或扁圆形

气香浓烈而特异

【功能主治】麝香具有开窍醒神、活血通经、消肿止痛的功效。可主治中风、痰厥、惊痫、中恶烦闷、心腹暴痛、癥瘕癖积、跌扑损伤、痈疽肿毒等。

【用法用量】入丸、散，每次0.03~0.1克；外用适量。

【使用注意】孕妇忌用。

【主要来源】本品为鹿科动物林麝、马麝或原麝成熟雄体香囊中的干燥分泌物。

【形态特征】形似鹿而小，尾短；被毛粗硬，曲折如波浪状，易折断；四肢细长；全身毛色均匀，深棕色，背部有明显的肉桂色斑点。

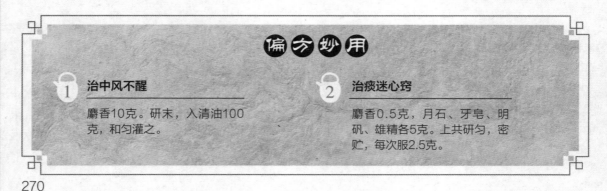

偏方妙用

1 治中风不醒

麝香10克。研末，入清油100克，和匀灌之。

2 治痰迷心窍

麝香0.5克，月石、牙皂、明矾、雄精各5克。上共研匀，密贮，每次服2.5克。

阿胶

【别名】傅致胶、盆覆胶、驴皮胶等。

【生长分布】主产于山东、河北等地。

【性味归经】性平，味甘。归肺、肝、肾经。

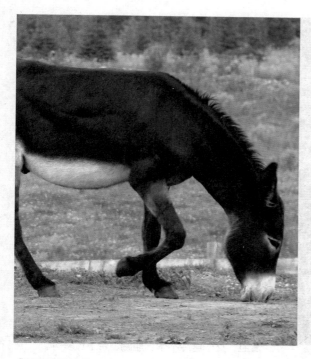

【采收加工】将驴皮漂泡，去毛，切成小块，再漂泡洗净，分次水煎，滤过，合并滤液，用文火浓缩至稠膏状，冷凝，切块，阴干。

【性状鉴别】表面有油润光泽；对光照视呈半透明的棕色。

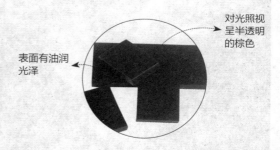

对光照视呈半透明的棕色

表面有油润光泽

【功能主治】阿胶具有滋阴补血、润肺、止血的功效。可主治血虚萎黄、眩晕心悸、心烦不眠、肺燥咳嗽、劳嗽咯血、便血崩漏等。

【用法用量】烊化冲服，5~10克。

【使用注意】脾胃虚弱者慎用。

【主要来源】本品为马科动物驴的干燥皮或鲜皮经煎煮、浓缩制成的固体胶。

【形态特征】家畜；体形比马小，四肢短粗，蹄质坚硬；头形较长，有1对显眼的长耳；颈部长而宽厚，颈背鬃毛短而稀少；嘴部有白色嘴圈。

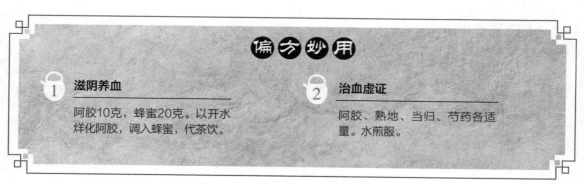

偏方妙用

1 滋阴养血

阿胶10克，蜂蜜20克。以开水烊化阿胶，调入蜂蜜，代茶饮。

2 治血虚证

阿胶、熟地、当归、芍药各适量。水煎服。

271

鹿茸

【别名】花鹿茸、黄毛茸等。

【生长分布】主产于吉林、辽宁、内蒙古、新疆等地。

【性味归经】性温，味甘、咸。归肾、肝经。

【采收加工】夏、秋两季雄鹿长出的新角尚未骨化时，将角锯下或用刀砍下，用时燎去毛，切片后阴干或烘干入药。

【性状鉴别】断面蜂窝状；断面棕紫色；断面呈圆形或椭圆形。

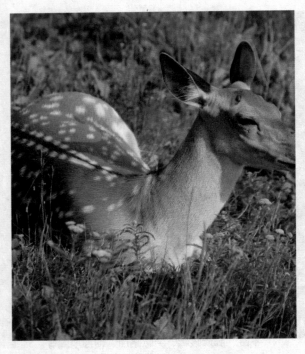

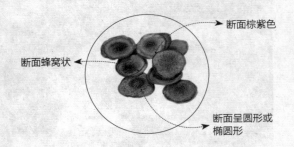

断面棕紫色

断面蜂窝状

断面呈圆形或椭圆形

【功能主治】鹿茸具有补肾阳、益精血、强筋骨、调冲任、托疮毒的功效。可主治阳痿、遗精滑泄、女子宫冷不孕、崩漏、带下过多等。

【主要来源】本品为鹿科动物梅花鹿或马鹿等雄鹿头上尚未骨化而带茸毛的幼角。

【用法用量】研末吞服，1～2克；或入丸、散。

【形态特征】梅花鹿眶下腺明显，裂缝状；耳大直立，颈细长；后肢外侧踝关节下有褐色跖腺；主蹄狭尖，侧蹄小；尾短。

【使用注意】发热者忌用。

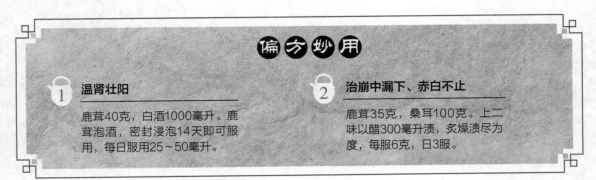

偏方妙用

1 温肾壮阳

鹿茸40克，白酒1000毫升。鹿茸泡酒，密封浸泡14天即可服用，每日服用25～50毫升。

2 治崩中漏下、赤白不止

鹿茸35克，桑耳100克。上二味以醋300毫升渍，炙燥渍尽为度，每服6克，日3服。

牛黄

【别名】西黄、胆黄等。

【性味归经】性凉，味甘。归心、肝经。

【形态特征】牛体高大壮实，头大额广，鼻阔口大；头上有角1对，左右分开；全身被短毛，绝大部分为黄色；蹄趾坚硬，尾较长。

【性状鉴别】水液能将指甲染成黄色；断面可见细密同心层纹；嚼之易碎，不粘牙。

【功能主治】牛黄具有化痰开窍、凉肝息风、清热解毒的功效。可主治热病神昏、中风痰迷、惊痫抽搐、咽喉肿痛、痈肿疔疮等。

【用法用量】入丸、散，每次0.15~0.35克；外用研末调敷。

【使用注意】脾虚便溏者及孕妇慎用。

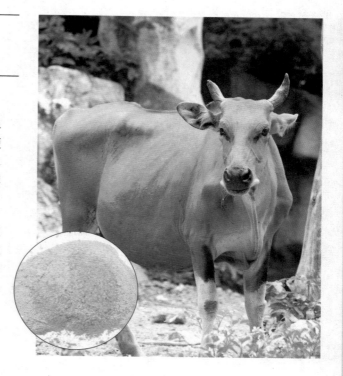

燕窝

【别名】燕菜、燕根等。

【性味归经】性平，味甘。归肺、胃、肾经。

【形态特征】金丝燕体长约9厘米；嘴暗褐色，形短，稍带弯曲；背褐黑色，略有光泽；腰部较淡；腹部灰白色。

【性状鉴别】呈不整齐的半月形，凹陷成兜状；附着面黏液凝成层排列较整齐；质硬而脆，断面微似角质。

【功能主治】燕窝具有养阴润燥、益气补中的功效。可主治虚损、痨瘵、咳嗽痰喘等。

【用法用量】绢包煎汤，隔汤炖，7.5~15克；或入膏剂。

【使用注意】肺胃虚寒、湿痰停滞及有表邪者忌用。

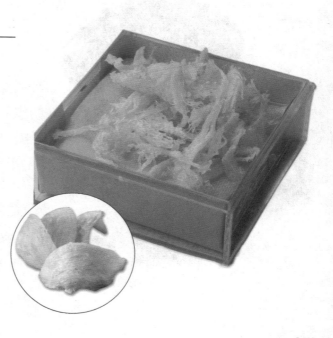

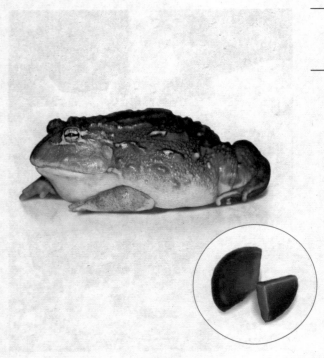

蟾酥

【别名】蛤蟆浆、蟾蜍眉脂等。

【性味归经】性温，味辛，有毒。归心经。

【形态特征】体粗壮，吻圆，鼻孔近吻端，眼间距大；皮肤极粗糙，头顶部两侧有大而长的耳后腺；体背布满大小不等的瘰疣；腹面有棕色细花纹。

【性状鉴别】粉末嗅之作嚏；表面光滑；断面角质状，微有光泽。

【功能主治】蟾酥具有解毒、止痛、开窍醒神的功效。可主治痈疽疔疮、瘰疬、咽喉肿痛、牙痛、痧胀腹痛、神昏吐泻等。

【用法用量】入丸、散，0.015～0.03克；外用适量。

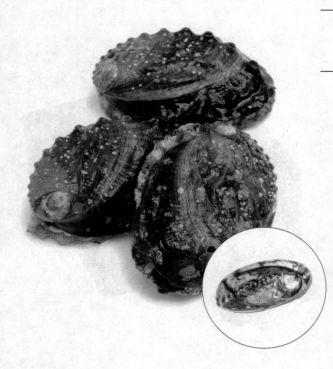

石决明

【别名】千里光、鲍鱼壳等。

【性味归经】性寒，味咸。归肝经。

【形态特征】贝壳椭圆形；壳顶钝，略高于体螺部；壳表面绿褐色，内面白色，有彩色光泽；前端突起小而不显著，末端6～9个开孔。

【性状鉴别】呈椭圆形或耳形；有多数不规则的细密生长线；内面具珍珠彩色光泽。

【功能主治】石决明具有平肝潜阳、清肝明目的功效。可主治肝阳上亢、头痛眩晕、目赤翳障、视物昏花、外伤出血、胃脘痛等。

【用法用量】煎服，3～15克，应打碎先煎。

【使用注意】脾胃虚寒者慎用；消化不良、胃酸缺乏者禁用。

羚羊角

【别名】冷角等。

【生长分布】主产于新疆、青海、甘肃等地。

【性味归经】性寒，味咸。归肝、心经。

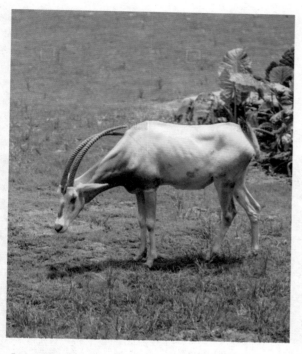

【采收加工】锯取其角，洗净，晒干。

【性状鉴别】角底部类圆形，内有长圆锥形角柱；全角呈半透明，对光透视，上半段中央可见1条细孔道直通角尖。

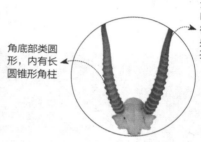

角底部类圆形，内有长圆锥形角柱

全角呈半透明，对光透视，上半段中央可见1条细孔道直通角尖

【主要来源】本品为牛科动物赛加羚羊的角。

【形态特征】头形比较特别，耳廓短小，眼眶突出；鼻中间具槽，鼻孔呈明显的筒状，整个鼻子呈肿胀状鼓起；个体显灰黄色，冬季毛色更淡。

【功能主治】羚羊角具有平肝息风、清肝明目、散血解毒的功效。可主治高热惊痫、癫痫发狂、头痛眩晕、目赤翳障、湿毒发斑、痈肿疮毒等。

【用法用量】煎服，1~3克，宜单煎2小时以上。

【使用注意】脾虚慢惊者忌用。

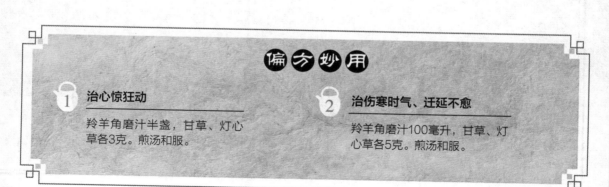

偏方妙用

1 治心惊狂动

羚羊角磨汁半盏，甘草、灯心草各3克。煎汤和服。

2 治伤寒时气、迁延不愈

羚羊角磨汁100毫升，甘草、灯心草各5克。煎汤和服。

第八章 动物类

275

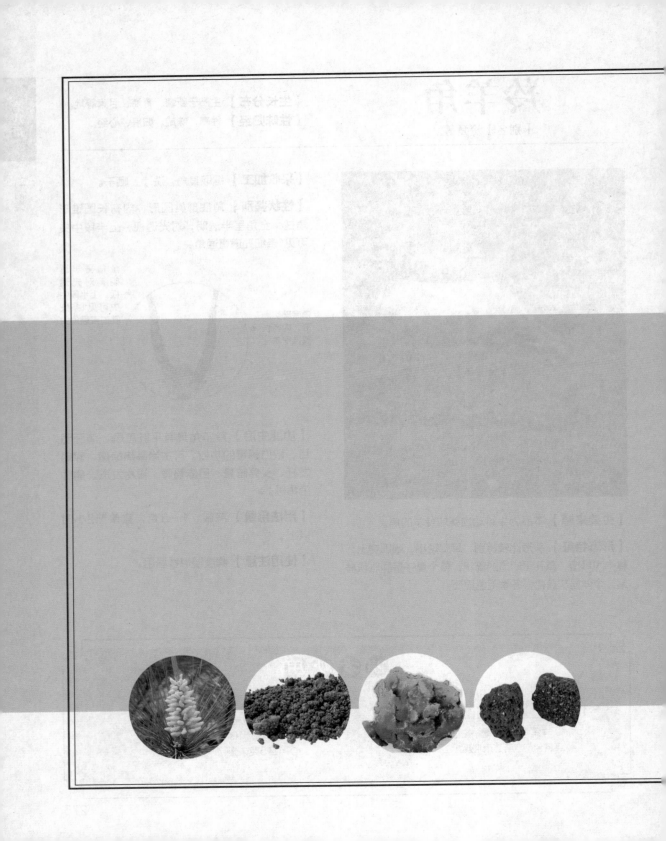

第九章 树脂类

树脂类中药均为天然产物，多数来源于植物体。根据其产生方式的不同，可分为正常代谢产物和由于受到异常刺激（如机械损伤、病虫侵害）而产生的非正常代谢产物。

苏合香

【别名】帝膏、苏合油等。

【生长分布】主产于非洲、印度及土耳其等地。

【性味归经】性温，味辛。归心、脾经。

【采收加工】夏初将有3~4年树龄的树皮击伤或割破，使之产生香树脂，渗入树皮内，至秋季剥下树皮，榨取香树脂，即得天然品。

【性状鉴别】棕黄色或暗棕色；半透明；气芳香。

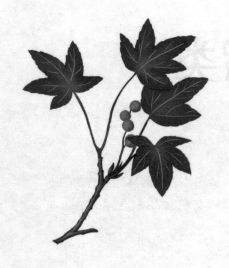

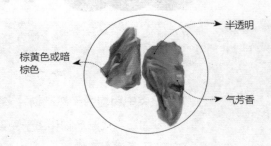

半透明

棕黄色或暗棕色

气芳香

【功能主治】苏合香具有开窍醒神、辟秽、止痛的功效。可主治寒闭神昏、面青、身凉、苔白、中风痰厥、惊痫、胸腹冷痛、痰浊、血瘀等。

【主要来源】本品为金缕梅科植物苏合香树的树渗出的香树脂。

【用法用量】入丸、散，0.3~1克；外用适量。

【形态特征】乔木；叶互生，具长柄；叶片掌状5裂，裂片卵形或长方卵形，边缘有锯齿；花小，雌雄同株，多数成圆头状花序，黄绿色，无花瓣。

【使用注意】阴虚多火者忌用。

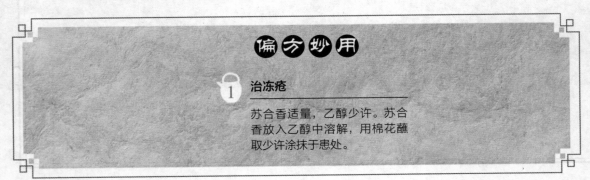

偏方妙用

1 治冻疮

苏合香适量，乙醇少许。苏合香放入乙醇中溶解，用棉花蘸取少许涂抹于患处。

乳香

【别名】熏陆香、滴乳香等。

【性味归经】性温，味辛、苦。归心、脾、肝经。

【形态特征】矮小乔木；树干粗壮，树皮光滑，淡棕黄色；叶互生，密集形成叶簇，或于上部疏生；花小，排成总状花序。

【性状鉴别】表面有一层类白色粉霜；断面蜡样；有树脂香气。

【功能主治】乳香具有活血行气止痛、消肿生肌的功效。可主治气血凝滞、心腹疼痛、痈疮肿毒、跌扑损伤、痛经、产后血瘀刺痛等。

【用法用量】煎服，3~10克；外用适量。

【使用注意】胃弱者慎用；孕妇及无瘀滞者忌用。

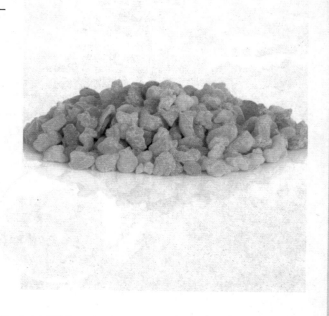

没药

【别名】末药、明没药等。

【性味归经】性平，味辛、苦。归心、肝、脾经。

【形态特征】低矮灌木或乔木，具多数不规则尖刺状的粗枝；小叶倒长卵形或倒披针形，全缘或末端稍具锯齿；花小，丛生于短枝上。

【性状鉴别】呈不规则颗粒状团块；无光泽；有特异香气。

【功能主治】没药具有活血止痛、消肿生肌的功效。可主治跌扑损伤、金疮、心腹诸痛、癥瘕、闭经、痈疽肿痛、痔漏、目障等。

【用法用量】煎服，3~10克；外用适量。

【使用注意】胃弱者慎用；孕妇及无瘀滞者忌用。

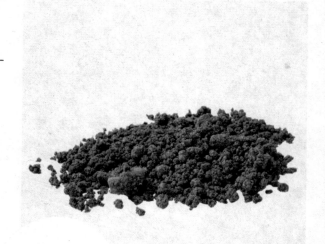

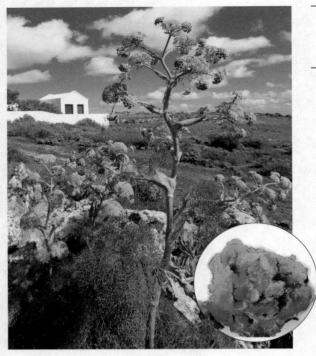

阿魏

【别名】臭阿魏、哈昔泥等。

【性味归经】性温，味苦、辛。归肝、脾、胃经。

【形态特征】多年生草本；全株具强烈的葱蒜样气味；根粗大，圆锥形；茎粗壮，被茸毛；叶片灰绿色，三角状卵形；顶生伞形花序，近无柄。

【性状鉴别】质地似蜡；具强烈而持久的蒜样特异臭气；嚼之有灼烧感。

【功能主治】阿魏具有化癥散痞、消积、杀虫的功效。可主治肉食积滞、瘀血癥瘕、腹中痞块、虫积腹痛等。

【用法用量】入丸、散，1~1.5克。

【使用注意】脾胃虚弱者及孕妇忌用。

松香

【别名】松脂、黄香等。

【性味归经】性温，味苦、甘。归肝、脾经。

【形态特征】乔木；树皮红褐色，下部裂成不规则的鳞状块片；枝平展或斜展，树冠宽塔形或伞形；针叶边缘有细锯齿。

【性状鉴别】有松节油臭气；有玻璃光泽；燃烧产生棕色浓烟。

【功能主治】松香具有祛风燥湿、排脓拔毒、生肌止痛的功效。可主治痈疽恶疮、瘰疬、疥癣、白秃、痹证、金疮、扭伤、妇女白带等。

【用法用量】煎服，3~5克；或入丸、散；外用适量。

安息香

【别名】拙贝罗香、白花榔等。

【性味归经】性平，味辛、苦。归心、肝、脾经。

【形态特征】乔木；树皮暗灰色或灰褐色，有不规则纵裂纹；叶互生，纸质至薄革质；叶片椭圆形至卵形；圆锥花序，花多，白色。

【性状鉴别】断面平坦，乳白色；嚼之有沙粒感；气芳香。

【功能主治】安息香具有开窍清神、行气活血、止痛的功效。可主治中风痰厥、气郁暴厥、中风昏迷、心腹疼痛、产后血晕、小儿惊风等。

【用法用量】入丸、散，0.3~1.5克。

【使用注意】气虚不足、阴虚火旺者慎用。

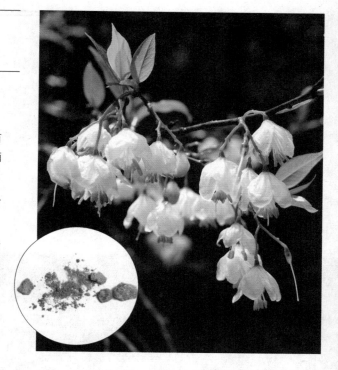

血竭

【别名】麒麟血、海蜡等。

【性味归经】性平，味甘、咸。归心、肝经。

【形态特征】多年生常绿藤本；茎被叶鞘并遍生尖刺；小叶互生，线状披针形，先端锐尖；叶柄及叶轴具锐刺；肉穗花序，花单性，雌雄异株。

【性状鉴别】嚼之有粘牙感；质硬，易碎；断面有玻璃光泽。

【功能主治】血竭具有活血定痛、化瘀止血、敛疮生肌的功效。可主治跌扑损伤、筋骨疼痛、郁滞心腹疼痛、外伤出血、疮疡不敛等。

【用法用量】多入丸、散，1~2克；外用研末调敷。

【使用注意】孕妇、无瘀血者忌用。

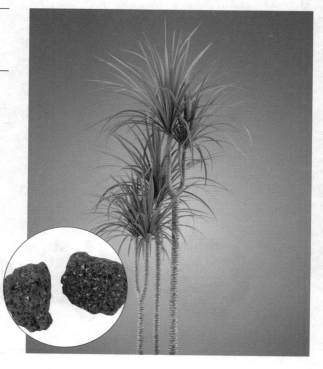

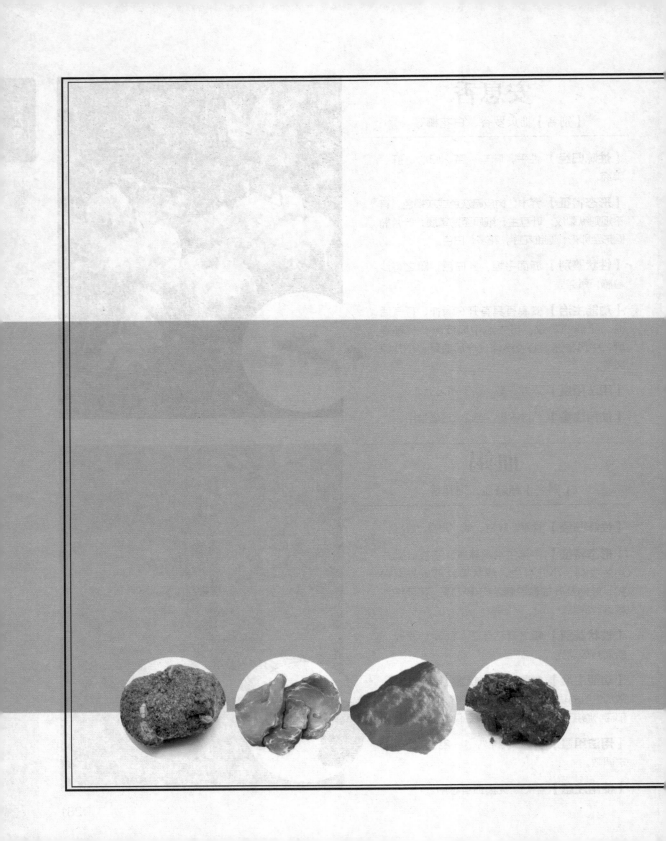

第十章 矿物类

矿物类中药是以无机化合物为主要成分的一类重要药物。多来源于天然矿物，如朱砂、自然铜；或以矿物为原料的加工品，如芒硝、轻粉；或是动物或动物骨骼的化石，如龙骨、浮石。

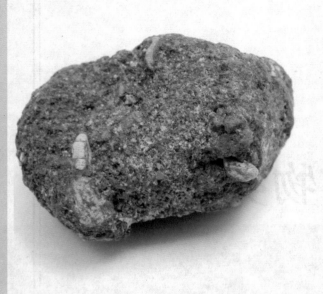

朱砂

【别名】辰砂、丹砂等。

【性味归经】性微寒，味甘，有小毒。归心经。

【形态特征】三方晶系；集合体呈粒状或块状；晶簇常见菱形双晶体、大颗粒单晶体；条痕呈红色；表面有金刚光泽至金属光泽。

【性状鉴别】鲜红色或暗红色；触之不染手；粉末状者有闪烁光泽。

【功能主治】朱砂具有清心镇惊、安神解毒的功效。可主治心神不宁、烦躁不眠、高热神昏、惊厥、疮疡肿毒、咽喉肿痛、口舌生疮等。

【用法用量】入丸、散，0.1～0.5克；外用适量。

【使用注意】肝肾病患者慎用。

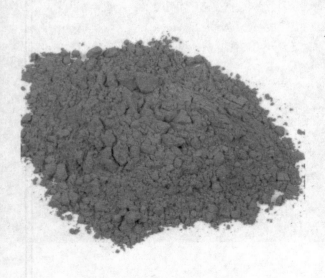

雄黄

【别名】石黄、黄金石等。

【性味归经】性温，味辛，有毒。归肝、大肠经。

【形态特征】单斜晶系；单晶体通常为致密粒状或土状块体；条痕呈浅橘红色；表面具金刚光泽，断面为树脂光泽。

【性状鉴别】呈橘红色；手触之易染成橙黄色；燃烧产生黄白色烟。

【功能主治】雄黄具有解毒、杀虫的功效。可主治痈肿疔疮、蛇虫咬伤、虫积腹痛、惊痫、疟疾等。

【用法用量】入丸、散，0.05～0.1克；外用研末调敷。

【使用注意】孕妇忌用。

自然铜

【别名】石髓铅、方块铜等。

【性味归经】性平，味辛。归肝经。

【形态特征】等轴晶系；通常呈立方体、五角十二面体；显浅黄铜色，颇似黄金；条痕绿黑色或褐黑色；具强金属光泽。

【性状鉴别】多呈方块状；断面可见银白色亮星；燃烧有硫黄气。

【功能主治】自然铜具有散瘀止痛、接骨疗伤的功效。可主治跌扑损伤、瘀肿疼痛、骨折筋断、火烧烫伤等。

【用法用量】煎服，10～15克；或入丸、散。

【使用注意】阴虚火旺、血虚无瘀者忌用。

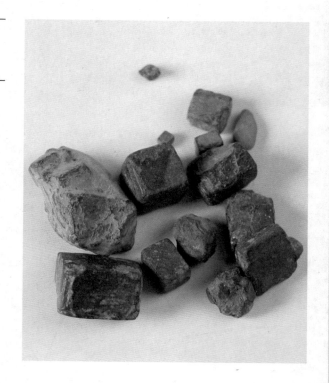

信石

【别名】砒石、人言等。

【性味归经】性大热，味辛、酸，有大毒。归肺、肝经。

【形态特征】等轴晶系；晶形为八面体；歪晶为粒状、板柱状；微晶呈星状、毛发状；条痕白色或带有黄色；有玻璃至金刚光泽。

【性状鉴别】不规则碎块状；质脆，轻打可碎。

【功能主治】信石外用可攻毒杀虫、蚀疮去腐，内服可劫痰平喘、截疟。可主治腐肉不脱之恶疮、瘰疬、顽癣、牙疳、痔疮、寒痰哮喘等。

【用法用量】外用研末撒敷。

【使用注意】本品剧毒，内服宜慎。

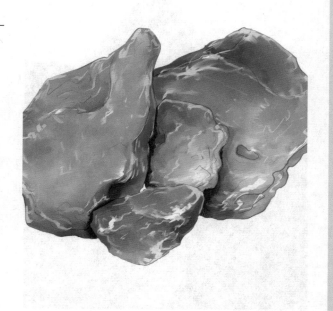

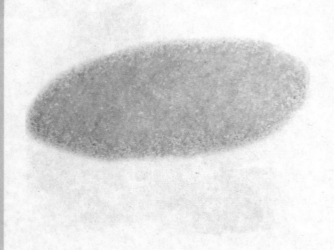

轻粉

【别名】汞粉、水银粉等。

【性味归经】性寒，味辛，有大毒。归大肠、小肠经。

【形态特征】银白色闪亮的重质液体；菱形晶格；遇光颜色变暗；常温下蒸发出汞蒸气，蒸气有剧毒。

【性状鉴别】质轻；白色，有光泽；呈鳞片状或雪花状。

【功能主治】轻粉外用可攻毒、杀虫、敛疮，内服可逐水通便、祛痰消积。可主治疮疡溃烂、疥癣瘙痒、湿疹、二便不利等。

【用法用量】入丸、散，0.1~0.2克；外用适量。

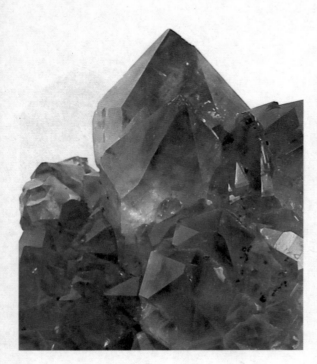

紫石英

【别名】萤石、氟石等。

【性味归经】性温，味甘。归心、肺、肾经。

【形态特征】晶体呈立方体、八面体、十二面体；玻璃光泽；透明至微透明；断面呈贝壳状。

【性状鉴别】呈不规则块状，具棱角；紫色或绿色，深浅不匀，条痕白色；半透明至透明，有玻璃光泽。

【功能主治】紫石英具有镇心安神、温肺、暖宫的功效。可主治失眠多梦、心悸易惊、肺虚咳喘、宫寒不孕等。

【用法用量】煎服，6~12克；或入丸、散。

硫黄

【别名】石硫黄、天生黄等。

【性味归经】性温，味酸，有毒。归肾、大肠经。

【形态特征】斜方晶系；晶体常呈菱方双锥状或厚板状，常呈不规则块体产出；条痕白色；有金刚光泽。

【性状鉴别】表面呈脂肪样光泽；燃之发蓝色火焰，并有刺鼻硫黄味。

【功能主治】硫黄外用可解毒杀虫疗疮，内服可补火助阳通便。可主治阳痿、虚喘冷哮、虚寒便秘、疥癣、湿疹、阴疽疮疡等。

【用法用量】入丸、散，1.5～3克；外用研末调敷。

【使用注意】阴虚火旺者及孕妇忌用。

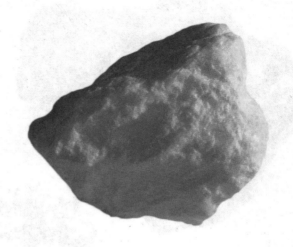

磁石

【别名】吸铁石、吸针石等。

【性味归经】性寒，味咸。归心、肝、肾经。

【形态特征】等轴晶系；晶体呈八面体、十二面体；多为粒块状集合体；条痕黑色；有金属光泽。

【性状鉴别】表面灰黑色或棕褐色；体重，质坚硬；有土腥气。

【功能主治】磁石具有镇惊安神、平肝潜阳、聪耳明目、纳气平喘的功效。可主治心神不宁、惊悸、失眠、癫痫、头晕目眩、耳鸣耳聋、视物昏花等。

【用法用量】煎服，15～30克，宜打碎先煎。

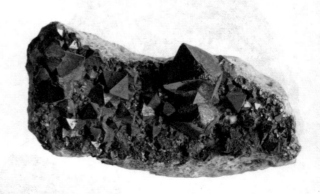

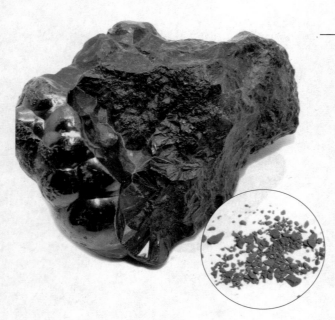

赭石

【别名】代赭石、钉头赭石等。

【性味归经】性寒，味苦。归肝、胃经。

【形态特征】三方晶系；晶体常呈板状；集合体通常呈片状、鳞片状、肾状等；条痕为樱红色；有金属至半金属光泽。

【性状鉴别】暗棕红色或灰黑色；有圆形乳头状突起；质坚硬，不易砸碎。

【功能主治】赭石具有平肝潜阳、重镇降逆、凉血止血的功效。可主治眩晕耳鸣、呕吐、噫气、呃逆、喘息、吐血、出血、崩漏下血等。

【用法用量】煎服，9~30克，宜打碎先煎。

【使用注意】孕妇慎用。

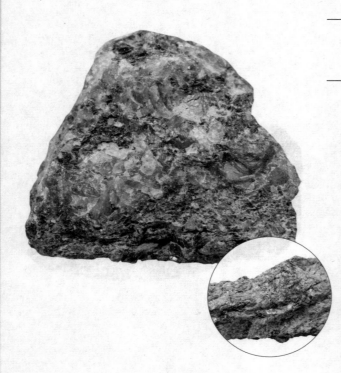

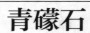

青礞石

【别名】礞石。

【性味归经】性平，味咸。归肺、肝、胃经。

【形态特征】为多矿物集合体；有鳞片状矿物具定向排列，彼此相连；断面可见明显的片状构造，鳞片状变晶结构。

【性状鉴别】质软，易碎；断面呈较明显的层片状；有玻璃光泽。

【功能主治】青礞石具有坠痰下气、平肝镇惊的功效。可主治顽痰咳喘、癫痫发狂、烦躁胸闷、惊风抽搐、宿食癖积、癥瘕等。

【用法用量】煎服，6~10克，宜打碎布包先煎。

【使用注意】脾虚胃弱者、小儿慢惊风及孕妇忌用。

胆矾

【**别名**】蓝矾、石胆等。

【**性味归经**】性寒，味酸、辛、涩，有毒。归肝、胆经。

【**形态特征**】三斜晶系；晶体为板状或短柱状，有时具纤维状；条痕无色或带浅蓝；有玻璃光泽。

【**性状鉴别**】质脆，易碎；淡蓝色或深蓝色，半透明；呈斜方形棱柱状。

【**功能主治**】胆矾具有涌吐痰涎、解毒收湿、祛腐蚀疮的功效。可主治中风、癫痫、喉痹、喉风、痰涎壅塞、口疮、痔疮等。

【**用法用量**】温水化服，0.3～0.6克；外用研末调敷。

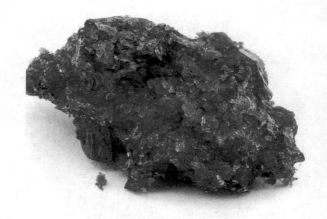

滑石

【**别名**】画石、脱石等。

【**性味归经**】性寒，味甘、淡。归膀胱、肺、胃经。

【**形态特征**】单斜晶系；晶体呈六方形或菱形板状；条痕白色；有蜡状光泽；半透明至不透明。

【**性状鉴别**】质较软而细腻，手摸有滑润感；指甲可刮下白粉。

【**功能主治**】滑石具有利尿通淋、清热解暑、收湿敛疮的功效。可主治热淋、石淋、尿热涩痛、暑湿烦渴、湿热水泻等。

【**用法用量**】煎服，10～20克，宜包煎；外用适量。

【**使用注意**】脾虚、热病伤津者及孕妇忌用。

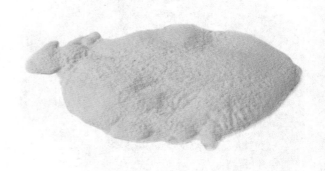

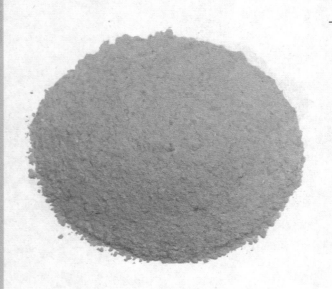

寒水石

【别名】凝水石、白水石等。

【性味归经】性寒,味辛、咸。归心、胃、肾经。

【形态特征】单斜晶系硫酸钙或三方晶系碳酸钙矿石;条痕白色或淡灰色;有玻璃光泽。

【性状鉴别】常呈斜方柱形;有棱角,黄白色或无色;表面平滑。

【功能主治】寒水石具有清热泻火的功效。可主治热病烦渴、癫狂、口疮、热毒疮肿、丹毒烫伤等。

【用法用量】煎服,10~15克;外用适量。

【使用注意】脾胃虚寒者忌用。

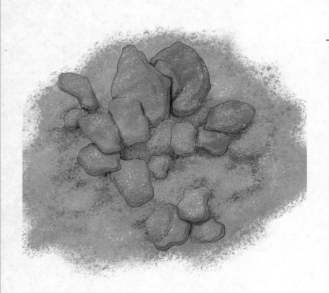

红粉

【别名】升丹、灵药等。

【性味归经】性热,味辛,有大毒。归肺、脾经。

【形态特征】亮红色或橙红色鳞片状结晶或结晶性粉末;正交晶系;颗粒较小;遇光时颜色逐渐加深。

【性状鉴别】橙红色片状或粉状结晶;体重,质硬脆;遇光颜色逐渐变深。

【功能主治】红粉具有拔毒、除脓、去腐、生肌的功效。可主治痈疽疔疮、梅毒下疳、肉暗紫黑、腐肉不去、脓水淋沥、久不收口等。

【用法用量】外用研末调敷。

【使用注意】不可内服;孕妇忌用。

龙骨

【别名】五花龙骨、青化龙骨等。

【性味归经】性平，味甘、涩。归心、肝、肾经。

【形态特征】为多矿物集合体；具玻璃光泽，透明至不透明；晶体可沿3个不同的方向劈开。

【性状鉴别】呈骨骼状或不规则块状；吸湿力强；断面有蜂窝状小孔。

【功能主治】龙骨具有镇惊安神、平肝潜阳、收敛固涩的功效。可主治心悸怔忡、失眠健忘、惊痫癫狂、头晕目眩、自汗盗汗、遗精遗尿等。

【用法用量】煎服，15~30克，宜先煎；安神、平肝宜生用，收涩、敛疮宜煅用。

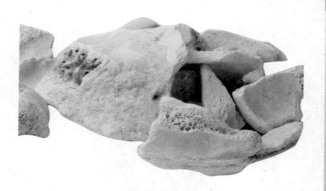

芒硝

【别名】朴硝、皮硝等。

【性味归经】性寒，味咸、苦。归胃、大肠经。

【形态特征】单斜晶系；晶体呈短柱状或针状；集合体通常为致密的块体；条痕白色；半透明至近透明。

【性状鉴别】具玻璃光泽；质脆，易碎；无色或白色。

【功能主治】芒硝具有泻下攻积、润燥软坚、清热消肿的功效。可主治便秘、大便燥结、咽痛、目赤、积滞腹痛、肠痈肿痛等。

【用法用量】温水化服，4.5~9克；外用适量。

【使用注意】孕妇及哺乳期妇女忌用。

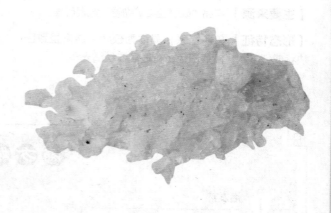

石膏

【别名】细石、软石膏等。

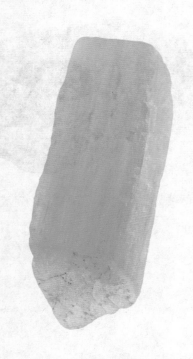

【生长分布】主产于山东、湖北、山西、宁夏、广西等地。

【性味归经】性大寒，味甘、辛。归肺、胃经。

【采收加工】全年可采，采后除去泥沙及杂石。

【性状鉴别】体重，质软；纵断面具纤维状纹理；白色、灰白色或淡黄色。

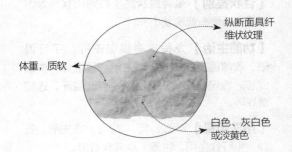

纵断面具纤维状纹理

体重，质软

白色、灰白色或淡黄色

【功能主治】石膏具有清热降火、除烦止渴的功效。可主治心烦神昏、谵语发狂、口渴咽干、肺热喘急、中暑自汗、口舌生疮等。

【用法用量】煎服，15～60克，宜先煎。

【使用注意】脾胃虚寒及阴虚内热者忌用。

【主要来源】本品为硫酸盐类矿物硬石膏族石膏。

【形态特征】单斜晶系；晶体为板状，通常呈致密块状或纤维状；条痕白色；有玻璃或丝绢光泽。

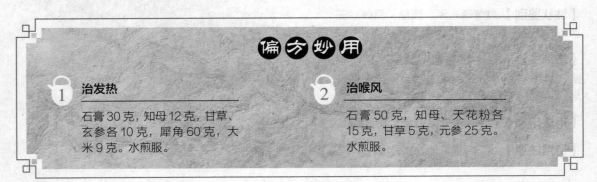

偏方妙用

1 治发热

石膏30克，知母12克，甘草、玄参各10克，犀角60克，大米9克。水煎服。

2 治喉风

石膏50克，知母、天花粉各15克，甘草5克，元参25克。水煎服。

炉甘石

【别名】甘石、卢甘石等。

【性味归经】性平，味甘。归肝、脾经。

【形态特征】三方晶系；集合体呈块状、葡萄状、粒状、钟乳状或肾状；晶簇常见菱面体或偏三角面体；条痕白色；表面具玻璃或珍珠光泽。

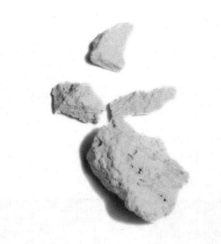

【性状鉴别】表面粉性，无光泽；有大小不等的蜂窝状孔隙。

【功能主治】炉甘石具有解毒明目退翳、收湿止痒敛疮的功效。可主治目赤肿痛、目赤翳障、溃疡不敛、脓水淋沥、湿疹、皮肤瘙痒等。

【用法用量】外用研末调敷。

【使用注意】宜炮制后使用。

白矾

【别名】矾石、明矾等。

【性味归经】性寒，味涩、酸。归肺、脾、肝、大肠经。

【形态特征】三方晶系；晶形呈细小的菱面体或板状；条痕白色；具玻璃光泽；透明至半透明。

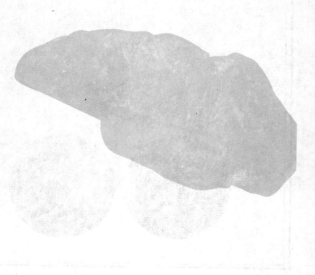

【性状鉴别】具细密纵棱；质硬而脆，易砸碎；断面有玻璃光泽。

【功能主治】白矾具有解毒杀虫、止血止泻、燥湿止痒的功效。可主治湿疹瘙痒、疮疡疥癣、便血、崩漏、久泻久痢、湿热黄疸等。

【用法用量】入丸、散，0.6~1.5克；外用研末调敷。

【使用注意】体虚胃弱及无湿热痰火者忌用。

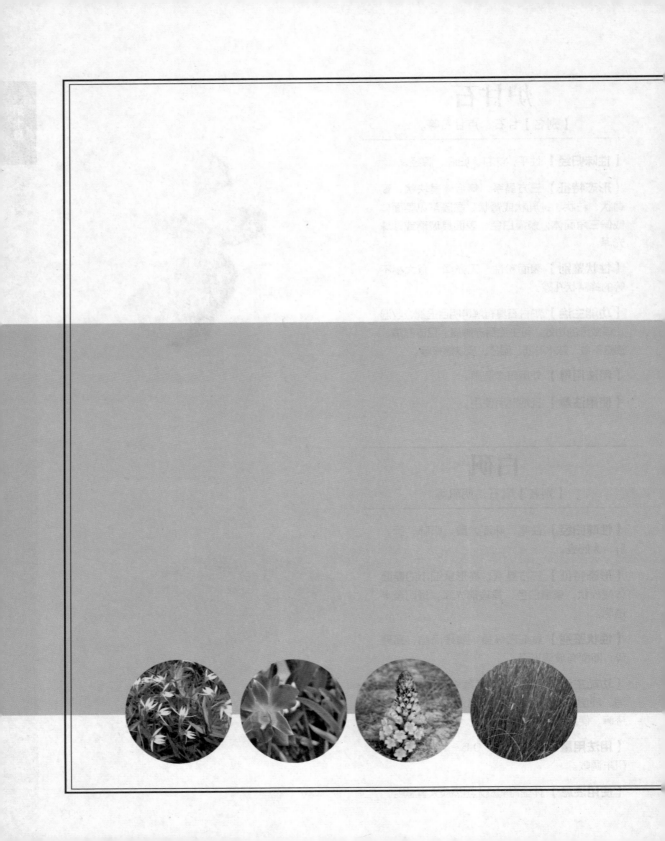

第十一章 全草类

　　全草类中药通常是指可供药用的草本植物的全植物体或其地上部分。大多数为草本植物地上部分的茎叶，如广藿香；有的为带根或根茎的全株，如蒲公英；有的为带花或果实的地上部分，如荆芥。也有个别为小灌木的草质茎，如麻黄；或小灌木，如平地木；或常绿寄生小灌木，如槲寄生；或草质茎，如石斛。

广藿香

【别名】藿香、大叶薄荷等。

【生长分布】主产于广东、海南等地。

【性味归经】性微温，味辛。归胃、脾、肺经。

【采收加工】夏、秋两季枝叶茂盛时采割，日晒夜闷，反复至干。

【性状鉴别】茎略方柱形；表面被茸毛；断面中部有髓；气香特异。

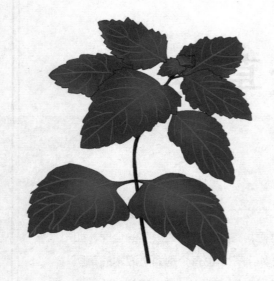

表面被茸毛

茎略方柱形

气香特异

断面中部有髓

【功能主治】广藿香具有化湿、止呕、解暑的功效。可主治感冒、寒热头痛、胸脘痞闷、呕吐泄泻、妊娠呕吐、鼻渊、手足癣等。

【用法用量】煎服，5～10克。

【使用注意】阴虚血燥者忌用。

【主要来源】本品为唇形科植物广藿香的干燥地上部分。

【形态特征】多年生草本；茎直立，粗壮；叶片卵圆形或长椭圆形，两面均被茸毛；轮伞花序，多花密集，组成连续的假穗状花序。

偏方妙用

 1 治夏季暑湿感冒

广藿香6克，茉莉花、青蒿花各3克，荷叶10克。开水泡之，时时饮服。

 2 治外感风寒

广藿香25克，紫苏叶15克，陈皮12.5克。水煎20分钟，分2次服。

荆芥

【别名】香荆芥、线芥等。

【生长分布】主产于江苏、河南、河北、山东等地。

【性味归经】性微温，味辛。归肺、肝经。

【采收加工】夏、秋两季花开到顶、穗绿时采割，除去杂质，晒干。

【性状鉴别】茎呈方柱形；淡黄绿色或淡紫红色；气芳香。

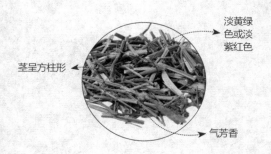

淡黄绿色或淡紫红色

茎呈方柱形

气芳香

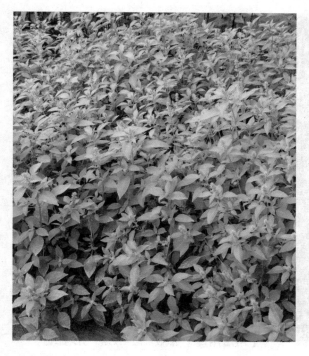

【主要来源】本品为唇形科植物荆芥的干燥地上部分。

【形态特征】一年生直立草本；全株有强烈香气；茎基部带紫色；裂片线形或披针形，两面被短茸毛；穗状轮伞花序顶生。

【功能主治】荆芥具有祛风解表、透疹消疮、止血的功效。可主治感冒、头痛、麻疹、风疹、疮疡初起等。

【用法用量】煎服，4.5~9克。

【使用注意】表虚自汗、阴虚头痛者忌用。

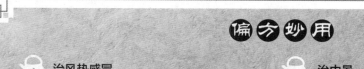

偏方妙用

1 治风热感冒

荆芥、紫苏各15克，大青叶、四季青、鸭跖草各30克。水煎服。

2 治中暑

荆芥穗5克，扁豆、神曲、栀子各10克，赤茯苓15克，同药引灯心草一起煎服。

益母草

【别名】坤草、益母等。

【生长分布】全国各地区均有栽培。

【性味归经】性微寒，味苦、辛。归肝、心包、膀胱经。

【采收加工】夏季茎叶茂盛、花未开或初开时采割，除去杂质，晒干。

【性状鉴别】呈黄绿色；断面中部有白色髓；有青草气。

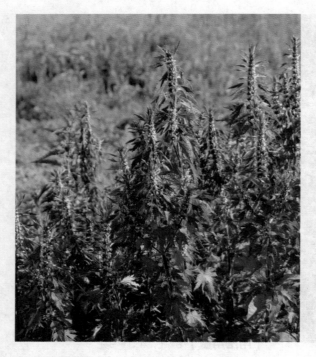

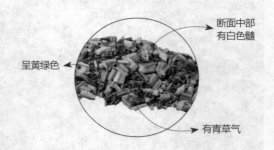

断面中部有白色髓

呈黄绿色

有青草气

【功能主治】益母草具有活血调经、利水消肿、清热解毒的功效。可主治月经失调、痛经、闭经、恶露不尽、水肿尿少等。

【用法用量】煎服，10~30克；外用适量。

【使用注意】无瘀滞及阴虚血少者忌用。

【主要来源】本品为唇形科植物益母草的新鲜或干燥地上部分。

【形态特征】一年或二年生草本；茎直立，方形；叶对生，略呈圆形；花多数，集成轮伞花序腋生。

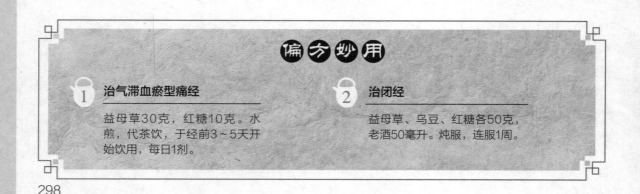

偏方妙用

1 治气滞血瘀型痛经

益母草30克，红糖10克。水煎，代茶饮，于经前3~5天开始饮用，每日1剂。

2 治闭经

益母草、乌豆、红糖各50克，老酒50毫升。炖服，连服1周。

薄荷

【别名】野薄荷、鱼香草等。

【生长分布】主产于江苏、浙江、湖南等地。

【性味归经】性凉,味辛。归肺、肝经。

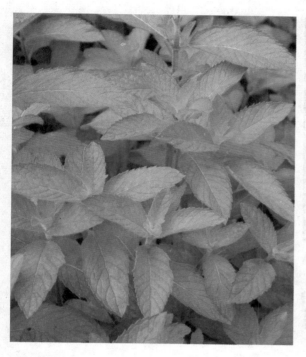

【采收加工】夏、秋两季茎叶茂盛或花开至三轮时,选晴天,分次采割,晒干或阴干。

【性状鉴别】断面中空,类白色;搓揉后有特殊香气。

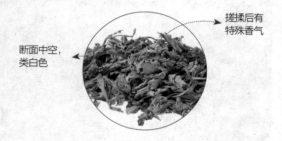

搓揉后有
特殊香气

断面中空,
类白色

【功能主治】薄荷具有疏散风热、清利头目、利咽透疹、疏肝行气的功效。可主治风热感冒、头痛目赤、咽喉肿痛、麻疹不透、风疹瘙痒等。

【主要来源】本品为唇形科植物薄荷的干燥地上部分。

【用法用量】煎服,3~6克,宜后下。

【形态特征】多年生草本;茎方形;叶片短圆状披针形或披针形,两面有疏茸毛及黄色腺点;轮伞花序腋生。

【使用注意】体虚多汗者慎用。

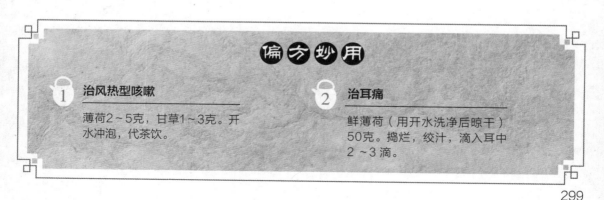

偏方妙用

1 治风热型咳嗽

薄荷2~5克,甘草1~3克。开水冲泡,代茶饮。

2 治耳痛

鲜薄荷(用开水洗净后晾干)50克。捣烂,绞汁,滴入耳中2~3滴。

茵陈

【别名】茵陈蒿、白蒿等。

【生长分布】全国各地区均有栽培。

【性味归经】性微寒，味苦、辛。归脾、胃、肝、胆经。

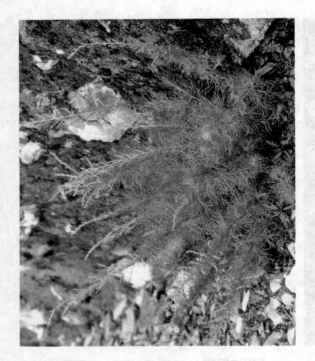

【采收加工】春季采收或秋季花蕾长成时采割，除去杂质及老茎，晒干。

【性状鉴别】灰白色或灰绿色；全体密被白色茸毛；绵软如绒；气清香。

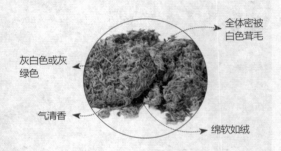

全体密被白色茸毛

灰白色或灰绿色

气清香

绵软如绒

【功能主治】茵陈具有清利湿热、利胆退黄的功效。可主治身目发黄、小便短赤、黄疸、湿疮瘙痒等。

【用法用量】煎服，6～15克；外用煎汤熏洗。

【使用注意】血虚萎黄者慎用。

【主要来源】本品为菊科植物滨蒿或茵陈蒿的干燥地上部分。

【形态特征】半灌木；茎直立，紫色，幼嫩枝被有灰白色细茸毛；头状花序卵形，多数集成圆锥状；花黄色。

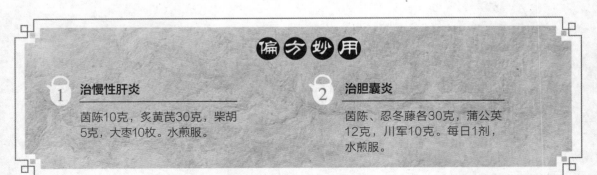

偏方妙用

1 治慢性肝炎

茵陈10克，炙黄芪30克，柴胡5克，大枣10枚。水煎服。

2 治胆囊炎

茵陈、忍冬藤各30克，蒲公英12克，川军10克。每日1剂，水煎服。

青蒿

【别名】草蒿、香蒿等。

【性味归经】性寒，味苦、微辛。归胆、肝经。

【形态特征】一年生草本；茎直立，多分枝，光滑无毛；裂片先端尖，有极小的粉末状短茸毛；头状花序细小球形，具细软短梗。

【性状鉴别】表面黄绿色或棕黄色；气香特异。

【功能主治】青蒿具有清透虚热、凉血除蒸、解暑、截疟的功效。可主治温邪伤阴、夜热早凉、阴虚发热、骨蒸劳热、暑热外感等。

【用法用量】煎服，6~12克，后下。

【使用注意】脾胃虚弱、肠滑泄泻者忌用。

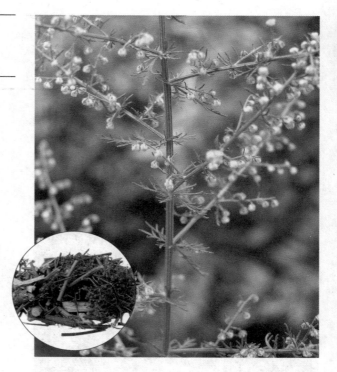

淡竹叶

【别名】竹叶门冬青、地竹等。

【性味归经】性寒，味甘、淡。归心、胃、小肠经。

【形态特征】多年生直立草本；根状茎粗短，近顶部常肥厚成纺锤状的块根；叶片广披针形，有明显横脉；圆锥花序顶生。

【性状鉴别】表面浅绿色或黄绿色；具横行小脉。

【功能主治】淡竹叶具有清热泻火、除烦、利尿的功效。可主治热病烦渴、风热感冒发热、口疮尿赤、热淋等。

【用法用量】煎服，6~10克。

【使用注意】阴虚火旺、骨蒸潮热者忌用。

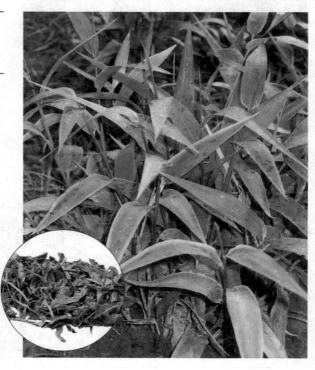

石斛

【别名】林兰、杜兰等。

【生长分布】 主产于四川、贵州、云南等地。

【性味归经】 性微寒，味甘。归胃、肾经。

【采收加工】 全年均可采收，采收后除去杂质，用开水略烫或烘软，再边搓边烘晒，至叶鞘搓净，干燥。

【性状鉴别】 表面金黄色或黄中带绿色；有光泽，具细纵纹。

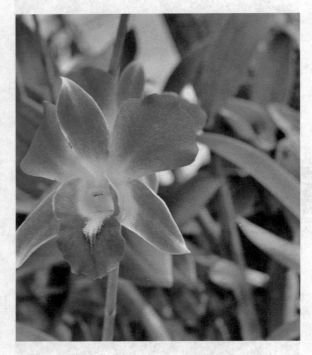

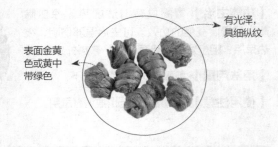

有光泽，具细纵纹

表面金黄色或黄中带绿色

【功能主治】 石斛具有益胃生津、滋阴清热的功效。可主治阴伤津亏、口干烦渴、食少干呕、病后虚热、目暗不明等。

【用法用量】 煎服，6～12克。

【使用注意】 脾胃虚寒者忌用。

【主要来源】 本品为兰科植物环草石斛、马鞭石斛、黄草石斛、铁皮石斛或金钗石斛的新鲜或干燥茎。

【形态特征】 多年生附生草本；茎丛生，直立，具槽纹；叶近革质，先端偏斜状凹缺；总状花序生于上部节上。

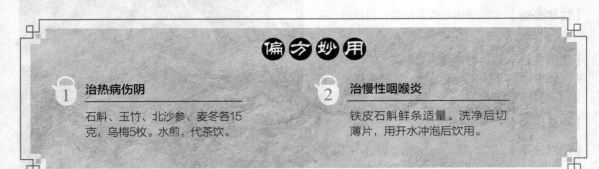

偏方妙用

1 治热病伤阴

石斛、玉竹、北沙参、麦冬各15克，乌梅5枚。水煎，代茶饮。

2 治慢性咽喉炎

铁皮石斛鲜条适量。洗净后切薄片，用开水冲泡后饮用。

伸筋草

【别名】筋骨草、舒筋草等。

【生长分布】东北、华北、华东等地。

【性味归经】性温，味微苦、辛。归肝、脾、肾经。

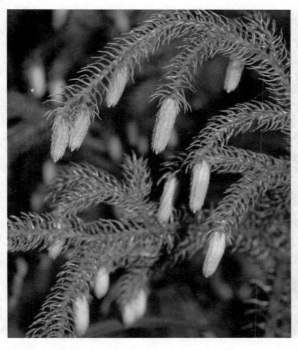

【采收加工】夏、秋两季茎叶茂盛时采收，除去杂质，晒干。

【性状鉴别】浅绿色或黄绿色；螺旋状排列，皱缩弯曲。

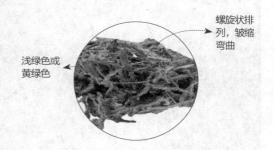

浅绿色或黄绿色 ←

→ 螺旋状排列，皱缩弯曲

【主要来源】本品为石松科植物石松的干燥全草。

【形态特征】多年生草本；主茎下部伏卧，随处生根；叶线状钻形或稍呈镰刀状，螺旋状排列；孢子囊穗棒状，具柄。

【功能主治】伸筋草具有祛风湿、舒筋活络的功效。可主治风寒湿痹、筋脉拘挛疼痛、跌扑损伤肿痛等。

【用法用量】煎服，3~12克；外用适量。

【使用注意】孕妇慎用。

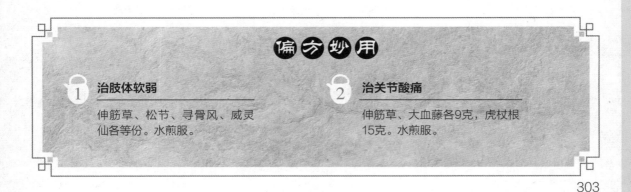

偏方妙用

1 治肢体软弱

伸筋草、松节、寻骨风、威灵仙各等份。水煎服。

2 治关节酸痛

伸筋草、大血藤各9克，虎杖根15克。水煎服。

木贼

【别名】笔头草、节骨草等。

【生长分布】主产于黑龙江、吉林、辽宁、河北等地。

【性味归经】性平，味甘、苦。归肺、肝经。

【采收加工】夏、秋两季采割，除去杂质，晒干或阴干。

【性状鉴别】表面灰绿色或黄绿色；有纵棱；断面中空。

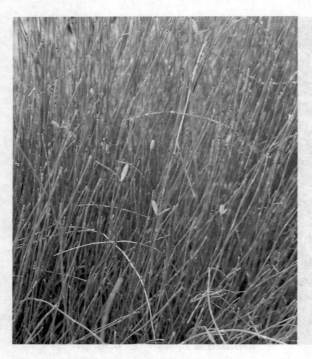

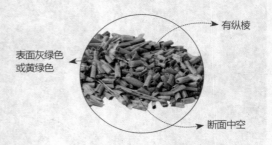

表面灰绿色或黄绿色　→有纵棱

断面中空

【功能主治】木贼具有疏散风热、明目退翳的功效。可主治风热目赤、迎风流泪、目生翳障、痔疮出血等。

【用法用量】煎服，3~9克。

【使用注意】气虚、血虚目疾者慎用。

【主要来源】本品为木贼科植物木贼的干燥地上部分。

【形态特征】多年生常绿草本；地上茎直立，中空；叶鞘筒贴于茎上，鞘片背上有2条棱脊，形成浅沟；夏日于茎顶抽出孢子囊穗。

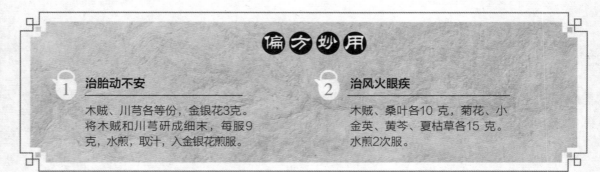

偏方妙用

1 治胎动不安

木贼、川芎各等份，金银花3克。将木贼和川芎研成细末，每服9克，水煎，取汁，入金银花煎服。

2 治风火眼疾

木贼、桑叶各10克，菊花、小金英、黄芩、夏枯草各15克。水煎2次服。

麻黄

【别名】结力根、龙沙等。

【生长分布】主产于河北、内蒙古、陕西等地。

【性味归经】性温，味辛、微苦。归肺、膀胱经。

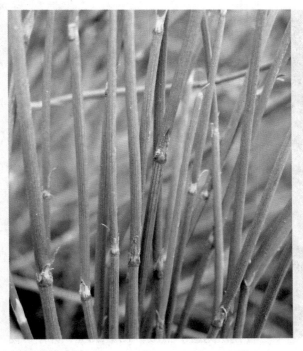

【主要来源】本品为麻黄科植物草麻黄、中麻黄或木贼麻黄的干燥草质茎。

【形态特征】小灌木；木质茎粗长，直立，节间较短；叶膜质鞘状，大部分合生，裂片锐三角形；花较小。

【采收加工】秋季采割绿色的草质茎，晒干。

【性状鉴别】节明显；表面淡黄绿色；呈细长圆柱形。

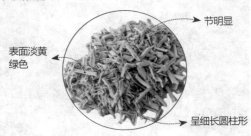

节明显

表面淡黄绿色

呈细长圆柱形

【功能主治】麻黄具有发汗解表、宣肺平喘、利水消肿的功效。可主治风寒感冒、胸闷喘咳、水肿、阴疽、痰核等。

【用法用量】煎服，2～9克；发汗解表宜生用，止咳平喘多炙用。

【使用注意】表虚自汗、阴虚盗汗及肺肾虚喘者慎用。

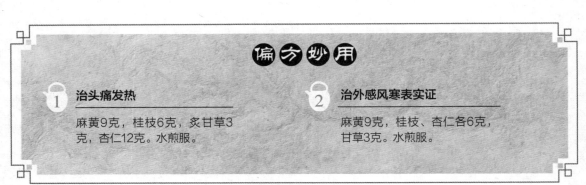

偏方妙用

1 治头痛发热

麻黄9克，桂枝6克，炙甘草3克，杏仁12克。水煎服。

2 治外感风寒表实证

麻黄9克，桂枝、杏仁各6克，甘草3克。水煎服。

鱼腥草

【别名】臭草、侧耳根等。

【生长分布】主产于长江流域以南等地。

【性味归经】性微寒，味辛。归肺经。

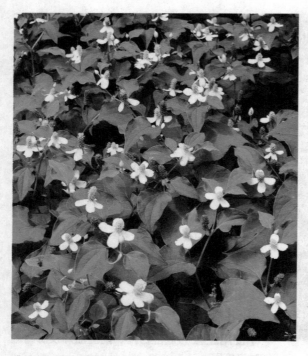

【采收加工】夏季茎叶茂盛花穗多时采割，除去杂质，洗净，晒干。

【性状鉴别】叶片卷折皱缩，薄如纸片；搓破有鱼腥味。

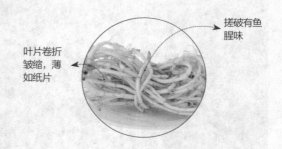

叶片卷折皱缩，薄如纸片

搓破有鱼腥味

【主要来源】本品为三白草科植物蕺菜的新鲜全草或干燥地上部分。

【形态特征】多年生草本；全株有腥臭味，茎下部伏地；叶片心形或宽卵形，脉上稍被茸毛；穗状花序顶生，与叶对生。

【功能主治】鱼腥草具有清热解毒、消痈排脓、利尿通淋的功效。可主治肺痈吐脓、痰热喘咳、疟疾、水肿、淋病、痔疮、湿疹等。

【用法用量】煎服，15～25克；外用煎汤熏洗。

【使用注意】虚寒证及阴性疮疡者忌用。

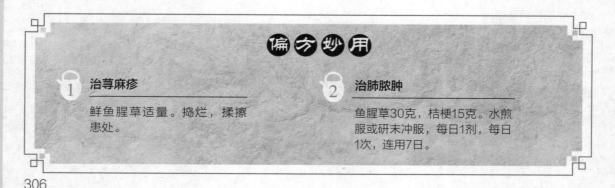

偏方妙用

1 治荨麻疹

鲜鱼腥草适量。捣烂，揉擦患处。

2 治肺脓肿

鱼腥草30克，桔梗15克。水煎服或研末冲服，每日1剂，每日1次，连用7日。

瞿麦

【别名】十样景花、山瞿麦等。

【性味归经】 性寒，味苦。归心、小肠经。

【形态特征】 多年生草本；茎直立，全体呈白绿色；叶片先端渐尖，边缘有细锯齿；夏季开白色或红色花，花单生或数朵簇生成圆锥花序。

【性状鉴别】 节明显，略膨大；断面中空；花瓣先端深裂成丝状。

【功能主治】 瞿麦具有利尿通淋、破血通经的功效。可主治热淋、血淋、石淋、小便不通、淋沥涩痛、闭经、月经失调等。

【用法用量】 煎服，9~15克。

【使用注意】 孕妇忌用。

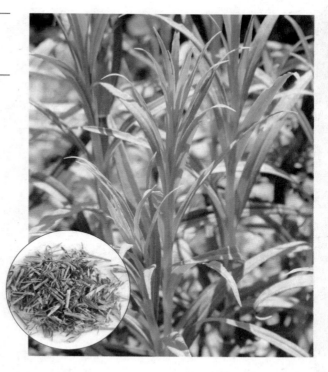

萹蓄

【别名】道生草、粉节草等。

【性味归经】 性微寒，味苦。归膀胱经。

【形态特征】 一年生草本；茎匍匐或斜上，具明显的节及纵纹；叶互生，叶片披针形至椭圆形，两面无毛；花簇生于叶腋，花梗短。

【性状鉴别】 茎圆柱形，略扁；表面灰绿色或棕红色；断面髓部白色。

【功能主治】 萹蓄具有利尿通淋、杀虫止痒的功效。可主治膀胱热淋、小便短赤、淋沥涩痛、皮肤湿疹、阴痒带下等。

【用法用量】 煎服，9~15克；外用适量。

【使用注意】 脾虚者慎用。

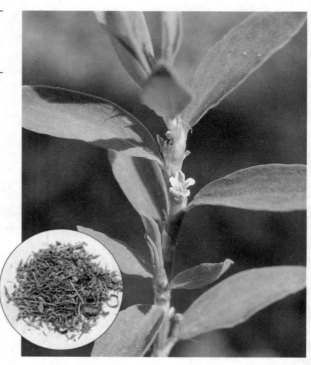

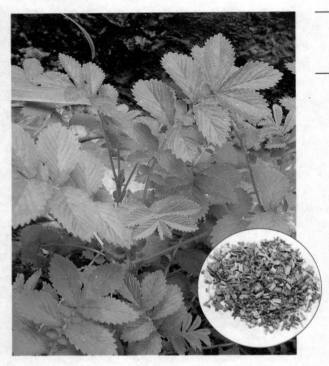

仙鹤草

【别名】龙芽草、脱力草等。

【性味归经】性平,味苦、涩。归心、肝经。

【形态特征】多年生草本;全体具白色长毛;根茎褐色,横走,短圆柱状;叶先端尖,有长茸毛;总状花序细长,顶生。

【性状鉴别】质硬,易折断;断面中空;茎和叶脉上有短茸毛。

【功能主治】仙鹤草具有收敛止血、止痢、截疟、补虚的功效。可主治吐血、尿血、便血、赤白痢疾、崩漏带下、痈肿、跌扑损伤等。

【用法用量】煎服,3~10克;外用适量。

【使用注意】非出血不止者不用。

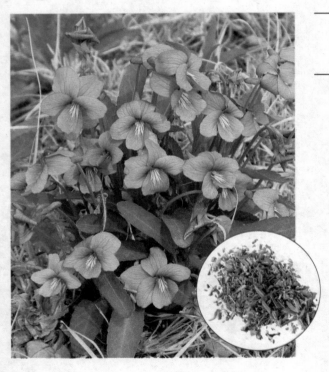

紫花地丁

【别名】堇堇菜、地丁草等。

【性味归经】性寒,味苦、辛。归心、肝经。

【形态特征】多年生草本;根茎短,节密生;叶多数,披针形或卵状披针形;托叶膜质,苍白或淡绿色;花两侧对称,具长梗。

【性状鉴别】叶片多皱缩成团;叶柄细长、扭曲;味微苦而带黏性。

【功能主治】紫花地丁具有清热解毒、凉血消肿的功效。可主治黄疸、痢疾、乳腺炎、目赤肿痛、咽炎、跌扑损伤等。

【用法用量】煎服,15~30克;外用捣烂湿敷。

【使用注意】体质虚寒者忌用。

金钱草

【别名】路边黄、过路黄等。

【生长分布】主产于江苏、安徽、浙江、福建等地。

【性味归经】性微寒，味甘、咸。归肝、胆、肾、膀胱经。

【采收加工】夏、秋两季采收，除去杂质，晒干。

【性状鉴别】茎棕色或暗棕红色；断面实心。

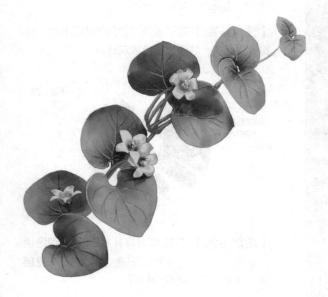

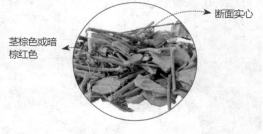

断面实心

茎棕色或暗棕红色

【主要来源】本品为报春花科植物过路黄的干燥全草。

【形态特征】多年生草本；茎柔弱，匍匐状；叶片心形或宽卵形，先端钝尖或钝，主脉于叶背隆起；花黄色，单生叶腋，具长梗。

【功能主治】金钱草具有利湿退黄、利尿通淋、解毒消肿的功效。可主治肝胆结石、尿路结石、热淋、黄疸、乳痈、毒蛇咬伤、跌扑损伤等。

【用法用量】煎服，15~60克；外用适量。

【使用注意】凡阴疽诸毒、脾虚泄泻者忌捣汁生服。

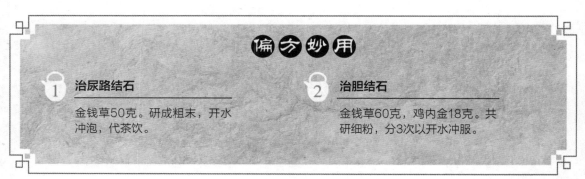

偏方妙用

1 治尿路结石

金钱草50克。研成粗末，开水冲泡，代茶饮。

2 治胆结石

金钱草60克，鸡内金18克。共研细粉，分3次以开水冲服。

肉苁蓉

【别名】地精、寸芸等。

【生长分布】主产于内蒙古、甘肃、新疆、宁夏等地。

【性味归经】性温，味甘、咸。归肾、大肠经。

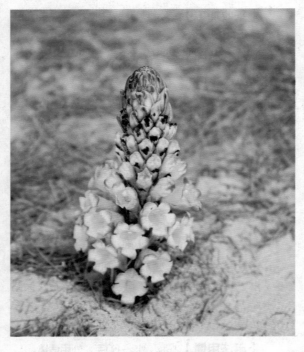

【采收加工】春季苗未出土或刚出土时采挖，除去花序，切段，干燥。

【性状鉴别】密被覆瓦状排列的肉质鳞叶；体重，质坚实；表面棕褐色或灰棕色。

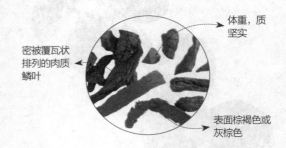

密被覆瓦状排列的肉质鳞叶

体重，质坚实

表面棕褐色或灰棕色

【功能主治】肉苁蓉具有补肾助阳、润肠通便的功效。可主治肾虚阳痿、早泄、筋骨痿弱、腰膝冷痛、肠燥便秘等。

【用法用量】煎服，6~9克。

【使用注意】阴虚火旺、大便泄泻者忌用。

【主要来源】本品为列当科植物肉苁蓉或管花肉苁蓉的干燥带鳞叶的肉质茎。

【形态特征】多年生寄生草本；茎肉质肥厚、扁平；鳞片叶淡黄白色，螺旋状排列，无柄；穗状花序生于茎顶端，花苞与叶同行。

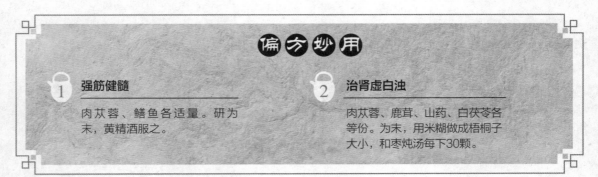

偏方妙用

1　强筋健髓

肉苁蓉、鳝鱼各适量。研为末，黄精酒服之。

2　治肾虚白浊

肉苁蓉、鹿茸、山药、白茯苓各等份。为末，用米糊做成梧桐子大小，和枣炖汤每下30颗。

墨旱莲

【别名】旱莲草、水旱莲、莲子草等。

【性味归经】性凉，味甘、酸。归肝、肾经。

【形态特征】一年生半伏地草本；茎直立，株高10~60厘米；全株被有粗毛；茎柔弱，分枝多，被毛，粗糙，节处着地可生根。

【性状鉴别】表面绿褐色或墨绿色；叶片皱缩卷曲或破碎。

【功能主治】墨旱莲具有清热、消炎、补肾养肝的功效。可主治多种出血症、须发早白、阴虚有热的血症、崩漏、跌扑损伤等。

【用法用量】煎服，15~25克，鲜品50~150克；捣烂绞汁服。

【使用注意】脾肾虚寒者忌用。

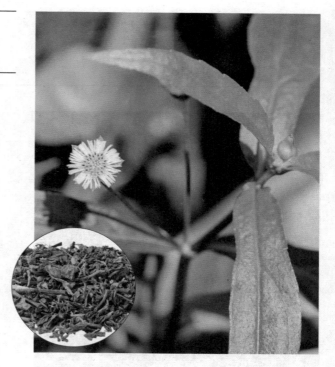

马鞭草

【别名】凤颈草、燕尾草等。

【性味归经】性微寒，味苦。归肝、脾经。

【形态特征】多年生草本；茎方形，节及棱上被硬毛；叶对生，近无柄，叶片卵圆形或长圆状披针形；穗状花序细长，顶生或腋生。

【性状鉴别】茎四面有纵沟；表面绿褐色；质硬而脆。

【功能主治】马鞭草具有活血散瘀、截疟、解毒、利水消肿的功效。可主治外感发热、湿热黄疸、痢疾、喉痹、淋病、痈肿疮毒等。

【用法用量】煎服，5~10克。

【使用注意】孕妇慎用。

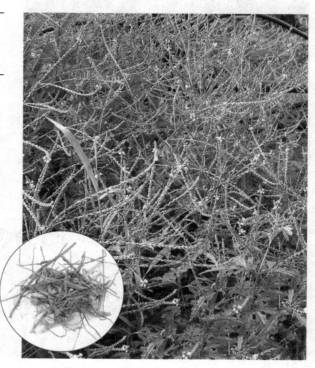

半枝莲

【别名】并头草、牙刷草等。

【生长分布】主产于广东、浙江、福建、湖南等地。

【性味归经】性寒，味辛、苦。归肺、肝、肾经。

【采收加工】春、夏两季开花期采收，拔取全株，除去泥沙，晒干。

【性状鉴别】茎呈方柱形；叶片多皱缩。

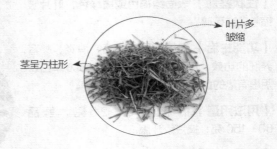

叶片多皱缩

茎呈方柱形

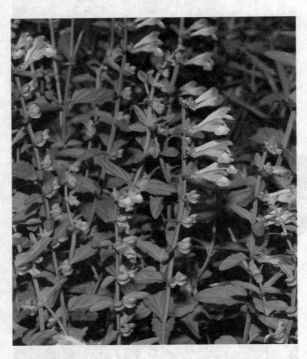

【功能主治】半枝莲具有清热解毒、活血散瘀、行气止痛的功效。可主治咽喉肿痛、毒蛇咬伤、跌扑损伤、疔疮肿毒等。

【用法用量】煎服，15～30克；或入丸、散；外用捣碎外敷。

【使用注意】血虚者及孕妇忌用。

【主要来源】本品为唇形科植物半枝莲的干燥全草。

【形态特征】多年生直立草本；茎四棱形，分枝多；叶交互对生，有短柄，顶端略钝，边缘具疏锯齿；花顶生于茎及分枝的上部，花萼裂片钝或较圆。

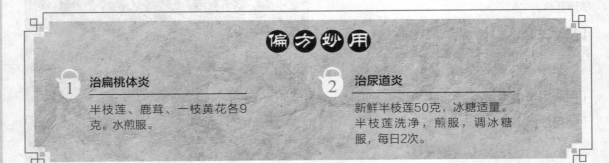

偏方妙用

1 治扁桃体炎

半枝莲、鹿茸、一枝黄花各9克。水煎服。

2 治尿道炎

新鲜半枝莲50克，冰糖适量。半枝莲洗净，煎服，调冰糖服，每日2次。

泽兰

【别名】地瓜儿苗、虎兰等。

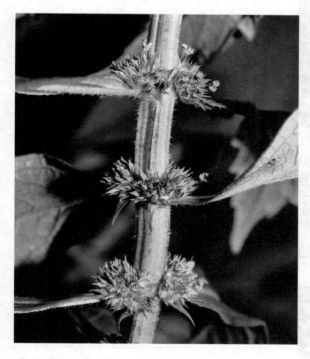

【主要来源】本品为唇形科植物毛叶地瓜儿苗的干燥地上部分。

【形态特征】多年生草本；根茎横走；茎直立，四棱形，沿及节上有白色细软毛；叶片披针形，边缘具锯齿；轮伞花序腋生，无梗，多花密集。

【生长分布】主产于黑龙江、辽宁、浙江等地。

【性味归经】性微温，味苦、辛。归肝、脾经。

【采收加工】夏、秋两季茎叶茂盛时采割，晒干。

【性状鉴别】节处紫色明显，有白色茸毛；质脆，易折断；髓部中空。

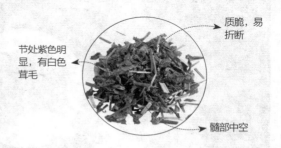

节处紫色明显，有白色茸毛

质脆，易折断

髓部中空

【功能主治】泽兰具有活血调经、祛瘀消痈、利水消肿的功效。可主治血瘀闭经、痛经、产后瘀滞腹痛、跌扑损伤、瘀肿疼痛、疮痈肿毒等。

【用法用量】煎服，6~12克；外用适量。

【使用注意】血虚及无瘀滞者慎用。

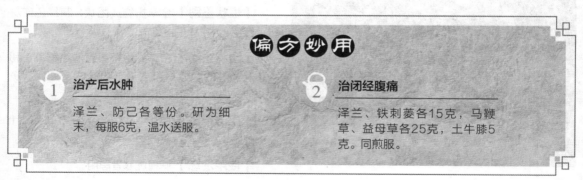

偏方妙用

1 治产后水肿

泽兰、防己各等份。研为细末，每服6克，温水送服。

2 治闭经腹痛

泽兰、铁刺菱各15克，马鞭草、益母草各25克，土牛膝5克。同煎服。

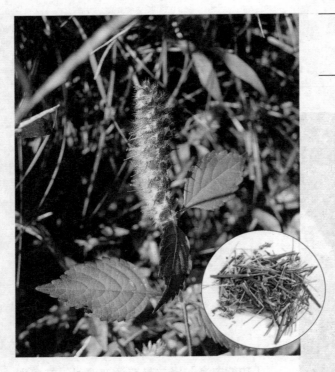

香薷

【别名】香茸、香茅等。

【性味归经】性微温，味辛。归肺、胃经。

【形态特征】直立草本；全株香气甚浓；茎多分枝，被白色疏茸毛；叶线状长卵形至披针形，边缘具疏锯齿；穗状花序顶生及腋生。

【性状鉴别】气清香而浓烈；茎呈方柱形。

【功能主治】香薷具有发汗解表、化湿和中、利水消肿的功效。可主治脾胃湿困、发热、头痛身重、呕吐、腹泻、水肿、小便不利等。

【用法用量】煎服，3~9克。

【使用注意】表虚有汗及暑热证者忌用。

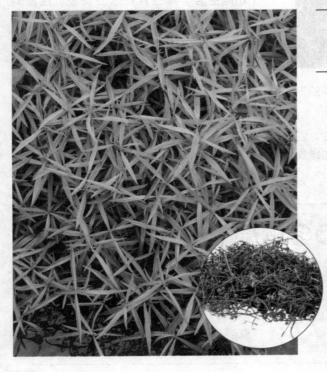

白花蛇舌草

【别名】蛇舌草、羊须草等。

【性味归经】性寒，味微苦、甘。归胃、大肠、小肠经。

【形态特征】一年生小草本；茎略扁，细长；叶对生，无柄，先端急尖；春、夏季开花；花单生或成对生于叶腋，无花梗。

【性状鉴别】全草扭缠成团状；灰绿色或灰棕色；中央有白色髓部。

【功能主治】白花蛇舌草具有清热解毒、利湿通淋的功效。可主治肺热咳喘、痢疾、黄疸、痈肿疔疮、蛇毒咬伤等。

【用法用量】煎服，12~50克；外用捣汁外敷。

【使用注意】脾胃虚寒者忌用。

锁阳

【别名】地毛球、锈铁棒等。

【性味归经】性温，味甘。归肾、肝、大肠经。

【形态特征】多年生肉质寄生草本；全株棕红色；茎圆柱状，基部稍膨大，具互生鳞片；穗状花序顶生。

【性状鉴别】质感柔润；断面略显颗粒性；表面棕红色至深棕色。

【功能主治】锁阳具有补肾助阳、润肠通便的功效。可主治肾阳不足、精血虚亏、阳痿、腰膝酸软、筋骨痿弱、肠燥便秘等。

【用法用量】煎服，10～15克。

【使用注意】阴虚阳亢、脾虚泄泻、实热便秘者忌用。

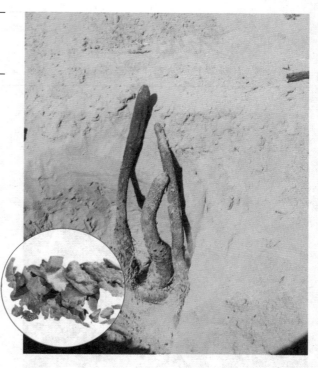

半边莲

【别名】半边花、细米草等。

【性味归经】性平，味辛。归心、小肠、肺经。

【形态特征】多年生矮小草本；全株光滑无毛，有乳汁；根细圆柱形，茎细弱匍匐；叶片条形或条状披针形，叶腋开单生淡紫色或白色小花。

【性状鉴别】根细小，侧生纤细须根；表面淡黄色或黄棕色。

【功能主治】半边莲具有清热解毒、利水消肿的功效。可主治毒蛇咬伤、跌扑损伤、湿热黄疸、痈肿疔疮、湿疹等。

【用法用量】煎服，9～15克；外用适量。

【使用注意】虚证水肿者忌用。

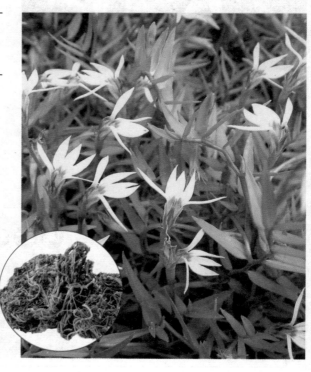

穿心莲

【别名】一见喜、苦草等。

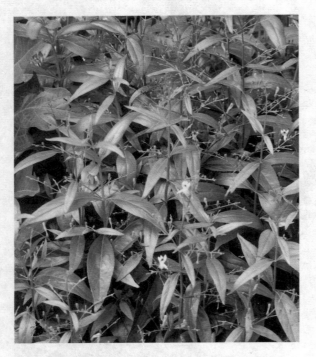

【生长分布】主产于广东、广西、福建等地。

【性味归经】性寒，味苦。归胃、肺、大肠、膀胱经。

【采收加工】秋初茎叶茂盛时采收，除去杂质，洗净，切段，晒干。

【性状鉴别】茎呈方柱形；质脆，易折断；味极苦。

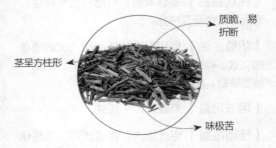

质脆，易折断

茎呈方柱形

味极苦

【功能主治】穿心莲具有清热解毒、凉血、消肿、燥湿的功效。可主治感冒发热、口舌生疮、泄泻痢疾、热淋涩痛、毒蛇咬伤等。

【用法用量】煎服，6~9克；外用适量。

【使用注意】脾胃虚寒者忌用。

【主要来源】本品为爵床科植物穿心莲的干燥地上部分。

【形态特征】多年生草本；叶纸质，呈卵状披针形；总状花序顶生或腋生，集成大型圆锥花序。

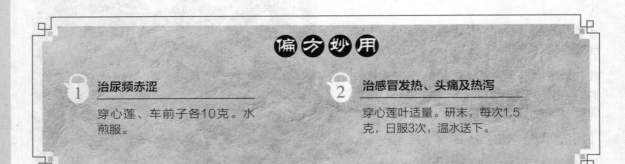

偏方妙用

1 治尿频赤涩

穿心莲、车前子各10克。水煎服。

2 治感冒发热、头痛及热泻

穿心莲叶适量。研末，每次1.5克，日服3次，温水送下。

车前草

【别名】车轮菜、牛遗等。

【**性味归经**】性寒，味甘。归肝、肾、肺、小肠经。

【**形态特征**】一年生草本；具圆柱状直根；叶具长柄，椭圆形或卵状披针形，边缘具小齿或不整齐锯齿；穗状花序顶生，花茎长。

【**性状鉴别**】叶片皱缩，边缘具小齿；表面灰绿色或污绿色。

【**功能主治**】车前草具有清热利尿、祛痰、凉血解毒的功效。可主治小便不利、淋浊带下、暑湿泻痢、出血、肝热目赤、痈肿疮毒等。

【**用法用量**】煎服，9～15克。

【**使用注意**】肾虚精滑、寒证者及孕妇忌用。

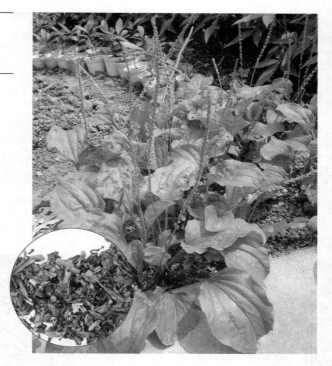

佩兰

【别名】兰草、水香等。

【**性味归经**】性平，味辛。归脾、胃、肺经。

【**形态特征**】一年生草本；根茎横走，茎直立，圆柱状；裂片长圆形或长圆状披针形，揉之有香气；头状花序排列成聚伞花序。

【**性状鉴别**】茎呈圆柱形；有明显的节及纵棱线；断面髓部白色或中空。

【**功能主治**】佩兰具有化湿、解暑的功效。可主治暑湿、寒热头痛、恶心呕吐、湿浊中阻、口臭、多痰、口中甜腻等。

【**用法用量**】煎服，5～10克。

【**使用注意**】阴虚、气虚者忌用。

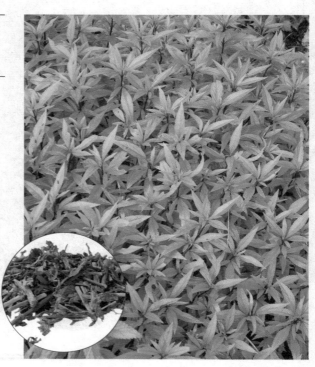

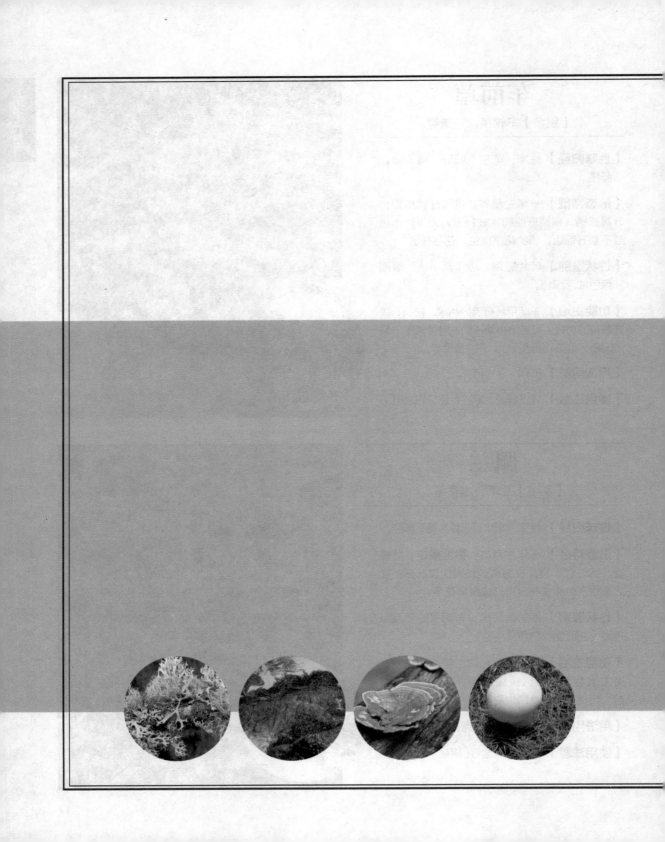

第十二章 藻、菌、地衣类

　　藻、菌、地衣类药材是指以藻、菌和地衣体入药的中药，在形态上无根、茎、叶的分化，是单细胞或多细胞的叶状体或菌丝体，分枝或不分枝。在构造上一般无组织分化，无中柱和胚胎。其中以真菌类药材资源较为丰富，药用部位主要包括干燥的藻体、菌核、子实体、地衣体等。

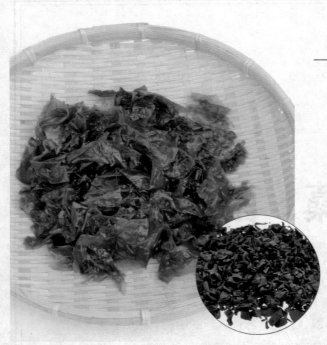

海藻

【别名】大蒿子、海根菜等。

【性味归经】性寒，味苦、咸。归肝、胃、肾经。

【形态特征】多年生褐藻；固着器盘状；主轴圆柱形；单叶互生，叶形变化甚大；小枝末端常有气囊呈圆球形。

【性状鉴别】主干具圆锥形突起；水浸软后膨胀；气腥。

【功能主治】海藻具有消痰软坚、利水消肿的功效。可主治瘿瘤、瘰疬、睾丸肿痛、痰饮水肿等。

【用法用量】煎服，10～15克。

【使用注意】脾胃虚寒者忌用。

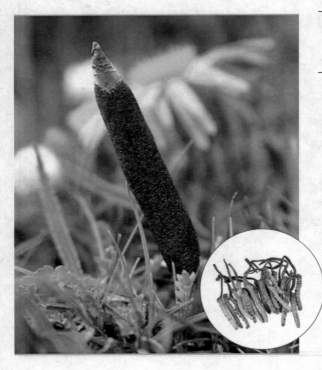

冬虫夏草

【别名】虫草、冬虫草等。

【性味归经】性温，味甘。归肺、肾经。

【形态特征】虫体似蚕；表面深棕黄色至黄棕色；质脆，易折断。子座细长圆柱形；表面细纵纹；质柔韧。

【性状鉴别】虫体表面深棕色；呈棒球棍状；腹面有足8对。

【功能主治】冬虫夏草具有补肾益肺、止血化痰的功效。可主治腰膝酸痛、畏寒肢冷、阳痿、遗精、滑精等。

【用法用量】煎服，5～15克；或入丸、散。

【使用注意】有表邪者忌用。

灵芝

【别名】灵芝草、赤芝等。

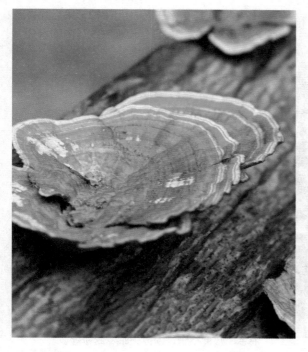

【生长分布】主产于广东、浙江、江西、湖南等地。

【性味归经】性平，味甘。归心、肺、肝、肾经。

【采收加工】全年可采，除去杂质，剪除附有朽木、泥沙或培养基的下端菌柄，阴干。

【性状鉴别】皮壳坚硬，有光泽；具环状棱纹和辐射状皱纹；气微香，味苦涩。

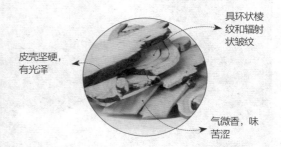

具环状棱纹和辐射状皱纹

皮壳坚硬，有光泽

气微香，味苦涩

【功能主治】灵芝具有补气安神、止咳平喘的功效。可主治心神不宁、体倦神疲、食少、惊悸、手足逆冷等。

【用法用量】煎服，6~12克。

【使用注意】皮肤瘙痒者忌用。

【主要来源】本品为多孔菌科真菌赤芝或紫芝的干燥子实体。

【形态特征】菌盖肾形、半圆形或近圆形，表面紫黑色或紫褐色；菌肉锈褐色；菌柄侧生，与菌盖同色或更深。

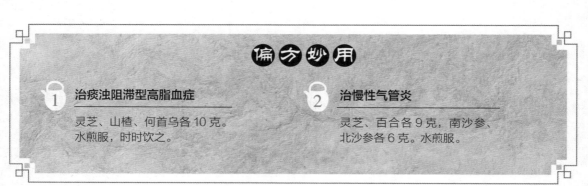

偏方妙用

1 治痰浊阻滞型高脂血症
灵芝、山楂、何首乌各10克。水煎服，时时饮之。

2 治慢性气管炎
灵芝、百合各9克，南沙参、北沙参各6克。水煎服。

茯苓

【别名】云苓、松苓等。

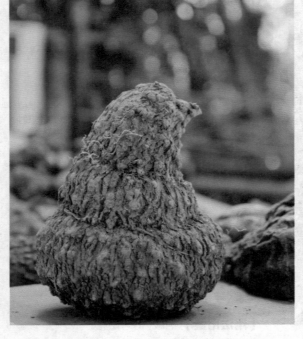

【生长分布】 主产于云南、安徽、湖北、河南等地。

【性味归经】 性平，味甘、淡。归心、脾、肾经。

【采收加工】 多于7~9月采挖，采后除去泥沙，反复数次"发汗"至现皱纹、内部水分大部分散失后，阴干，切块。

【性状鉴别】 内部呈白色；嚼之粘牙；断面颗粒性。

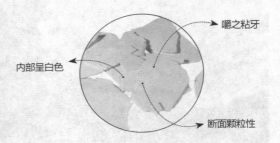

内部呈白色　嚼之粘牙　断面颗粒性

【功能主治】 茯苓具有利水消肿、渗湿、健脾、宁心的功效。可主治便溏或泄泻、食少、倦怠、心神不宁、惊悸失眠、眩晕等。

【主要来源】 本品为多孔菌科真菌茯苓的干燥菌核。

【用法用量】 煎服，9~15克。

【形态特征】 子实体生于菌核上，一年生，平伏贴生；管口面白色，呈多角形至不规则形；菌管单层，白色；菌肉白色至乳黄色。

【使用注意】 虚寒精滑者忌用。

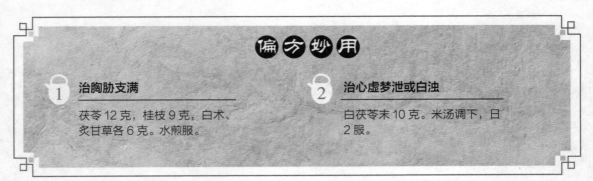

偏方妙用

1 治胸胁支满

茯苓12克，桂枝9克，白术、炙甘草各6克。水煎服。

2 治心虚梦泄或白浊

白茯苓末10克。米汤调下，日2服。

昆布

【别名】纶布、海昆布等。

【性味归经】性寒，味咸。归肝、胃、肾经。

【形态特征】多年生大型褐藻，植物体成熟时成带状；叶扁平，坚厚，革质状，中部稍厚，两边较薄，有波状皱褶；生殖期在叶状体两面产生孢子囊。

【性状鉴别】呈绿褐色或黑褐色，表面附有白霜；质厚，革质状而黏滑。

【功能主治】昆布具有消痰软坚、利水退肿的功效。可主治瘰疬、瘿瘤、噎膈、水肿等。

【用法用量】煎汤，6~12克；或入丸、散。

【使用注意】孕妇慎用。

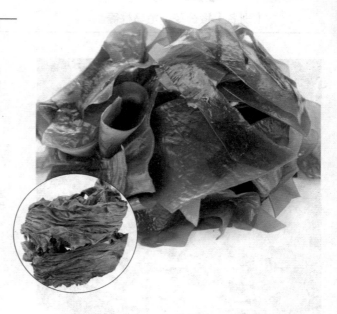

雷丸

【别名】竹苓、雷实等。

【性味归经】性寒，味微苦，有小毒。归胃、大肠经。

【形态特征】通常为不规则的坚硬块状至球形或近卵形；表面黑棕色，具细密纹理或细纹；质地坚硬；断面蜡白色，半透明，略带黏性。

【性状鉴别】类球形或不规则团状；有略隆起的网状细纹；嚼之有颗粒感。

【功能主治】雷丸具有杀虫消积的功效。可主治绦虫病、钩虫病、蛔虫病、虫积腹痛、小儿疳积等。

【用法用量】入丸、散，15~21克。

【使用注意】有虫积且脾胃虚寒者慎用。

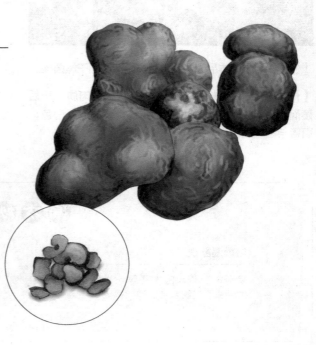

猪苓

【别名】猪茯苓、地乌桃等。

【生长分布】主产于陕西、山西、河北、河南、云南等地。

【性味归经】性平，味甘、淡。归肾、膀胱经。

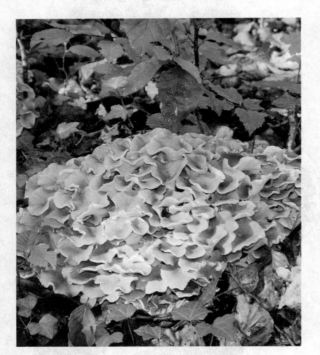

【采收加工】春、秋两季采挖，去泥沙，晒干。

【性状鉴别】皱缩或有瘤状突起；略呈颗粒状；体轻，质硬。

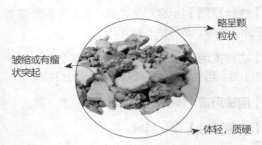

略呈颗粒状

皱缩或有瘤状突起

体轻，质硬

【功能主治】猪苓具有利水消肿、渗湿的功效。可主治小便不利、水肿、泄泻、淋浊、带下等。

【用法用量】煎服，6～12克。

【使用注意】无水湿者忌用。

【主要来源】本品为多孔菌科真菌猪苓的干燥菌核。

【形态特征】菌核为不规则块状；菌盖肉质，干后硬而脆，近白色至浅褐色，无环纹；菌肉薄，白色；菌管与菌肉同色。

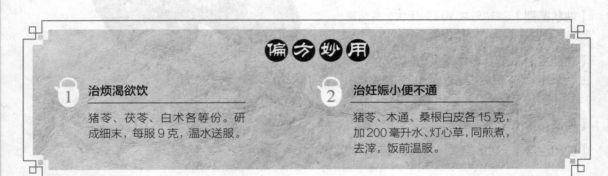

偏方妙用

1 治烦渴欲饮

猪苓、茯苓、白术各等份。研成细末，每服9克，温水送服。

2 治妊娠小便不通

猪苓、木通、桑根白皮各15克，加200毫升水，灯心草，同煎煮，去滓，饭前温服。

马勃

【别名】灰包菌、灰菇等。

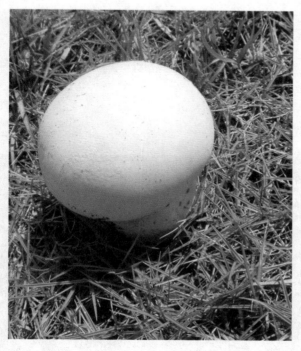

【主要来源】本品为灰包科真菌脱皮马勃、大马勃或紫色马勃的干燥子实体。

【形态特征】包被薄，光滑或有斑纹；孢体紫色；孢子近球形，带紫色；无柄或稀有柄，具小刺。

【生长分布】主产于辽宁、甘肃、湖北、江苏等地。

【性味归经】性平，味辛。归肺经。

【采收加工】夏、秋两季子实体成熟时及时采收，除去泥沙，干燥。

【性状鉴别】呈陀螺形；有圆形凹陷，外翻。

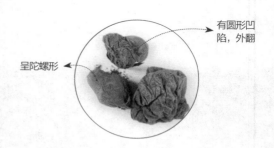

有圆形凹陷，外翻

呈陀螺形

【功能主治】马勃具有清热解毒、利咽、止血的功效。可主治咽喉肿痛、喉痹咽痛、咳嗽失音、冻疮、吐血、出血、外伤出血等。

【用法用量】煎服，1.5~6克，宜包煎。

【使用注意】风寒伏肺、咳嗽失音者忌用。

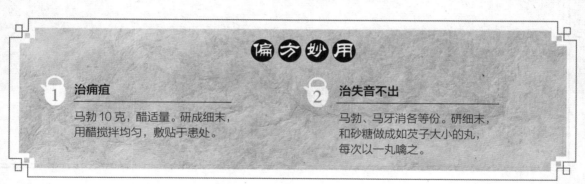

偏方妙用

1 治痈疽

马勃10克，醋适量。研成细末，用醋搅拌均匀，敷贴于患处。

2 治失音不出

马勃、马牙消各等份。研细末，和砂糖做成如茨子大小的丸，每次以一丸噙之。

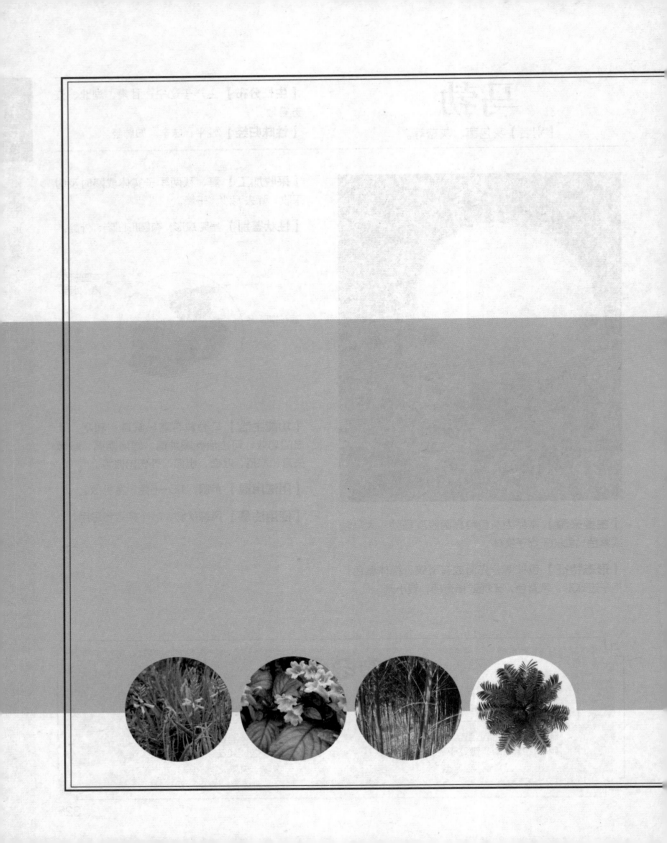

第十三章 其他类

其他类中药主要包括：蕨类植物的成熟孢子，如海金沙；植物体与寄生昆虫形成的虫瘿，如五倍子；植物体某部分的提取加工品，如樟脑、冰片。

琥珀

【别名】血珀、虎魄等。

【生长分布】主产于广西、云南、河南、辽宁等地。

【性味归经】性平，味甘。归心、肝、小肠经。

【采收加工】随时可采，从地下或煤层中挖出后，除去沙石、泥土等杂质。

【性状鉴别】捻之易碎；燃之有松香气；嚼之易碎，无沙粒感。

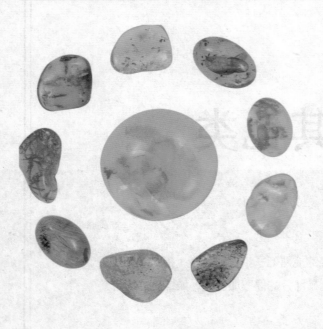

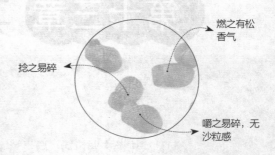

燃之有松香气

捻之易碎

嚼之易碎，无沙粒感

【功能主治】琥珀具有镇惊安神、活血散瘀、利尿通淋的功效。可主治惊风癫痫、惊悸失眠、血淋血尿、小便不通、闭经等。

【用法用量】研末冲服，1.5～3克；外用适量。

【使用注意】阴虚内热及无瘀滞者忌用。

【主要来源】本品为古代松科植物的树脂，埋藏地下经年久转化而成的化石样物质。

【形态特征】非晶质；常以结核状、瘤状、小滴状等产出；条痕白色，透明至半透明，具树脂光泽；有特别丰富的内含物。

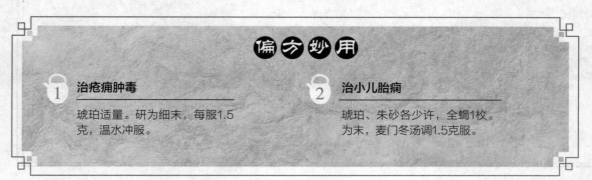

偏方妙用

1 治疮痈肿毒

琥珀适量。研为细末，每服1.5克，温水冲服。

2 治小儿胎痫

琥珀、朱砂各少许，全蝎1枚。为末，麦门冬汤调1.5克服。

天竺黄

【别名】竹黄、天竹黄等。

【生长分布】主产于云南、广东、广西等地。

【性味归经】性寒，味甘。归心、肝经。

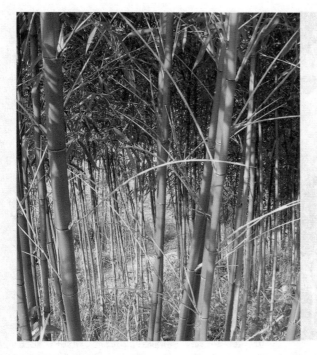

【采收加工】秋、冬两季采收，砍断秆，剖取竹黄，晒干。

【性状鉴别】不规则的片块或颗粒；断面光亮，稍显粉性；吸湿性强。

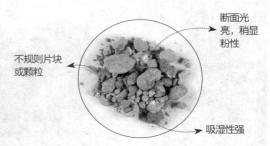

断面光亮，稍显粉性

不规则片块或颗粒

吸湿性强

【功能主治】天竺黄具有清热化痰、清心定惊的功效。可主治热病神昏、中风痰迷不语、小儿惊风抽搐、癫痫、痰热咳嗽等。

【用法用量】煎服，3~6克。

【使用注意】无实热痰火者慎用；脾虚胃寒便溏者忌用。

【主要来源】本品为禾本科植物青皮竹或华思劳竹等秆内的分泌液干燥后的块状物。

【形态特征】节处平坦；分枝常自秆中下部开始；叶鞘无毛，背部具脊；叶片先端渐尖，具钻状细尖头；假小穗单生或多枚簇生于花枝各节。

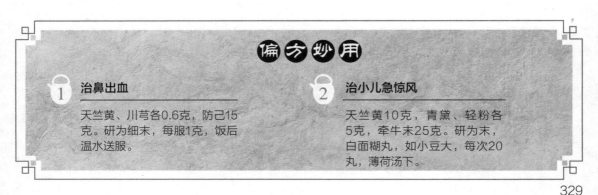

偏方妙用

1 治鼻出血

天竺黄、川芎各0.6克，防己15克。研为细末，每服1克，饭后温水送服。

2 治小儿急惊风

天竺黄10克，青黛、轻粉各5克，牵牛末25克。研为末，白面糊丸，如小豆大，每次20丸，薄荷汤下。

青黛

【别名】靛花、青缸花等。

【生长分布】主产于福建、云南、江苏等地。

【性味归经】性寒，味咸。归肝、肺经。

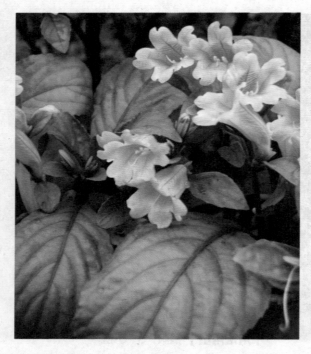

【采收加工】夏、秋两季割取地上茎叶部分，加水浸泡至叶腐烂，再加适量石灰乳，充分搅拌至浸液转为深红色，捞取液面泡沫，晒干。

【性状鉴别】呈极细深蓝色粉；体轻，易飞扬；有特殊草腥气。

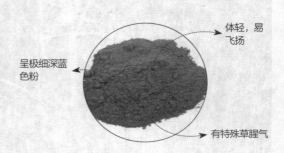

呈极细深蓝色粉

体轻，易飞扬

有特殊草腥气

【功能主治】青黛具有清热解毒、凉血消斑、清肝泻火、定惊的功效。可主治温毒发斑、血热吐衄、胸痛咯血、口疮、疮肿、蛇虫咬伤等。

【主要来源】本品为爵床科植物马蓝、蓼科植物蓼蓝或十字花科植物菘蓝的叶或茎叶经加工制得的干燥粉末、团块或颗粒。

【用法用量】入丸、散，1.5～3克；外用适量。

【形态特征】一年生草本；茎圆柱形，淡紫红色；单叶互生；花序穗状，顶生或腋生；花淡红色，密集。

【使用注意】胃寒者慎用。

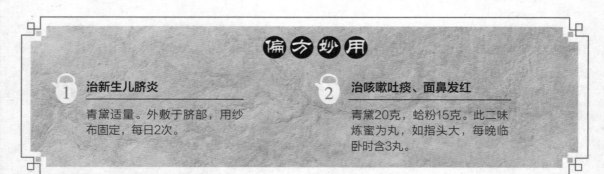

偏方妙用

1 治新生儿脐炎

青黛适量。外敷于脐部，用纱布固定，每日2次。

2 治咳嗽吐痰、面鼻发红

青黛20克，蛤粉15克。此二味炼蜜为丸，如指头大，每晚临卧时含3丸。

儿茶

【别名】儿茶膏、孩儿茶等。

【生长分布】主产于云南、广西等地。

【性味归经】性凉，味苦、涩。归肺、心经。

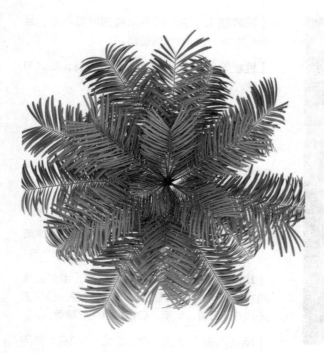

【采收加工】冬季采收枝、干，除去外皮，砍成大块，加水煎膏，浓缩至糖浆状，干燥。

【性状鉴别】呈方形或不规则块状；光滑，有光泽；遇潮有黏性。

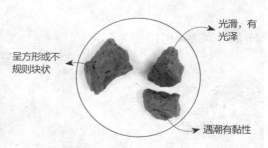

呈方形或不规则块状

光滑，有光泽

遇潮有黏性

【功能主治】儿茶具有活血疗伤、止血生肌、收湿敛疮、清肺化痰的功效。可主治痰热咳嗽、消渴、吐血、牙疳、口疮、喉痹等。

【用法用量】多入丸、散，1~3克。

【使用注意】寒湿之证者忌用。

【主要来源】本品为豆科植物儿茶的去皮枝、干的干燥煎膏。

【形态特征】落叶乔木；树皮棕色，呈条状薄片，剥离而不脱离；叶轴上被灰色茸毛；总状花序腋生。

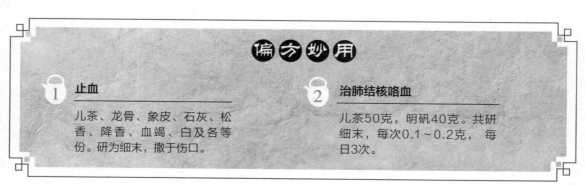

偏方妙用

1 止血

儿茶、龙骨、象皮、石灰、松香、降香、血竭、白及各等份。研为细末，撒于伤口。

2 治肺结核咯血

儿茶50克，明矾40克。共研细末，每次0.1~0.2克，每日3次。

冰片

【别名】龙脑香、冰片脑等。

【生长分布】主产于东南亚地区及我国广东、广西等地。

【性味归经】性微寒，味辛、苦。归心、脾、肺经。

【采收加工】9~10月采收树叶或树脂，经蒸汽蒸馏，冷却，收取结晶。

【性状鉴别】半透明结晶；气清香；燃之有浓黑烟。

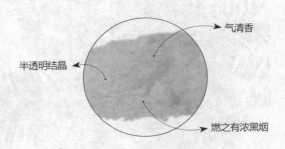

气清香

半透明结晶

燃之有浓黑烟

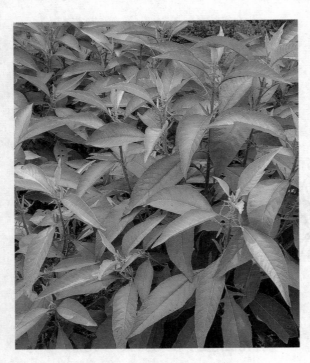

【主要来源】本品为菊科植物艾纳香的叶中提取物中结晶，或龙脑香科植物龙脑香树脂的加工品。

【形态特征】（艾纳香）多年生草本或灌木；茎密被黄褐色茸毛；单叶互生，两面均密被茸毛；头状花序多数排成圆锥花序。

【功能主治】冰片具有开窍醒神、清热止痛的功效。可主治中风口噤、热病神昏、惊痫痰迷、气闭耳聋、喉痹、口疮、目生翳障等。

【用法用量】入丸、散，0.15~0.3克；外用研粉点敷。

【使用注意】孕妇慎用。

偏方妙用

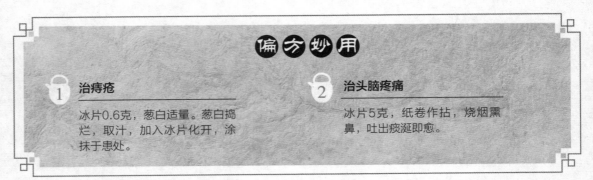

1 治痔疮

冰片0.6克，葱白适量。葱白捣烂，取汁，加入冰片化开，涂抹于患处。

2 治头脑疼痛

冰片5克，纸卷作拈，烧烟熏鼻，吐出痰涎即愈。

芦荟

【别名】卢会、象胆等。

【生长分布】 主产于非洲、南美洲及我国云南、广东、广西等地。

【性味归经】 性寒，味苦。归大肠、胃、肝经。

【采收加工】 全年可采，割取植物的叶片，收集流出的液汁于容器中，蒸发浓缩至适当的浓度，冷却凝固，即得。

【性状鉴别】 暗红褐色或深褐色；断面粗糙或显麻纹；有特殊臭气。

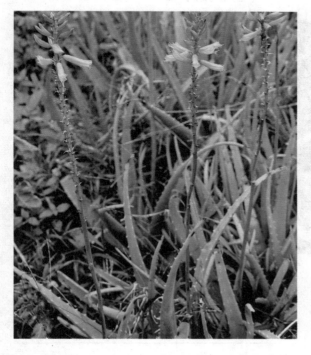

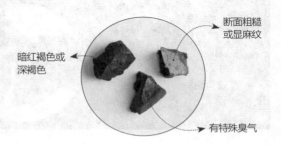

断面粗糙或显麻纹

暗红褐色或深褐色

有特殊臭气

【功能主治】 芦荟具有泻下通便、清肝、杀虫的功效。可主治热结便秘、闭经、惊痫、疳热虫积、烦躁易怒、面红目赤、瘰疬等。

【用法用量】 入丸、散，1~2克；外用适量。

【使用注意】 脾胃虚寒者及孕妇忌用。

【主要来源】 本品为百合科植物库拉索芦荟及好望角芦荟或其他同属近缘植物叶的叶液浓缩干燥物。

【形态特征】 多年生肉质草本；茎极短；叶簇生于茎顶，肥厚多汁；叶片呈狭披针形，边缘有刺状小齿；花茎单生或稍分枝。

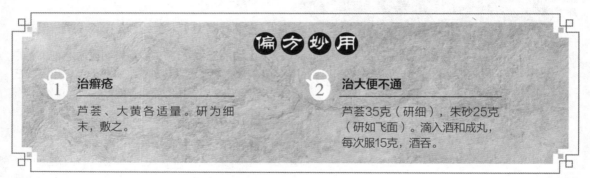

偏方妙用

1 治癣疮

芦荟、大黄各适量。研为细末，敷之。

2 治大便不通

芦荟35克（研细），朱砂25克（研如飞面）。滴入酒和成丸，每次服15克，酒吞。

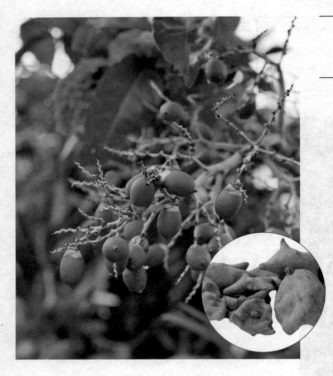

五倍子

【别名】百虫仓、乌盐泡等。

【性味归经】性寒，味酸、涩。归肺、大肠、肾经。

【形态特征】落叶小乔木或乔木；树皮灰褐色，小枝密被棕色茸毛；叶无柄，先端渐尖或急尖，边缘有粗锯齿；圆锥花序顶生。

【性状鉴别】气特异；具不规则钝角状分枝；呈菱形或卵圆形；有灰白色软滑短茸毛。

【功能主治】五倍子具有敛肺降火、止咳止汗、涩肠止泻、固精止遗、收敛止血的功效。可主治肺虚久咳、久痢、久泻、肿毒等。

【用法用量】煎服，3~9克；或入丸、散；外用煎汤熏洗。

海金沙

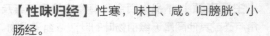

【别名】海金砂、左转藤灰等。

【性味归经】性寒，味甘、咸。归膀胱、小肠经。

【形态特征】多年生攀缘草本；茎草质，细弱；叶纸质，两面均被细茸毛；孢子囊盖鳞片状，每盖下生一横卵形的孢子囊，环带侧生，聚集一处。

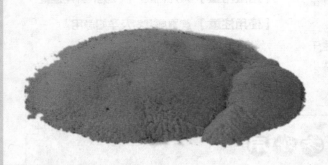

【性状鉴别】棕黄色的粉末；手捻有光滑感。

【功能主治】海金沙具有利尿通淋、止痛的功效。可主治湿热肿毒、暑热泄泻、热淋、石淋、血淋、尿道涩痛、水肿等。

【用法用量】煎服，6~15克，宜包煎。

【使用注意】肾阴亏虚者慎用。

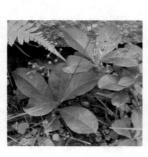
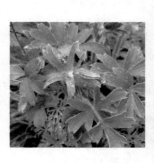
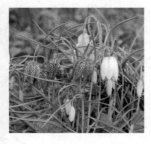

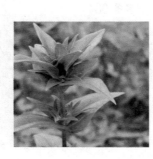

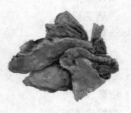
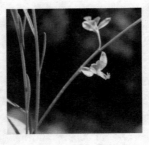
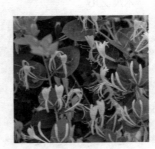
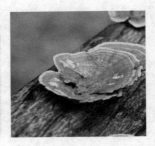

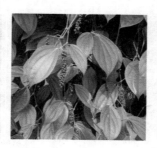

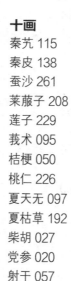

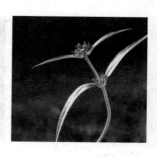

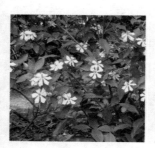

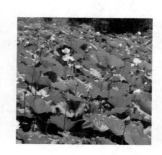

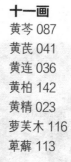

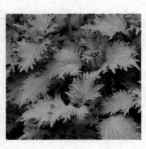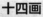
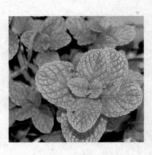
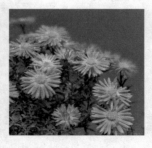